La sonrisa de Ana Mari

Nuko Romero

ISBN: 978-84-09-50683-5
DL: GU 69-2023

Asesoría literaria: Víctor J. Sanz

Diseño de cubierta y maquetación:
Mariana Eguaras - Consultoría editorial

Quiero dar las gracias a esas personas que me escuchan sin importarles la monotonía de mis conversaciones. También, cómo no, a todas aquellas que lo hicieron, aunque terminaron huyendo, porque en su momento me hicieron mucho bien.

ÍNDICE

Recomendaciones para la lectura de este libro

Antes de iniciar la lectura, toma una hoja de papel y un bolígrafo. Piensa durante unos minutos en todos los problemas que tienes en tu vida, esos que no salen de tu cabeza y no te dejan vivir como quisieras, y anótalos. Una vez que hayas terminado, dobla esa hoja por la mitad y utilízala como marcapáginas mientras lees. Así no la extraviarás, porque cuando termines vas a necesitarla.

Cuando termines de leer este libro, toma de nuevo esa hoja y un bolígrafo. En función de cómo te sientas en ese momento después de lo leído aquí, vas a revisar tu lista de problemas y vas a tachar los que realmente no merecen ese nombre. ¿Cuántos problemas quedan en tu lista?

Muy probablemente, te quedarán los mismos problemas que le quedarían a cualquier otro, incluido yo. Solo que a mí, esos problemas me pasan desapercibidos, ya que no los veo como problemas, porque la sombra de lo que vas a leer es capaz de hacer casi invisibles todos los de mi lista.

Cuando termines de leer el libro, lo más seguro es que tus problemas seguirán justo donde están ahora, pero quién sabe si lo que vas a leer puede hacer que parezcan un poco más pequeños, un poco menos graves.

Mientras lees, ten a mano un lápiz para subrayar aquellas frases o aquellos fragmentos que te hagan sentirte una persona afortunada.

Prólogo

Es difícil hablar de Nuko sin que vengan a la mente todo tipo de calificativos que lo elogien y lo alaben. Cuando lo conocí, llegué a pensar que se había producido entre nosotros esa química que surge a veces con personas recién conocidas y que les hace comprender desde el primer momento que congeniarán y que siempre serán amigos. Más tarde, a medida que iba conociendo más y más sobre su vida, me di cuenta de que no eran imaginaciones mías o una sensación pasajera, sino que, al parecer, es un sentimiento frecuente entre quienes lo conocen.

Buceando en todo el material biográfico que ha compartido conmigo, he podido comprobar tres cosas que muy pronto me ayudaron a comprender su personalidad y su historia. Una es que se trata de una persona que se ha enfrentado a una cantidad de horrores en la vida muy por encima de la media. Otra es que ha sobrevivido a cada uno con una sonrisa y con un poso de experiencia del que todos, estoy seguro, podremos aprender algo muy valioso. Y la tercera es que, de alguna manera, de todo eso se da cuenta uno en cuanto habla cinco minutos con él.

Esto último es lo que me hizo comprender enseguida que ese sentimiento de admiración por quien ha llegado casi sano y casi a salvo a esta orilla de la vida es usual entre quienes conocen a Nuko. Entre todos los testimonios de vida a los que Nuko, gentilmente, me ha permitido acceder, agrupé tan ufano aquellos que lo retratan desde fuera, aquellos que recogen palabras ajenas sobre él. Consideré, iluso, que entre todas ellas podría trazar un perfil psicológico que no dependiera exclusivamente de mi interpretación de lo que él mismo me contara sobre su vida, y ofrecérselo al lector para que se formara una idea más fiel de él.

Así lo hice, pero su sentido común me frenó. No le parecía bien que incluyéramos en el libro todos esos testimonios de personas que lo conocen y que ayudarían al lector a comprender mejor su travesía vital. Reconozco que, en un principio, no entendí su decisión, pero finalmente lo hice.

Lo que Nuko no sabía es que este libro que cuenta su historia de vida iría precedido de un prólogo sobre el que él no tiene jurisdicción porque no lo firma él. Aquí podría reproducir literalmente todos los testimonios de terceros a los que he tenido acceso y que nos proporcionan una imagen de Nuko que solo es abarcable y asumible cuando se lo conoce en persona. Pero no cansaré al lector con la larga retahíla de literales laudatorios con los que me he cruzado. Tan solo resumiré la esencia que a todos ellos es común, pues es muy probable que el lector se haga rápidamente una idea del tipo de persona cuya historia de vida tiene entre las manos. Pero si, aun así, no le resultara fácil imaginarlo, le bastará leer algunas páginas de este relato vital para empezar a mirarlo con los ojos con los que lo miramos todos los que lo conocemos.

La esencia a la que me refiero es bien sencilla, pero igualmente rotunda y contundente: es un alma buena a la que la vida le ha brindado tanto sufrimiento como para estar muy cerca de la perfección. Y no hablo del plano humano, porque ahí, por nuestra naturaleza, todos somos imperfectos. Hablo del plano espiritual, porque solo desde ese enfoque es posible comprender que Nuko siga vivo y de una pieza. Ya se rompió su alma una y mil veces para luego, sorprendentemente, reconstruirse y seguir proyectando luz sobre personas que, por mucho tiempo, han debido vivir entre sombras y siniestras tinieblas.

Los dejo ya con la vida de Nuko. Yo ya la conozco un poco más, pero igualmente los acompañaré en esta lectura, pues siempre que la leo encuentro en ella algo nuevo y valioso que aprender.

Ah, una cosa más, antes de *entrar* en la vida de Nuko, es recomendable colocarse protecciones que eviten daños y fracturas no deseadas, especialmente en el alma.

Víctor J. Sanz

Introducción

Sinceramente, no es fácil empezar a contar. Si has oído hablar algo de mí, ya me conocerás lo suficiente, porque soy transparente, y si no has oído hablar de mí, tú y yo debemos tomarlo con calma, pues hay mucho que contar.

En una ocasión me pidieron desde una federación cuya misión es promover los derechos de quienes conviven con una enfermedad rara que participara en un programa para concienciar a familias con estos casos y a la gente en general sobre las enfermedades a las que dedicaban sus esfuerzos y sus actividades. Y esto fue, más o menos, lo que dije:

Mi nombre es Fernando, aunque mis amigos me conocen como Nuko, que es como me llamaba mi hermano mayor cuando yo era un bebé. Desde entonces, mi familia y mis amigos me han llamado así para demostrarme su cariño.

Me crie en una maravillosa familia de cinco hermanos con unos extraordinarios padres, cuyo principal lema era la unidad familiar y la alegría. Además, tuve la suerte de tener siempre muy cerca a mis abuelos, mis tíos y mis primos.

Considero que fui un verdadero afortunado con respecto a los logros que la vida me ha permitido conseguir. Tendría alrededor de ocho años cuando comencé a sentir una verdadera pasión por el balón. Jugué en todas las categorías inferiores en los clubes más representativos de mi ciudad alternando el fútbol y el fútbol sala. Si bien este último se convirtió en mi auténtico entusiasmo. De hecho, llegué a jugar profesionalmente en la división de plata nacional y me quedé a solo cinco días de debutar en la división de honor (actualmente primera) en uno de los mejores equipos del mundo en aquel momento, el Caja Segovia. Me considero un privilegiado por haber tenido muchas de las principales características que resultan imprescindibles para ser un buen deportista, como gran capacidad de esfuerzo, espíritu de mejora y constancia, saber sufrir y levantarme, tener pasión, competitividad... Aún tardé un tiempo en saberlo, pero todas esas características me resultarían todavía más imprescindibles para afrontar lo que luego le depararía la vida a mi familia.

Pero no creáis que me metí en el mundo del fútbol sala y ahí me quedé con aspiraciones de gran estrella. No, más bien no fue así. Comencé a trabajar con solo 16 años, pero siempre me las ingenié para compaginar el trabajo con los estudios y, por supuesto, el deporte, que se convertiría en el gran pilar de mis años de juventud.

En mi trayectoria profesional fui de menos a más, como nos suele ocurrir a casi todos: comencé por esos puestos de trabajo que no suelen gustar a nadie y, poco a poco, fui creciendo mientras, en paralelo, iniciaba mis propias aventuras empresariales.

Utilizando un argot americano me atrevería a decir que fui una de esas personas *populares* en mi ciudad debido, principalmente, a las apariciones en medios de comunicación por mi carrera deportiva.

Uno de mis más amados *hobbies* es viajar, he visitado treinta y seis países. Algunos de ellos los he visitado con asiduidad y en más de uno he llegado a vivir algún tiempo.

Sí, lo sé, os preguntáis qué tiene que ver todo esto con las enfermedades raras. Es sencillo, tomadlo como un aviso de que las enfermedades raras pueden invadir el domicilio de cualquier familia por normal que se considere. Y, por desgracia, puede que este sea el único aviso que recibáis si es que tenéis la desgracia de que una enfermedad rara ponga su objetivo en vuestra familia.

No podría contar cuántos momentos he pasado a solas llorando impotente en rincones oscuros, en mi coche alejado de la ciudad, en el campo mirando al infinito y chillando al cielo, o abrazado a mi mejor amigo, mi perro Jul, porque, además de ser el único y estar siempre ahí, él siempre me comprendía y nunca me hacía preguntas...

Tampoco podría contar las veces que por mi cabeza han pasado todo tipo de locuras, esas locuras en las que uno piensa cuando ninguna otra solución parece posible. Sí, esas locuras que nunca solucionan nada y se convierten en una desgracia añadida para la familia.

Muy probablemente, todo esto ha hecho de mí una persona rara, lo asimilo y admito y aprendo a convivir con ello cada día. A cualquiera puede pasarle. A cualquiera. Y cuando te pasa no te lo crees, no lo asumes inmediatamente, por supuesto. Tardas mucho tiempo en comprenderlo y más todavía en asimilarlo si es que realmente llegas a hacerlo por completo. Os ahorro especulaciones, si os toca la vida con la varita de este infortunio, id pensando en asumirlo cuanto antes, porque todo ese proceso de asunción puede resultar tan perjudicial como largo sea.

Un día llegó a nuestra casa una de esas inesperadas visitas desagradables que te hacen sentir incómodo. Llegó a casa sin llamar, se coló sin permiso y vino para quedarse indefinidamente. Aunque, por supuesto, en ese momento no podíamos saberlo y, por mucho que nos lo hubieran asegurado, no lo habríamos creído. Al principio, esa odiosa visitante no tenía nombre. No la conocíamos de nada y tampoco conocíamos a nadie que tuviera referencias de ella. Aún tardamos unos años en conocerla, y su nombre hacía justicia a lo horrendo de sus consecuencias: ATAXIA ESPINOCEREBELOSA TIPO 7 o SCA 7. Sé que es difícil, pero, por favor, intenta aprender este nombre, aunque sea por su forma abreviada SCA7 (que viene del inglés: *spinocerebellar ataxia type 7*). A lo largo del libro tendrás unas cuantas ocasiones de encontrarte con este nombre, para mí ya tan odioso como omnipresente. Espero que encuentre en ti, como tiene en mí, un enemigo y que todos los que leáis este relato de vida suméis un enemigo tan grande para la SCA7 que la derrote para siempre.

Pues bien, llegó hace más de tres décadas y llegó para quedarse, aun sabiendo que odiamos su visita y todo lo que tenga que ver con ella.

No es para menos, ya que en mi familia ha hecho estragos. La padecen o la padecieron mi abuela y tres de sus hijos, entre ellos mi madre, tres de mis hermanos y un primo.

Imagino que cuando vives próximo a una enfermedad de estas características te pones una careta para ocultar tu verdadero yo, pero no hay máscara que resista el paso del tiempo si el padecimiento es de larga duración. Y esta, como decía, no es una enfermedad efímera o pasajera, no, es una enfermedad eterna que solo se va cuando se lleva con ella al enfermo.

Cuando sales de casa, la enfermedad no abandona tu pensamiento, pero sí debe abandonar tu vida social, ya que a nadie le interesa la tormenta que arrecia sobre los corazones de los demás. El mundo es demasiado exigente y la gente cree que es necesario vivir con prisas y sin mirar al prójimo más que para exigirle algo.

Además, y tal vez por la época en la que mi familia recibió esta indeseable visita, la costumbre era no hablar de ello. Al parecer, si no se habla de algo malo, deja de existir o, cuando menos, deja de ser tan malo. Costumbres y creencias… Es evidente que la ayuda de un profesional en aquellos momentos hubiera ahorrado muchos sufrimientos a mi familia.

El caso es que cuando te quieres dar cuenta ya es demasiado tarde para poner un remedio y, por supuesto, para paliar los daños psicológicos que ya han hecho mella en todos los familiares.

En el caso de mi familia se convirtió en un auténtico hito el día que hablamos más de cinco minutos sobre la enfermedad y lo que podíamos hacer y cómo debíamos hacerlo.

Aquella, en apariencia, simple conversación me dio la clave de lo que me cabía hacer, de lo que debía hacer, que era mucho, como descubriría tiempo después. No lo hice de golpe, no lo hice sin miedos, no lo hice con ayuda, no lo hice con garantías, pero lo hice con todo el corazón y con todo el sentimiento, que en ese momento me sobrepasaba y me asfixiaba.

No dejé pasar ni un minuto más y me dispuse inmediatamente a maquinar cómo daría a conocer la situación tan injusta que mi familia estaba soportando desde hacía ya demasiado tiempo. Pensé que era la mejor forma de ayudar a las personas a las que tanto quiero y de quienes tan orgulloso estoy por la fortaleza que demuestran en su lucha contra la enfermedad.

Si alguien se pregunta si sirvió de algo la pequeña revolución que suponía en mi familia hablar de un tema que había terminado convertido en un tabú, le diré que sí, pero también le diré que no.

Si das con la persona adecuada, misión que se me antoja muy trabajosa, será de grandísima ayuda. Mientras, te toparás con decepcionantes actitudes de familiares y de los que tú creías que eran grandes amigos, que se harán más y más pequeños a medida que se alejan de ti y de tus problemas. Pero si te ves en esas, no desistas, no bajes los brazos tan solo porque otros no estén dispuestos a luchar a tu lado. Su marcha, su abandono, no significa que el enemigo se retire también. Porque no lo hará, eso puedo asegurártelo.

Si das con esa persona especial, entenderás enseguida que será tu bastón y tu luz cada vez que tengas que atravesar ese bosque oscuro y tenebroso en esos días de odiosa e incesante tempestad, que no serán pocos en tu calendario.

Llegarás pronto a la conclusión de que el dolor es más pequeño cuando lo sacamos de dentro de nuestros corazones, cuando lo compartimos con los demás y nos apoyamos en ellos para seguir avanzando. No es posible sobrevivir sin expulsarlo y sin compartirlo con quienes nos pueden ayudar.

No importa cuántas veces yerres en tu búsqueda de esa persona de apoyo, nunca dejes de buscarla, porque está en algún lugar esperando conocer tu caso para ayudarte.

Me llamo Fernando Romero y escribo estas líneas porque quiero invitarte a conocer el viaje de mi vida. Si no eres una persona fuerte, piénsatelo dos veces antes de aceptar esta invitación, porque te hablaré de dolor y sufrimiento, de alegría y de esperanza, de espera y desesperación, de muerte y de vida, te hablaré de la sonrisa de Ana Mari. Si no te da miedo la vida, sigue leyendo.

Te preguntarás quién es Ana Mari, la dueña de la sonrisa que da título a esta narración. Bien, lo primero que debes saber es que no hay una sola Ana Mari, sino dos. Una es mi madre, Ana María Chicharro. La otra era Ana María Romero, mi hermana, que murió un día de agosto de 2004 de ataxia espinocerebelosa tipo 7 o SCA7 a los 28 años de edad. Pueden parecer muchos años los que han transcurrido desde su pérdida, pero te aseguro que son los que he necesitado para asumir su ausencia y asimilar el mal que la causó y la amenaza que su presencia supone todavía hoy en nuestra familia. Ella nos dejó, pero su sonrisa no. Acompáñame y déjame que te cuente cómo era su sonrisa.

Ah, y puedes llamarme Nuko.

01
Sí, sí, pero ¿quién es Nuko?

Hoy he fichado por el principal club de mi ciudad. El deporte da sentido a mi vida y el fútbol sala es mi pasión.

Diario de Nuko

Te voy a contar un poco más sobre mí para que comprendas mejor lo que hemos vivido en mi familia y lo que nos ha reunido a ti y a mí hoy aquí.

Mi nombre es Fernando Romero Chicharro, aunque, como te decía, todo el que me conoce me llama Nuko, ya que ese es el nombre con el que mi hermano mayor me rebautizó cuando, por lo pequeño que era cuando yo nací, tenía que nombrarme y no sabía decir Fernando. Y Nuko me quedé. De hecho, todas las personas con las que me he relacionado fuera, eso sí, del ámbito laboral, y con las que he alcanzado cierto grado de confianza han terminado por llamarme Nuko.

Por mi pasión, siempre seré futbolista y deportista. Por mi formación, siempre seré profesor. Por mi vocación, siempre seré profesional del turismo y la restauración. De todo eso (y algo más) he hecho en mi vida. Y, por mi valentía, estoy seguro de que siempre tendré mientras viva un bonito e ilusionante proyecto.

Comencé en el fútbol ya en la calle y en el colegio Rufino Blanco. Primero como afición, igual que casi todos los chavales. Pero muy pronto descubrí que estaba hecho para ello y que me llenaba mucho practicar un deporte colectivo. El deporte, en cualquiera de sus formas y expresiones, es maravilloso, pero en un deporte colectivo se tallan afinidades y se forjan amistades muy especiales que solo pueden entender las personas que hayan formado parte de un grupo y juntos se hayan enfrentado a retos de los que solo se puede salir victorioso gracias a la conjunción de capacidades personales y de un grado superior de entendimiento y compenetración.

Con solo diez años, formé parte del Club Deportivo Guadalajara en la categoría de alevines. Y seguí militando en el club en todas las categorías base. Prácticamente, ganamos todos los títulos en los que participamos. Tengo muy bonitos recuerdos de aquella época de mi vida.

Ya en la categoría de cadete compaginaba el fútbol con el fútbol sala, donde tuve la suerte de obtener resultados similares a los del fútbol y, en ocasiones, superiores. El caso es que practicar este deporte me permitió conocer a gran cantidad de personas, muchas de las cuales terminaron siendo amistades. Me sentí parte de un enorme grupo de personas a quienes unía una misma pasión: la práctica de un deporte colectivo.

Pero aquel no fue el único grupo del que formé parte en aquellos años jóvenes. Sentí una gran atracción por el movimiento mod, ya sabes, esa especie de tribu urbana originaria de Londres que se identificaba por algunos elementos a través de los que sus integrantes expresaban su esencia. Nos distinguíamos por la ropa que, entre otras cosas, debía contar con una parka verde de tres cuartos y de tipo militar; también se nos conocía por el amor que les profesábamos a las *scooters* y a un estilo de música que no podíamos escuchar en radios o locales convencionales. Mirábamos la película *Quadrophenia* una y otra vez para comprender mejor la forma de vida del movimiento londinense y poder copiar así todos los detalles que estuvieran a nuestro alcance.

Supimos distinguir los límites que no debíamos cruzar, por eso no importamos la costumbre de los protagonistas de aquella película de ingerir anfetaminas o de buscar pelea con los *rockers*, esa otra tribu urbana con la que, no se sabe muy bien por qué, un mod debía estar enfrentado hasta el punto de resolver a golpes las diferencias de gustos.

Todo nuestro esfuerzo y el poco dinero del que por entonces disponíamos los empleábamos en adentrarnos todo lo posible en los usos y costumbres de la tribu mod. Mi grupo de amigos se hacía llamar Guada Soul. Lo mismo nos íbamos a Madrid —haciendo autostop— a vivir el movimiento en la capital, que nos subíamos a una Vespa de dos en dos y nos marchábamos a otra ciudad a una concentración —lo que hoy se conoce como festival— de mods (las había en León [Purple Weekend]; en Málaga; en Gijón [Euroyeyé]; en Zaragoza...). Recuerdo con especial cariño un viaje a Zaragoza para acudir a una de ellas; allí donde tocaría una banda que me encantaba, Brighton 64. Estábamos en el mes de enero y Zaragoza está a unos doscientos cincuenta kilómetros de Guadalajara. Un amigo y yo recorrimos esa distancia subidos en una Vespa —él como conductor y yo detrás—. Cuesta abajo, a 80 km/h; cuesta arriba, a 30 km/h, te puedes imaginar lo que fue aquel viaje. He viajado mucho y de distintas formas en mi vida, pero aquel viaje fue, posiblemente, el que se me hizo más largo de cuantos haya hecho. Y, sin embargo, es uno de los que mejor sabor de boca me dejaron por cuanto significó el motivo del viaje para mí con aquella edad. Así era nuestra pasión por la música y, sobre todo, por todo lo que la rodeaba.

Sentía que mi vida estaba llena: estudiaba; entrenaba a fútbol sala a grupos de niños del Patronato y de la Diputación de Guadalajara, un trabajo al que accedí a través de mi club y gracias al que me sacaba un dinerillo extra; jugaba partidos oficiales con mi categoría y algunos, ocasionalmente, con la categoría sénior; después de competir, salía con mis amigos mods o los del fútbol o los del instituto. En esa época siempre me sentí rodeado de amigos. Y llegó la cosa hasta tal punto que cuando sonaba el teléfono en casa, siempre había alguien que decía: «¡Que lo coja el Nuko, que será para él!».

Con la edad llegan las necesidades y los deseos, pero sobre todo las primeras opciones de cubrir unas y materializar otros. En una familia con cinco hijos y un solo salario, las pagas de los hijos, como es lógico, son más bien escuetas. Así que decidí introducir algún cambio en mi vida.

Lo primero que hice fue matricularme en otro centro de estudios, en el IES Brianda de Mendoza, en el horario vespertino, lo que me permitió optar a un trabajo en Lovable, una empresa de confección de ropa interior para señoras que destacaba en mi ciudad en aquella época. El trabajo no era gran cosa, pero era mi *cosa*, así que para mí estaba bien. Me pasaba ocho horas embalando pedidos que luego salían en reparto por toda España.

Si antes de esto ya disponía de poco tiempo libre, desde ese momento, mi agenda diaria se vio completa: trabajaba en el turno de mañana y por las tardes, después de clase, entrenaba con mi club. Aunque podía con ellos, aquellos días eran interminables.

Gracias a que pude mantener un tiempo ese ritmo, reuní los ahorros suficientes para ser un poco más independiente en casa y comprar mi primer coche, uno de cuarta mano.

Después de terminar COU —Curso de Orientación Universitaria—, el siguiente objetivo era estudiar una carrera. Tenía claro desde hacía tiempo lo que quería estudiar. Y no podía ser más evidente, puesto que quería estudiar INEF (Grado en Ciencias de la Actividad Física y del Deporte). Era lo que más iba conmigo y con mi tendencia y mi actividad deportiva. Esa era mi gran pasión desde que con diez años comencé a jugar como portero en el Deportivo Guadalajara.

De hecho, mi relación con el deporte fue creciendo desde esa edad tan temprana. Y eso se materializó en el aumento del número de entrenamientos y de partidos por semana a medida que iba ascendiendo de categoría. En la categoría sénior, ya entrenaba cuatro días por semana y los fines de semana jugaba dos y hasta tres partidos.

Pero mi práctica deportiva no se quedaba ahí, salía a correr siempre que podía y no despreciaba la ocasión de practicar cualquier deporte o de unirme a cualquier fin que supusiera moverse y disfrutar con el ejercicio.

Si en lo referente a la actividad física y el deporte me iba a pedir de boca, no pasaba lo mismo en lo relativo a los estudios. No alcancé la nota mínima que se requería para cursar el grado que deseaba, lo que me desconcertó bastante. No creí que llegaría a verme en la necesidad, casi en la obligación, de tomar un camino distinto al que me parecía tan evidente y apropiado para mí.

Después de un tiempo de indecisión y desorientación, se cruzó en mi camino una opción que hasta ese momento no había contemplado. Siempre me había gustado viajar y estudiar la carrera de Turismo parecía una alternativa viable y, para mí, menos mala que otras, la verdad.

Ya metido en esa vía de estudios, viajaba diariamente a Madrid. Si mi época de compaginar el trabajo en la planta de Lovable, el instituto en horario nocturno y los entrenamientos con mi club me parecía algo agotador y difícil, en esta nueva etapa mi agenda se apretó más aún. No era posible estirar los días más de lo que lo hacía. Si hoy lo pienso detenidamente no llego a explicarme cómo fui capaz de cuadrar todo lo que hacía y salir adelante.

Poco después de las siete de la mañana ya estaba en el autobús que me dejaba en la estación de tren. Llegaba unos minutos tarde a la primera clase, la de las nueve de la mañana. Estaba en clase hasta las dos y media, pero dos días en semana tenía que salir corriendo de vuelta a Guadalajara porque a las cuatro y media tenía entrenamiento con los niños en el polideportivo Álvar Fáñez de Minaya. Por lo general, no me daba tiempo a comer, así que comía cualquier cosa que comprara en una panadería o lo que estuviera más a mano. El resto de los días, que entrenaba a las cinco y disponía de media hora más, sí me daba tiempo a comer, pero debía hacerlo como los pavos, es decir, a toda velocidad, masticando lo imprescindible. Al terminar con los niños, a eso de las ocho de la tarde, salía a toda velocidad para llegar a tiempo a los entrenamientos con mi club, que eran de ocho y media a diez y media. Es decir, me quedaba el tiempo justo para llegar a casa, cenar lo que fuera y charlar un poco con la familia antes de meterme en la cama, puesto que al día siguiente debía levantarme antes de las seis y media para que todo siguiera funcionando. Y si me quedaba algún hueco libre, me buscaba entrenamientos en otros centros educativos o deportivos.

El dinero que ingresaba por los entrenamientos que impartía era más bien poco, pero, al entrenar en varios sitios, la suma de todos ellos para mí era suficiente para no pedir en casa, para pagarme los gastos de los estudios, ya sabes: libros, apuntes, fotocopias, abono de transporte, ropa, gasolina, salir con los amigos… y hasta para ahorrar algo.

En esa época jugaba en el equipo de fútbol sala más importante de mi ciudad, el ASISAGuadalajara —que puso los ojos en mí tras una brillante trayectoria en mi anterior club, Deportes Olimpiada— y del que también recibía una pequeña cuantía económica. El equipo participaba en la liga nacional, lo que suponía viajar por toda España a razón de un viaje cada dos fines de semana para jugar como visitante. Pero hasta en los desplazamientos encontraba tiempo que podía convertir en algo útil: me sentaba en la última fila de asientos del autocar y avanzaba lo que podía con los estudios.

Conseguí algunos hitos muy importantes para mí en aquel momento, entre ellos, ascensos de categoría con mi club, representar como capitán un combinado de la comunidad autónoma de Castilla-La Mancha. Hasta me llegaron ofertas de los clubes más importantes de España y de la selección española universitaria. Me sentía privilegiado y encontraba en el deporte el pilar de mi vida.

A pesar del ritmo de vida que llevaba, conseguí completar la carrera de Turismo en el tiempo esperado. Ya solo un escollo me separaba de la vida laboral: el servicio militar, que, por aquella época, aún era obligatorio en España. Había solicitado varias prórrogas para poder terminar los estudios, y antes de que se agotara la última que había solicitado decidí aprovechar el tiempo.

Para mejorar mis posibilidades en el mundo laboral en cualquier puesto relacionado con el turismo debía mejorar mi nivel de inglés. Así que decidí mejorarlo por el método de la inmersión, es decir, me marché a Irlanda del Norte a enfrentarme con la dificultad cara a cara.

Yo creía que sabía inglés. La gente de mi entorno creía que yo sabía inglés. Lo cierto es que lo que sabía me daba para poco más que entender palabras sueltas. A través de Enrique, un primo de mi padre, había conseguido un puesto de trabajo en la recepción de un hotel, ¡qué mejor escenario para alguien que acababa de terminar la carrera de Turismo y que quería progresar en ese campo!

Cuando el gerente del hotel comprobó cuál era mi nivel de inglés, me dio una chaquetilla de cocinero y me condujo al que sería mi puesto de trabajo: un cuarto de no más de tres por tres metros en cuyo centro había un enorme cilindro metálico que ocupaba la mitad del habitáculo. No tardé en descubrir que aquel artilugio era un gigantesco pelador de patatas. Debía meter las patatas por la parte superior, pulsar un interruptor que accionaba un motor y aquello comenzaba a dar vueltas. Las patatas se frotaban contra un cilindro que había en el centro de la máquina y cuya superficie era como una lija. Por último, debía abrir una compuerta que había en la parte inferior y allí me encontraba las patatas peladas. Afortunadamente, también realizaba otras labores como el corte de verduras o sencillas elaboraciones.

Te puedes imaginar cómo me sentía allí solo, haciendo un trabajo que odiaba, lejos de mi familia, tan lejos de mis amigos, tan lejos del deporte durante buena parte del día y rodeado de una cultura distinta en muchos aspectos. En aquel tiempo, ni móviles ni redes sociales ni otra forma de contactar que no fuera la llamada semanal a la familia, que era la única porque era *conferencia*, como se decía entonces. Pero no me daba por rendido.

En los ratos libres iba con mi diccionario de bolsillo traduciendo todo lo que encontraba a mi paso. Intentaba, además, entablar conversaciones con mis compañeros, una tarea bastante difícil porque eran gente muy fría y distante. Insistí hasta que conseguí que se abrieran a mí y muy poco tiempo después noté una gran mejoría en mi inglés. De hecho, no tardé en convertirme en uno más: salía de excursión con ellos, me invitaban a su casa o jugaba partidos de fútbol con ellos o íbamos a esos preciosos *pubs* irlandeses. Fue una etapa llena de dificultades tras las que encontré experiencias vitales extraordinarias y buenos amigos.

Cuando regresé a España, mi futuro laboral todavía no se aclaraba y aún estaba pendiente cumplir con el servicio militar. Vino a mi rescate un amigo que me ofreció un puesto de camarero en su bar. Ni me lo pensé. Nunca había estado en el interior de una barra, pero enseguida distinguí aquella propuesta como mi oportunidad. Allí pude desplegar todo mi carácter, mi soltura, mi desparpajo y mi don de gentes. Hasta el verano siguiente, en que tuve que incorporarme a filas y cumplir con el periodo de instrucción, gané un buen dinero haciendo aquel trabajo que, desde luego, me gustaba mucho más que pelar patatas en Irlanda del Norte.

Los meses de instrucción en el Ejército los pasé en Cáceres, pero luego cumplí con el resto del servicio militar en Guadalajara, *enchufado* por ser deportista de élite. Aunque muchos consideran el servicio militar como una pérdida de tiempo, yo me quedo con los buenos momentos y con las amistades que forjé durante esa etapa, incluyendo la de mi sargento.

Aunque a mi salida del servicio militar seguía con la misma ilusión que me llevó a estudiar Turismo, el panorama y las expectativas no eran tampoco nada del otro mundo. Uno cree que estudiar Turismo le va a llevar a visitar muchos países, a estar siempre de viaje conociendo sitios y personas interesantes... Nada más lejos de la realidad, ya que lo más probable es que las oportunidades se reduzcan a trabajar como recepcionista en un hotel o como empleado en una agencia de viajes..., pero siempre viendo cómo viajan los demás.

Como siempre me había pasado, la oportunidad se presentó en mi vida. Llegó en forma de oferta de empleo para un puesto en una agencia de viajes mayorista especializada en viajes a Francia y, concretamente, a Disney. El sueldo era menor que en el bar y el puesto estaba mucho más lejos que el bar, pero me pagarían por un trabajo para el que me había preparado y que estaba mucho más cerca de mis proyectos para el futuro.

Trabajaría en la plaza de España de Madrid, con horario de nueve a dos y de cinco a ocho. En lo económico salía comido por servido, pero tenía muy claro que aquella era mi oportunidad de meter la cabeza en el mundo del turismo.

En lo relativo al horario, mi vida seguía igual de estresada. Cuando volvía a mi ciudad, iba con el tiempo justo para ir a entrenar con mi club, ni pasaba por casa ni nada.

Aunque después conseguí un trabajo mejor en el mismo sector, también en Madrid, lo cierto es que no me sentía nada cómodo.

Me pasaba ocho horas, o más, delante de un ordenador haciendo trámites, tres horas muertas a mediodía que empleaba para comer —yo lo hacía fuera de casa cuando todos mis compañeros lo hacían en sus hogares—, y otras tres o más metido en un transporte público para ir y volver cada día desde casa...; nada de todo eso iba conmigo. Yo prefería disfrutar del aire libre, del sol, de la naturaleza, de la actividad física.

Cuando ya tenía decidido abandonar la empresa para buscar algo más acorde con mi personalidad y con mis preferencias, ocurrió algo que no habría sido capaz de adivinar.

Mi jefe era una persona sometida a mucho estrés y solo transmitía presión y ansiedad por la cadena de mando. Solo con verle salir del despacho ya te daba una idea de que algo nos iba a caer. Y algo me cayó aquel día, pero no como yo podía esperar.

Un compañero que era guía turístico y tenía a su cargo un grupo de cuarenta y cinco clientes se había puesto enfermo y no podía ocuparse de ellos para un circuito Viena-Praga-Budapest que duraría diez días y que debía comenzar... en cuatro horas.

El jefe nos pidió a las cerca de sesenta personas que trabajábamos en aquella oficina que buscásemos a alguien urgentemente, pero como por el escaso tiempo parecía una tarea imposible, me lancé y me ofrecí voluntario para cubrir a mi compañero.

Casi sin darme cuenta, me encontraba realizando el trabajo que tanto había soñado desde que emprendí la carrera de Turismo: conocía lugares que nunca había visitado, hablaba con la gente, pasaba el día al aire libre y, además, me pagaban por todo ello. En aquellos días me acordé de las patatas irlandesas más de una vez. En su momento, odié aquella tarea de pelapatatas, pero en aquel viaje y en otras muchas ocasiones después agradecí todo lo que me dio a cambio. Creo que si no hubiera mejorado mi inglés como lo hice en Irlanda no me habría ofrecido voluntario para aquel trabajo. Aunque en ese momento no lo sabía, hacerme cargo de ese circuito fue el primer paso de un camino que fui recorriendo poco a poco y que me reportó grandes alegrías, pero me exigió no menos ni menores esfuerzos y sudores.

Ocuparme de aquel grupo de turistas que estuvieron a punto de quedarse sin guía me dio paso a otros empleos similares que me llevaron a conocer varios países más, lo cual agradecí enormemente.

A pesar de todo, como la mayor parte de mi tiempo en aquella empresa lo pasaba en la oficina, con lo que eso suponía para alguien como yo, tomé la decisión de dejar aquel trabajo.

Distintos trabajos en el mundo del turismo me permitieron entrar en contacto con personas influyentes. Una de ellas me propuso coordinar durante todo un verano distintos grupos de turistas españoles que visitarían Italia. Sin hablar siquiera de las condiciones del puesto, acepté la propuesta porque ese era justo el trabajo que podría haber hecho sin cobrar, poder hacerlo era ya un salario para mí, pero si además cobraba por hacerlo, mejor que mejor.

Así consolidé los viajes como mi segunda pasión, una pasión que sigo disfrutando todavía hoy.

Y mientras disfrutaba de mi segunda pasión, se presentó en mi vida mi tercera pasión: la formación. Un día de aquel verano en Italia estaba descansando en la habitación del hotel en Roma después de una jornada de trabajo y recibí una llamada de una academia de estudios de Guadalajara. Me extrañó mucho, ya que nunca les había enviado mi currículum.

Me propusieron impartir un curso de guía turístico para un grupo de personas desempleadas. Me sedujo la idea y como era para comenzar nada más volver de mi estancia en Italia, no tenía que pensarlo mucho, la verdad.

La mujer que me llamó, a pesar de que fue iniciativa suya, parecía dudar de mi capacidad y de mis conocimientos para impartir el curso que ellos mismos me proponían. Pero fue ponerla al corriente de mi formación, de mi trabajo de aquel momento y de mi trayectoria profesional y la mujer se alegró casi más que yo de haber encontrado a la persona que buscaba para el curso.

La oferta económica era importante, pero, con todo, me motivó más para aceptar el hecho de que se trataba de una actividad que no había realizado hasta ese momento y enfrentarme a semejante reto me llenó de curiosidad y de interés. El punto que quería esclarecer cuanto antes era el de invertir los papeles en el aula. Hasta entonces yo siempre había estado en el pupitre, pero en ese nuevo papel estaría en la tarima y frente a todos los pupitres.

A mi vuelta de Italia comencé con el curso. Se impartía en un pueblo de la provincia de Guadalajara, Molina de Aragón, un lugar precioso lleno de gente preciosa. No puedes dejar de visitarlo si tienes ocasión.

Aunque el pueblo estaba a 140 km de mi casa, iba y volvía en el día, ya que el horario me lo permitía. El trayecto lo cubría en compañía de Mamen, profesora de Informática. Ella fue quien me alentó a opositar para un puesto de funcionario en la docencia. No le hice mucho caso, porque aquella experiencia me la tomaba como una etapa de tránsito hacia otros fines que me había marcado para mi vida laboral; concretamente, en el sector turístico.

No debí hacerlo del todo mal, porque la misma empresa me propuso impartir otro curso en otra población de Guadalajara, Sacedón. También acepté y lo impartí.

Las aventuras laborales no habían hecho más que empezar y no tardaron en llevarme a nuevos destinos que me permitieron cruzar distintas fronteras políticas y personales.

Trabajé en hostelería en Portadown (Irlanda del Norte), en agencias de viajes en Madrid y Guadalajara y hasta abrí con dos socios un negocio también de hostelería en mi ciudad. Se llamaba La Bodeguita. Entre mis socios y yo conocíamos a la mitad de la gente de Guadalajara, lo que nos animó aún más a embarcarnos en aquella aventura que ya de por sí nos resultaba tan atractiva. Yo tenía experiencia de más de un año como camarero, pero, claro, aquello no iba a ser lo mismo: allí debería tomar decisiones, manejar presupuestos, invertir, acondicionar el local, atender a los clientes de otro modo…

Entretanto, por el empuje incansable de mi amiga Mamen, me presenté, casi en contra de mi voluntad a unas oposiciones. El año en que me presenté no salieron plazas para Turismo, que era en lo que realmente estaba interesado, sino que salieron en la especialidad de Servicios de Restauración, a la que yo podía optar por mis estudios y conocimientos, pero no por tener una experiencia contrastada en el sector. No llegué ni a leer el temario de aquel examen, ni siquiera abrí un libro para preparármelo.

Debido a que aquel año el examen se realizó en Guadalajara, Mamen lo tuvo bien fácil. Me convenció y finalmente me presenté. Hice lo que buenamente pude, y, aunque no fue poco porque resultó que sabía de casi todo lo que me preguntaron gracias a mi experiencia laboral y a mi facilidad para desarrollar un tema, no fue suficiente para aprobar, como era lógico. Pero, eso sí, conseguí estar entre los cinco primeros de la lista de interinos.

Mi vida siguió entre la agencia de viajes y La Bodeguita. Los lunes llegaba al trabajo en la agencia con los bolsillos repletos de notas con encargos de viajes para los clientes de La Bodeguita que me hacían los fines de semana.

Un día recibí la llamada de alguien que se presentó como conocido de mi padre. Me pidió que lo asesorara sobre un viaje. Le aconsejé sobre destinos y enclaves, sobre alojamientos, restaurantes y otros detalles que conviene tener en cuenta. Hasta le resolví rápidamente un problema que le surgió con el alojamiento que había reservado y que no pudo disfrutar por *overbooking*.

Cuando volvió del viaje pasó por la agencia a saludarme. Delante de un café al que se ofreció a invitarme, me explicó que era el presidente ejecutivo de una de las empresas más destacadas de mi ciudad: AVICU. Era una planta procesadora de pollos y con proyección comercial en toda España.

Sin darle muchos rodeos, me hizo una propuesta sorprendente, aunque solo para mí, porque enseguida me di cuenta de que él la tenía muy meditada. Era realmente irrechazable, ya que me ofreció el doble del salario que estuviera ganando en mi puesto en la agencia, coche de empresa, despacho propio y hasta mejoras salariales futuras. Quería que fuera nada menos que el director comercial de su empresa, aunque para ello tendría que pasar un proceso de aprendizaje.

Yo no sabía nada del mundo del procesado de pollos, pero vi en aquella oportunidad el salario y las posibilidades de futuro que venía buscando desde hacía ya un tiempo. Con mi amigo Osorio fantaseaba sobre la posibilidad de *alcanzar la felicidad* si algún día llegábamos a ganar 200 000 pesetas al mes. Resulta que aquella propuesta superaba con creces aquel sueño casi infantil.

Acepté, no sin reparos, el ofrecimiento del que iba a ser mi nuevo jefe. En cuanto lo hice volví a pensar en lo poco o nada que sabía sobre el mundo del pollo. Ni siquiera sabía cuál sería exactamente mi cometido, pero si mi nuevo jefe lo tenía tan claro, yo no tardaría mucho más en comprenderlo y asimilarlo como propio.

Como suele pasar en estos casos, cuando comuniqué en la agencia de viajes que dejaba el empleo, todo se volvió halagos y mejoras del puesto. Llegaron incluso a ofrecerme la dirección de la agencia. Si lo hubieran hecho solo unos días antes, probablemente no habría cambiado de puesto, pero que lo propusieran a raíz de mi anuncio me dejó incluso mal sabor de boca. Así es el mundo laboral, no siempre coinciden los intereses de las partes. Casi nunca coinciden, diría yo.

Firmé un contrato de un año con AVICU. Y desde el primer día sentí que aquel no era mi sitio. El puesto y las circunstancias me colocaron entre los que acudían a trabajar de traje y corbata. No es que me resultara incómodo trabajar así, de hecho, ya acostumbraba a hacerlo, pero no me veía como los demás que vestían así. No era de la misma clase de personas que ellos. Los directivos criticaban constantemente a los trabajadores de la planta de procesado y los acusaban de que no trabajaban bien o de que no se esforzaban lo suficiente por la empresa. Yo no lo veía de este modo. En un contexto así, cuando cada día miraba la placa que con mi nombre me reservaba la plaza de aparcamiento, me sentía un poco fuera de lugar.

Una vez que conocí los entresijos de la empresa, no tardé en comenzar de lleno con la que sería mi labor, que consistía, fundamentalmente, en vender la mayor cantidad de productos que salían de la fábrica (todo tipo de acabados y presentaciones de cortes de pollo) a los centros comerciales que, a su vez, los vendían al público.

Fue una gran experiencia personal y profesional, pero ese Nuko no era yo. Cuando pasó el año que había firmado, solicité una reunión con quien me contrató para hablar de mi situación en la empresa. Cuando entré al despacho me encontré dos papeles encima de la mesa. Uno era un nuevo contrato con una subida de sueldo. El otro era un compromiso por el cual yo debía abandonar mi negocio de hostelería y dedicar el cien por cien de mi tiempo a la empresa. No pensé que me lo pondría tan fácil, pero aquellos dos papeles fueron el puente hacia mi liberación de una situación en la que no me veía y a la que no le veía continuidad. Le di las gracias y salí del despacho, de la empresa y de esa etapa de mi vida.

Años después, esta empresa presentó suspensión de pagos y eso reunió en un mismo bando a quienes vistieron el mono de trabajo y los delantales con restos de animales y a quienes vistieron traje y corbata. Todos reclamaban los mismos derechos. Si los que trabajaron supieran lo que decían de ellos quienes mandaban... Aquella fue otra lección de vida.

Para ese momento, La Bodeguita ya tenía algo más de cuatro años de funcionamiento. Con mis socios la relación se había tensado un poco. No discutíamos, pero sí se hacía cada día más evidente que ambos teníamos formas muy distintas de ver la misma situación y, sobre todo, de ver las posibilidades de futuro. Así que por mi cuenta decidí buscar cómo y dónde seguir proyectando mis capacidades y mis preferencias.

Un amigo me habló de un local que había muy cerca de nuestro negocio y cuyos propietarios querían alquilar nuevamente. El anterior inquilino les dio problemas, pero no podían tener cerrado e improductivo ese espacio. Fui a verlo y enseguida se me iluminó la idea que no mucho después materializaría: un *pub* irlandés.

Había vivido una temporada en Londres. Alquilé una habitación en casa de una amiga de una amiga. La idea del viaje había sido perfeccionar el inglés, pero como en cualquier viaje, el objetivo principal acaba siendo uno solo de los fines que se alcanzan. Además de perfeccionar el inglés, para alegría de mi padre, hice amigos, muy buenos amigos y, al parecer, me convertí en alguien muy querido por muchos londinenses de ese barrio por el que se prodigaban poco los extranjeros.

Así que mi experiencia en Inglaterra e Irlanda del Norte, mis numerosos viajes a Escocia e Irlanda y mi tendencia mod me dejaron ese poso y ese gusto por lo británico que necesitaba para mi proyecto. Todo ello me ayudó a convertir en un *pub* irlandés el local cochambroso y sucio que me encontré, el establecimiento que ya soñaba con regentar. Lo vi claro, me fui a visitar a mis amigos Jacqui y Gary, un matrimonio que conocí en mi estancia en Londres y que en ese momento vivían en Aberdeen. En Escocia tomaríamos ideas de los *pubs* de allí que podría aplicar e implementar en el mío.

Hice mis números y decidí embarcarme en la aventura con los ahorros que reuní durante los años anteriores trabajando duro y sin descanso en todo lo que se me ponía a tiro.

De aquella fase de esta nueva experiencia puedo entresacar una lección para emprendedores primerizos: cuando prepares un presupuesto para valorar si te metes o no en un negocio, toma la cifra final, la suma de todos los importes que debes invertir, y multiplícala por tres. No, mejor por cuatro para no llevarte sorpresas desagradables.

Los ahorros prácticamente habían desaparecido y el local todavía no estaba preparado para empezar a funcionar. A todo eso, yo seguía siendo socio de La Bodeguita, pero mi socio y yo llegamos a la conclusión de que lo mejor sería traspasar el negocio.

Aunque la obra estaba *a punto de finalizar* (las obras nunca finalizan del todo), no veía llegar el momento de abrir el local y de disfrutar de mi nueva aventura empresarial. Y en medio de toda la vorágine que supone una situación como esa, cayó la bomba: un desgraciado evento familiar que nos dejó en *shock* y a mí me dejó fuera de juego durante un tiempo. Más tarde te hablaré de ello.

El tiempo pasaba, los recibos del alquiler del local seguían llegando y los ahorros se habían esfumado. La situación no pintaba nada bien y yo no me encontraba en las mejores condiciones anímicas para rematar aquello y sacarlo adelante.

El caso es que llegó la primera semana de septiembre, la fecha en la que tenía previsto abrir el *pub*, de nombre O'Nuko's, pero aquello no estaba todavía listo. No fue hasta mediados de octubre y gracias al empuje de Sofía, mi compañera en la agencia de viajes de Guadalajara, y de mi padre cuando pude ver realizado mi sueño. Para entonces, mi padre ya se había dado cuenta de que yo tenía mi propia interpretación de lo que debía ser mi vida laboral, aunque no compartía mi iniciativa de emprender un negocio de esas características y nunca hasta ese momento me había animado a dar vida a esta aventura.

Pero antes de llegar ese momento soñado, a mediados de septiembre recibí una llamada del Ministerio de Educación. Resulta que la oposición a la que me presenté y que no aprobé surtió sus efectos: me ofrecían un puesto de profesor en Guadalajara. La perspectiva del tiempo me permite ver con claridad que en todo aquello tuvo mucho que ver la sonrisa de Ana Mari.

Había alquilado un local en estado ruinoso y lo convertí en algo de lo que uno podía estar bien satisfecho. Recubrí los suelos y las paredes de madera, colgué cuadros de cervezas irlandesas, puse diferentes grifos de cerveza, pinté las vidrieras del bar con temática anglosajona, coloqué como cabina del DJ una cabina de teléfonos inglesa, ya sabes, una de esas de madera pintada de rojo. En fin, que estaba enamorado de mi negocio, no puedo decir otra cosa. Y así es muy difícil que salga mal una aventura empresarial. Tan bien comenzó esta nueva andadura que después de un mes de funcionamiento conseguí devolver el color negro a los números de mi balance, que ya llevaban un tiempo de color rojo. En todo este proceso, así como en todo lo que llegó después, también veo y sigo viendo brillar en lo alto la sonrisa de Ana Mari.

El negocio fue todo un éxito. Tuve la suerte de tener un equipo de trabajo excepcional. Los trataba, más que como empleados, como amigos, y ellos me pagaban con la misma moneda dando lo mejor de sí. La clientela, por su parte, fue otro factor indicativo del éxito: numerosa, fiel y desprendida, aunque sin hacer sufrir a nadie las consecuencias negativas que puede llegar a tener el consumo de alcohol. Mis ingresos aumentaron de manera increíble y pude salir a flote en muy poco tiempo. Tan bien me fue que a los dos años ya estaba mirando cómo expandir el negocio, cómo ampliar fronteras.

A muy pocos metros de O'Nuko's había un local en el que se reunían todas las pegas que uno pueda imaginar: llevaba años cerrado, tenía un acceso incómodo, los dueños eran personas muy especiales y con una enorme atracción por amasar dinero como los avaros más miserables de las mejores películas, el Ayuntamiento ponía todo tipo de reparos... Es decir, reunía las condiciones óptimas para un emprendedor como yo. Y a esa tarea me entregué.

En muy poco tiempo convertí aquella cueva en un local del que podía estar muy orgulloso. Los clientes se sentían teletransportados a cualquier local de moda de Madrid. Pero lo más grato para mí de todo aquello era el nombre que le puse: 22 de enero. Esa es la fecha en la que mi hermana Ana Mari cumplía años.

En aquel local conté con una pinchadiscos muy especial: mi hermana Noe, gran apasionada de la música. Un día nos sentamos a hablar de su labor en el local. Le propuse que cerráramos todos los días con alguna canción que nos hiciera recordar a Ana Mari. Lógicamente, yo pensaba en canciones de Duncan Dhu, pero Noe tenía otra opción. Como marca personal, adoptó la costumbre de poner fin a cada jornada con la canción *Chiquitita* de ABBA.

Ambos locales funcionaron simultáneamente durante algún tiempo. Distaban uno de otro cincuenta metros y ahí estaba yo, yendo de uno a otro y volviendo para asegurarme de que en ambos, cada uno con su carácter y su personalidad, se aplicaban y se seguían mis instrucciones y mi forma personal de llevar un negocio.

Abríamos los jueves, viernes y sábados desde por la tarde. Pero el resto de los días me empleaba a fondo como profesor de la Escuela de Hostelería de Guadalajara. Mi vida laboral estaba en pleno auge y conseguí mantener ese ritmo tan alto y tan exigente durante no poco tiempo. El local 22 de enero lo mantuve abierto cinco años, mientras que el O'Nuko's lo mantuve abierto un total de diez años. Mi ejercicio como docente lo desarrollé durante quince años.

De todo ese tiempo desempeñando esos tres roles, guardo gratísimos recuerdos, empleados que ya eran amigos, clientes que ya eran amigos, compañeros profesores que ya eran amigos y alumnos a los que consideraba, si no como hijos, sí como hermanos pequeños a los que educar más allá, mucho más allá, de las materias y las enseñanzas que nos reunían en la misma aula. De hecho, años después de dejar aquella labor, aún recibía cartas, mensajes o llamadas de mis antiguos alumnos. Me ponían al corriente de los progresos que habían realizado en sus vidas y me agradecían los consejos que les había dado entre clase y clase y hasta en los recreos. Ese es el mejor salario emocional que puede recibir un profesor.

En mi desempeño como profesor de la Escuela de Hostelería me encontré algún que otro escollo, como personas que, por alguna razón, no me veían con buenos ojos y que, para mi desgracia, llegaron a ocupar los puestos directivos.

En un momento determinado en el que vi que aquella no era una profesión en la que deseara jubilarme, me di cuenta también de que estaba llegando al final de una etapa. El primer espacio de mi vida que cerré fue el primero de esos tres que abrí: el O'Nuko's. Después de diez años de actividad intensa al frente de ese espacio irlandés en la capital alcarreña, comprendí que era el momento de dejarlo, de traspasarlo. Recuerdo como si fuera hoy mismo el día en el que entregué las llaves del local a Raúl, la persona que continuó mi labor. Lo recuerdo muy bien porque cuando salí me metí en el coche y estuve llorando un buen rato. Estaba matando una parte de mis días que me había llenado de vida y en ese momento, de repente, ya no me daría vida sino a través de los recuerdos tan hermosos que me dejó para siempre.

Pero como todo en mi vida, aquella situación también resultó efímera, casi anecdótica. Un día me llamó un empresario de la ciudad y me propuso algo bien curioso, que hoy, después de la experiencia, juzgo bastante razonable y apropiado. Se trataba de volver a hacer del casino de Guadalajara un lugar al que el público quisiera ir a comer, a cenar o, simplemente, a tomar una copa.

Tenía el encargo de llevar la dirección y la gerencia del local. Era una propuesta curiosa y atractiva. La primera impresión que tuve al entrar casi entierra mis ilusiones: todo tenía un aspecto avejentado, rancio, pasado de moda y de todo gusto imaginable. Eso explicaba que el público que lo frecuentaba, y no lo hacía mucho y de forma masiva, debía tener una media de edad de más de setenta y cinco años.

Sin embargo, enseguida dejé salir a mi yo emprendedor y comencé a ver posibilidades. Unos meses después, reabríamos un local modernizado, reformado y en el que más gentes de todas las edades podían disfrutar de una agradable velada en un ambiente acogedor y relajante.

En poco tiempo se convirtió en un lugar concurrido al que acudían a comer muchas personas diariamente. De hecho, los fines de semana, no todo el mundo podía entrar, puesto que cubríamos sobradamente el aforo. De nuevo me divertía trabajando al frente de un negocio de hostelería.

La aventura duró poco más de un año, justo lo que duraron mi motivación y mi reto de transformar un lugar prácticamente abandonado en un local emblemático de la capital. Aquel fue un lugar más del que me llevé una batería de recuerdos agradables y de amistades que mantengo aún hoy como, por ejemplo, el empresario que me contrató para relanzar el local y convertirlo en un lugar concurrido y de moda en la ciudad. Ambos obtuvimos una grata experiencia de aquella empresa conjunta.

Yo seguía como profesor en la Escuela de Hostelería, pero sentía que, poco a poco, aquella etapa también estaba llegando a su fin. Las situaciones que tuve que vivir parecían incluso señales de ello. No daba crédito a lo que se veía en aquel centro. En las facturas de los proveedores de la escuela aparecían productos de calidad que no se utilizaban con los alumnos y, al mismo tiempo, había dos profesores que introducían en los maleteros de sus coches bolsas, pagadas por la escuela, con las que llenaban la despensa de su hogar. Uno de ellos, incluso, suspendía las clases con frecuencia dos horas antes de lo que debían finalizar y dejaba marchar a los alumnos. Otro se marchaba de clase para atender su propio negocio… Lo peor de todo es que el resto de los profesores lo veían y lo comentaban, pero no reaccionaban. Mi actitud se convirtió en distante con el señor que permitía estas fechorías y hasta era cómplice de ellas.

De estas y de otras fechorías mucho más graves que prefiero no detallar. Que yo no viera con buenos ojos esas prácticas deshonestas propició que yo fuera *persona non grata* dentro de su círculo y, debido a ello, comencé a recibir un trato que por fin se ha etiquetado socialmente: acoso laboral. Por mi condición de profesor interino (la oposición de mi especialidad no se ha convocado desde hace trece años, por lo que tengo pocas o ninguna posibilidad de obtener una plaza fija), no fue difícil quitarme de en medio. Para ello trajo a dos amigos que tenían plaza en Madrid y Extremadura. De ese modo, yo, felizmente, quedé excluido de aquel centro. Sus amigos habían obtenido sendas plazas solo un año antes. Cualquiera que sepa un poco sobre oposiciones sabrá que un traslado como ese solo puede deberse a una situación difícil de justificar. Con todo, tuve la desgracia de conocer irregularidades muy llamativas en aquel centro. Albert Einstein decía: «El mundo no será destruido por quienes hacen el mal, sino por aquellos que los miran sin hacer nada» y yo no me había quedado de brazos cruzados. Con el paso del tiempo, otros compañeros sufrirían el mismo trato que yo recibí, todos ellos terminaron por marcharse de allí.

Todo aquello era una demostración, una más, de la vida, que me estaba ayudando de nuevo a colocar las piezas de mi horizonte vital, que me asistía en la configuración de lo que sería mi siguiente etapa laboral y vital. Aquella etapa, afortunadamente para mí, tocaba a su fin.

Pero ahora que ya me conoces un poco más, déjame que te cuente el origen de todo esto, déjame enseñarte qué es lo que nos ha reunido a ti y a mí alrededor de estas líneas.

De alguna forma, el carácter luchador con el que me he sentido identificado toda mi vida es lo que me ha servido de pasaporte para el viaje más duro que la vida me tenía reservado.

02
Un poco de historia

Añoro los tiempos en que la enfermedad
y la muerte eran algo lejano y extraño.

Diario de Nuko

Vamos a situarnos en el tiempo en el que toda esta historia comienza: los años setenta del siglo XX; y geográficamente: la ciudad de Guadalajara, la de España, no la de México. De México hablaremos más tarde, porque lo que ese querido país me regaló lo llevo dentro del corazón y merece un capítulo aparte.

Bien, como decía, Guadalajara, año 1970. Ahí aparecí yo casi acabando ya el año, para el 29 de diciembre. No sé si por lo incomunicado que estaba el hospital por la nieve o por lo incomunicado que estaba yo por el cordón umbilical alrededor del cuello, pero el caso es que nací bastante moreno. Al menos así lo aseguraba mi madre.

Aunque fui un niño bueno y cariñoso, fui muy inquieto y un tanto revoltoso. Ese rasgo lo he mantenido en cierto grado en mi edad adulta y gracias a ello he podido asumir y asimilar unas cuantas cosas de las que te voy a contar en las próximas páginas.

Pero vamos poco a poco para que puedas conocer con detalle esta historia. Antes de contarte todo lo que tengo que contar, debo presentarte a sus protagonistas.

Vivíamos en el tercer piso de un edificio de vecinos de la calle Alcalá de Henares. Mis abuelos vivían en el quinto piso del mismo edificio. Nosotros, por aquel entonces, éramos cuatro en casa: mis padres, mi hermano Ángel, dos años y medio mayor que yo, y yo. En casa de mis abuelos también eran cuatro: mis abuelos y dos de mis cinco tíos; mi tío Fernando (Nano para todo el mundo), que era el pequeño además de mi padrino, y Carmeli, que era la mayor de los cinco.

El barrio, como yo creía que eran todos los barrios del mundo, era un barrio modesto, de clase trabajadora, en el que los vecinos se ayudaban unos a otros y los hijos de todos se pasaban el día en la calle jugando sin el menor riesgo.

La relación que había entre mi familia y la de mis abuelos era extraordinaria. Imagínate, dos tíos solteros y sin hijos conviviendo en el mismo bloque con dos sobrinos. Ya podrás ver que éramos como dos juguetes para ellos. Pero si lo éramos para mis tíos, lo éramos todavía más para mis abuelos, que no se cansaban (y nosotros tampoco) de darnos achuchones, besos y pellizcos o mordiscos en los carrillos. Quien no haya tenido unos abuelos así no sabe lo que es tener unos abuelos cariñosos y entregados.

Durante su vida laboral, acompañé a mi abuelo en no pocas ocasiones. Conducía un camión de CAMPSA, empresa de suministro de combustible, al que yo apenas si podía subir. Allí iba yo, de acompañante, sin cinturón de seguridad y con un casco de obrero que mi cabeza estaba lejos de llenar.

Mi abuelo (para mí siempre será el aboli) era un hombre tremendamente activo y no dejó de serlo cuando se jubiló. Fue un adelantado a su tiempo. Mostraba en su antebrazo un tatuaje del tamaño de una cuarta con el rostro de mi abuela rodeado de un corazón que se hizo cuando estuvo en la guerra. Tenía una propiedad con un gran patio detrás de la piscina municipal; «la casa vieja», así la llamábamos. Allí, el día que no tenía una tarea, tenía dos. No podía estar quieto y mirar tranquilamente la vida pasar como hacían otras personas de su edad. Tengo de él muchísimos gratos recuerdos. Mi abuelo era un tipo fantástico. Cuando falleció, mi tía Carmeli me pidió que me llevara algún recuerdo suyo y elegí su boina, una prenda que le caracterizaba.

Pero mi abuela no se quedaba atrás. Cada sábado me daba dinero para que me comprara el último tebeo en la papelería de la esquina. Tenía muchas inquietudes culturales: leía muchísimo, escuchaba la radio y sentía verdadera pasión por la música. Era yo todavía un crío y la muy moderna me regaló un disco de Deep Purple en formato de cinta doble. Estoy casi seguro de que no todo el mundo tiene una abuela que le regala un disco de *heavy metal*. A ella no le gustaba ese tipo de música, pero escuchaba por radio que se trataba de un gran grupo y quería siempre lo mejor para mí. Aunque valoré y sigo valorando mucho aquel regalo, hoy ya puedo decir que no fui capaz de escucharlo entero. Algunos años después me regaló otro disco, también en formato de cinta —ya que en mi casa nunca hubo tocadiscos— que, tengo que reconocerlo, tampoco me apasionó. Este era de El Último de la Fila, una banda que le encantaba y cuyas canciones se sabía de memoria.

La relación que tenía con mi abuela propició que cuando mi madre cocinaba algo que no me gustaba, me escapara corriendo escaleras arriba a pedirle a ella que me hiciera algo que me gustara más. Para cuando mi madre se daba cuenta y subía a buscarme, yo ya devoraba el segundo plato. Recuerdo con especial cariño sus garbanzos fritos.

No podría explicarte cómo era la relación con mi abuela sin parecer exagerado, pero sí puedo contarte algunas cosas. Por ejemplo, mi abuela decía que me quería más que a sus hijos, con excepción de Nano, por supuesto. Y ese amor que nos unía a mi abuela y a mí se incrementó con los años.

Todavía hoy recuerdo su cara cuando, después de mudarnos a otro edificio, volvía a donde vivíamos antes a visitarla. El tiempo que tardaba en subir a su casa desde que me abría el portal con el portero automático —que siempre descolgaba la tía Carmeli, y gritaba poco después: «¡Que viene el Nuko!»— lo pasaba ella apoyada en el quicio de la puerta, frente al ascensor del rellano. Su expresión cambiaba de inmediato al verme: relucía en su rostro una enorme sonrisa. «¡Nukillo!», me decía mientras abría los brazos para recibirme. Pero mi abuela no estaba sola, detrás de ella estaba mi tía Carmeli con la misma actitud: sonriendo y deseando encontrarse conmigo.

Aquellos encuentros se convertían en auténticas inyecciones de moral para mí. Significaba mucho saber que aquellos amores incondicionales estarían todas las semanas ahí, esperándome siempre en cada visita.

Aquella relación tan estrecha con mis abuelos y mis tíos forjó un vínculo inquebrantable entre nosotros y creó la hermosa costumbre, a la que nunca falté, de visitarlos cuando ya no vivía en el mismo edificio que ellos. Como hubiera dicho mi abuela con uno de los incontables refranes que manejaba: el roce hace el cariño.

Estoy convencido de que estar rodeado de tanto amor en mis primeros años es lo que me infundió la habilidad y la capacidad para enfrentarme de la mejor manera que en cada momento era posible a lo que leerás en los próximos capítulos. Esa habilidad y esa capacidad fraguaron una actitud que me lleva a ofrecer todo mi cariño a quienes más lo necesitan. Y eso, aunque yo entonces no podía saberlo, es lo que necesitaba aprender de la vida para luego devolvérselo cuando me lo reclamara. Y ya lo creo que me lo reclamó. Pero sigamos un poco más en aquellos años, aún debo contarte algunas cosas más sobre los protagonistas de este relato.

Cuando la familia Chicharro se juntaba, ya fuera primavera o verano, no había nada más en el mundo que armonía, plenitud y felicidad. Esas son las sensaciones que me producen los recuerdos que guardo de aquellos años. Allí, bajo una chopera muy acogedora, junto a un meandro del río Tajuña y frente a una paella gigante para veinte personas, no podía pedir más para estar mejor.

En un lance de un juego infantil, me precipité al río como si supiera nadar. Y el río siguió corriendo como si yo supiera nadar. El juego se convirtió en burbujas que subían y subían mientras yo bajaba y bajaba. Fue mi tío Nano quien se dio cuenta de que yo no estaba. Algo en el agua debió llamarle la atención y salió disparado hacia allí.

Para mi sorpresa, las burbujas desaparecieron de mi vista junto con todo lo demás. Lo siguiente que vi fue a mi tío encima de mí rodeado de toda la familia. Me miraban como si hubiera regresado de entre los muertos. Después del último zarandeo que me propinó mi tío, llegó la primera bronca. Esto es así, cuando un niño está a punto de sufrir una desgracia, los padres pagan el susto con él. Mi tío Nano siempre estaba al quite, y no porque fuera mi padrino, sino porque era muy buena persona. Más tarde te hablaré mucho más de él, te lo prometo, porque, de hecho, es uno de los protagonistas de esta historia.

En 1975 nos mudamos a otra casa… en otro barrio, en la calle Sigüenza. Con la nueva vida, a los pocos meses llegó mi hermana Ana Mari, la de la sonrisa de la que ya te he hablado un poco. Era mi juguete, mi pasión, una parte inseparable de mí durante sus primeros años de vida. Sé que está feo decirlo, pero Ana Mari fue siempre mi hermana preferida. Mi madre siempre me recuerda que yo era como el fiel guardaespaldas de Ana Mari, que la bajaba a la calle y no pensaba ni en jugar ni nada porque lo único que quería era permanecer a su lado y no apartarme de ella por ningún motivo. Fue la hermana a la que más amé, tanto por esa pasión inicial que me apegó a ella como por todo lo que vino después.

Después de mi hermano Ángel, de mí y de Ana Mari, completaron la familia de siete mi hermana Noelia, nueve años menor que yo, y mi hermano Sergio, once años menor que yo.

Aquel nuevo barrio fue el escenario de mis juegos infantiles y de las primeras amistades que trabé, de las cuales mantengo algunas todavía hoy. Diría que en aquellos días nació mi pasión por el fútbol, de la que ya te he hablado.

Pero vayamos por partes. Ahora es el momento de dejar su espacio a cada protagonista de este relato de vida que te ofrezco desde el corazón y desde la certidumbre de que te aportará, al menos, una pequeña parte de lo que me enseñó a mí.

03
El tío Nano

Tardamos en darnos cuenta de que la enfermedad se había pegado a nuestra familia… para siempre.

Diario de Nuko

Ya te he hablado un poco de mí, un poco de lo que, como hubiera hecho cualquier otra persona, he hecho en mi vida: muchas y variadas cosas. Algunas de ellas fueron más difíciles que otras, pero también he debido hacer frente a situaciones que ya no son tan frecuentes, que ya no le pasan a todo el mundo. La más difícil de todas fue comprender la muerte de mi hermana Ana Mari y asimilar que el mal que la causó sigue dolorosa e irremediablemente presente en mi familia.

El nombre de la enfermedad que se llevó a mi hermana de nuestro lado es ataxia espinocerebelosa tipo 7 o SCA7. No suena nada bien, ¿verdad? A mí, desde luego, no me suena nada bien.

Desconozco cómo y en qué momento se generan los nombres de las enfermedades, especialmente de las raras, pero creo que un nombre más fácil de pronunciar y de recordar sería también una enorme e inestimable ayuda en las labores de difusión y divulgación tan necesarias para recabar la atención y la ayuda de quienes realmente pueden asistir a quienes las padecen y a sus familiares. Más adelante te contaré muchas cosas sobre ella, pero de momento, baste decir que es una enfermedad degenerativa que, entre otras cosas, provoca la pérdida del control muscular o de la coordinación de los movimientos voluntarios como, por ejemplo, caminar o asir objetos con precisión. Este tipo de ataxia, además, puede provocar dificultades en el habla —hasta el punto de hacerla incomprensible o, directamente, imposible—, en el funcionamiento de los ojos —hasta desembocar en una ceguera total— e incluso provoca problemas en la deglución.

Antes de seguir, quiero dejar claro que, si oyes hablar de «ataxia», debes saber que existen distintos tipos con diferentes impactos y consecuencias sobre la persona afectada. Todas las SCA7 son ataxias, pero no todas las ataxias son SCA7, no todas las ataxias tienen para el enfermo las consecuencias que vas a conocer en estas páginas.

Un día se manifiesta y comienzas a perder el equilibrio necesario para poder caminar. Al mismo tiempo, notas que vas perdiendo visión. Poco después empiezas a tener problemas para realizar actividades cotidianas.

Pero comencemos por el principio, porque Ana Mari no fue la primera afectada del ámbito familiar. A principios de los años ochenta, mi tío Nano mostró los primeros síntomas de esta misma enfermedad.

Aun hoy no sería capaz de señalar en qué momento, en qué día cambió el futuro de mi familia. Pero sí puedo señalar con precisión el día en que fuimos conscientes de ello. Es como un volcán, la actividad empieza mucho antes de que veamos salir la lava por la caldera.

Pues este volcán familiar entró en erupción un día en que estábamos en casa de mis abuelos mi padre y yo. Yo tendría algo más de diez años y estaba con mi padre y con mi tío Nano. Hasta ese momento, mi tío no había dado muestras de tener problemas relacionados con esa enfermedad ni con nada parecido, pero ese día ocurrió algo.

Tengo en mi cabeza a mi padre y a mi tío asomados a la ventana de un quinto piso, la de la habitación de matrimonio de mis abuelos. A la izquierda, mi tío; a la derecha, mi padre. En aquel palique que mantenían salió a relucir el gusto por un coche que tenía mi tío. Me resulta imposible recordar el modelo al que se referían; bastante tenía yo con la BH que heredábamos entre primos, de los mayores a los menores y en la que casi toda la familia aprendió a montar en bici. Pues bien, un modelo de aquellos tan apreciados por mi tío se encontraba aparcado en la calle. Mientras hablaban y hablaban, mi padre reparó en que, en la calle, no muy lejos de donde nos encontrábamos, había un ejemplar de ese mismo modelo del que no paraban de dar detalles y más detalles.

Mi tío le preguntó a mi padre de qué coche estaba hablando. Mi padre se lo señaló entre otros dos coches blancos que lo flanqueaban. Pero Nano no lo veía, no sabía a cuál de los coches se refería.

Para reforzar las indicaciones, mi padre le dijo la matrícula, pero Nano no podía creer que desde el quinto piso mi padre pudiera ver la matrícula de ese coche o de cualquier otro coche. Mi padre no lo creyó, así que, medio en serio medio en broma, mi padre le recomendó que fuera al oculista.

Algo impedía a mi tío distinguir una matrícula a esa distancia. Podría haber pasado como una equivocación sin importancia, incluso para alguien tan meticuloso y preciso como era mi tío para todo y con todo. Y seguramente fue así durante un tiempo, porque cosas como esta pasan sin que seamos plenamente conscientes de su significado, de su alcance. Pero diría que mi padre, a pesar de tomarlo medio en broma, tal vez por restarle importancia delante de Nano, se quedó preocupado. Creo que, de alguna manera, aquel detalle lo puso en alerta. Admiraba a mi tío por la pulcritud con que se desenvolvía en todos los órdenes de su vida. Era una persona muy precisa y muy perfeccionista; por eso aquel detalle lo dejó preocupado.

Mi tío siguió la recomendación de mi padre y fue al oculista. En la revisión que le hicieron advirtieron algo extraño y nada convencional; algo que no se corregía con unas simples lentes.

Poco tiempo después, Nano comenzó a experimentar episodios de falta de equilibrio al caminar. Se sentía inestable sin una razón aparente. Cualquiera que lo viera en aquellas circunstancias pensaría que iba con una copa de más. De hecho, en más de una ocasión llegó hasta mi familia, de forma indirecta, algún comentario que apuntaba en esa línea.

En aquella época, aún tardaron un tiempo en concretar el origen de esas disfunciones.

Con mi tío Nano tenía una relación muy especial, además de ser mi padrino, me trataba como a un hijo, hasta me descubrió el cine; mi primera película fue *Colmillo Blanco*. No era un mal comienzo, desde luego. Incluso después de que nos mudáramos, aunque no demasiado lejos, como a unos quince minutos andando de casa de mis abuelos y, por tanto, de mi tío Nano, nuestra relación siguió siendo muy especial.

Por ese motivo, cuando se manifestó su enfermedad a mí me afectó también de un modo especial. Al principio eran pequeñas descoordinaciones de movimientos, desajustes en acciones o movimientos cotidianos y rutinarios. Sus manos ya no funcionaban como un reloj, como había sido hasta entonces.

Mi tío siempre había disfrutado de una buena forma física. Inconscientemente, yo lo achacaba a que hacía mucho deporte, a que era un gran deportista, que era el motivo que yo tenía más cerca por mi pasión por el fútbol y el deporte en general. Pero resultó que no, que su forma física se la debía a que comenzó a trabajar cuando contaba solo con 15 años y trabajaba más de doce horas diarias.

Recuerdo que iba con él en el coche como acompañante y, supongo que para disimular los efectos de su enfermedad o quién sabe si para comprobar su progreso, Nano me preguntaba, a modo de juego, el color de la luz de los semáforos a los que nos íbamos acercando. «Nuko, dime el color del semáforo», me decía. Y yo, aunque ya me veía muy mayor para ese tipo de juego, accedí porque mi tío insistía y, en fin, para ver adónde nos llevaba eso.

Poco tiempo después, supongo que por el progreso lento pero imparable de la enfermedad, aquel inocente juego se convirtió en una costumbre. Era como si Nano necesitara que fuera cantándole el color de los semáforos, parecía que eso le aportaba la seguridad y la confianza que sentía perder día a día en sus propios sentidos. Así, a medida que nos aproximábamos a un semáforo, le cantaba el color y Nano asentía con la cabeza.

El juego, que pasó a ser todo lo aburrido que prometía, hizo que me olvidara una vez de cantarle el color del semáforo al que llegábamos. Estaba en rojo, pero Nano no frenaba y comoquiera que yo no le avisé, no se dio por aludido. Grité pidiéndole que frenara. Faltó muy poco para que atropelláramos a un hombre que cruzaba tranquilamente el paso de peatones. Nano empeoraba de manera imparable. Para entonces, la pérdida de visión ya le había castigado severamente.

Recuerdo que, en otra ocasión, en una curva, nos subimos a la acera y pasamos muy cerca de otros coches que había estacionados allí. Aunque aquel incidente no lo alejó del volante, y yo no me atrevía a decirlo, supe ver enseguida que lo mejor era que dejase de conducir. Pero ¿cómo decírselo? ¿Quién tenía el valor para hacerlo? A mí me tocó hacer algo parecido en una ocasión.

Cuando nos proponíamos salir a dar un paseo, iba a buscarle a su casa, y él tenía que agarrarse a donde podía para desplazarse hasta el portal del edificio. Ya en la calle, yo me convertía en su andador.

Y así llegábamos hasta donde tuviera aparcado el coche. Tanto para meterse en el coche como para salir de él, mi tío necesitaba ayuda: sus manos habían adoptado la apariencia y la funcionalidad de las garras de un águila y las posaba sobre mis hombros.

Siempre se mostraba activo y dispuesto para cualquier esfuerzo que fuera necesario. Así que ver a alguien tan fibroso como él sufrir movimientos incontrolados era algo que cortaba la respiración. Verlo en aquellas circunstancias hacía pensar en un bebé de pocos meses que apenas si alcanzaba a controlar sus movimientos más básicos o, simplemente, a sujetar la cabeza; que es lo que les pasa a los enfermos de SCA7 en las etapas más avanzadas. Y con el tiempo terminamos viéndolo exactamente así de deteriorado.

Nano seguía empeorando y su vida empeoró visiblemente. La enfermedad tuvo una durísima consecuencia que no supimos ver llegar. El entorno del enfermo prácticamente desaparece, solo le queda la familia más cercana.

Mis abuelos pusieron todo su empeño en cuidar de Nano hasta que las fuerzas se lo permitieron. Todas las mañanas mi abuelo lo bajaba a duras penas hasta la calle. Se sentaba con él en un banco de espaldas al portal, al lado del jardín, y allí pasaban unas horas. Mi abuela también le dedicó todo el tiempo y todo el cariño que fue posible hasta que fue bien mayor.

Pero quien lo cuidó durante mucho tiempo fue su hermana, mi tía Carmeli. Su novia, Alicia, también se convirtió en un pilar para él en aquellas terribles circunstancias.

La que fue su novia sufrió el mal comportamiento y la mala actitud del enfermo como cualquiera de las personas más allegadas, pues ella también lo era. Por razones obvias, no fue la persona que más sufrió las consecuencias de la enfermedad en Nano, puesto que no estaba con él las veinticuatro horas del día, pero cuando estaba con él, mi tío le dispensaba el mismo trato que a mi tía Carmeli. No perdía ocasión para menospreciar a su hermana delante del primero que se le cruzara, aunque sé que luego se arrepentía, pero a ella jamás se lo decía. Alicia, siempre tendrás mi admiración y mi eterno cariño.

Pero otros familiares menos cercanos o amigos ya lo frecuentaban menos. Quien sufre esta enfermedad se ve prácticamente abandonado con su mal y queda al cuidado y la atención exclusivos de sus parientes más cercanos.

Con el tiempo, mi tío dejó de conducir, así que Alicia se sacó el carnet. La enfermedad endureció el carácter de Nano, hasta entonces, muy sociable y de trato simpático y muy agradable. Cuando salía de paseo con ellos en su coche, Alicia iba al volante y Nano corregía a voces casi cada acción de Alicia en la conducción. Pero no era él quien chillaba, sino su impotencia, la impotencia de verse en esas circunstancias: plenamente consciente y con un cuerpo que responde tarde y mal incluso a las órdenes más sencillas. Esta maldita enfermedad transformó a mi tío y lo convirtió en alguien que no era. La actitud que mostraba y el temperamento con el que se relacionaba con quienes más lo querían no eran propios de él, sino consecuencia de la ataxia.

Como cabía esperar, la relación con Alicia llegó a su fin. La enfermedad se cobra otras víctimas además de quienes se ven afectados directamente por ella.

Aunque la SCA7 enfermó no solo el cuerpo, sino también el carácter de mi tío, no consiguió enfermar su personalidad ni el cariño que me tenía. Para darle continuidad a lo que él tanto había disfrutado, me lo ofreció a mí para que, de algún modo, él pudiera seguir vivo en ello. Me regaló el Seat Ibiza con el que sustituyó el Seat 850 que tenía antes porque él nunca pudo disfrutarlo como le hubiera gustado.

Cómo recuerdo el Seat 850. Era de color verde oscuro y tenía matrícula de Orense. Nada más entrar en él te embriagaba un dulce olor a membrillo. Pero lo más llamativo para mí de aquel coche era su alarma. En aquella época no era frecuente ver un coche con alarma antirrobo, pero mi tío le había instalado él mismo una al suyo. Recuerdo con cariño que siempre que iba a subir con él al coche, le decía: «Tío Nano, yo desconecto la alarma», y sin esperar contestación me dirigía a la parte posterior y desactivaba un interruptor oculto entre el guardabarros trasero y una rejilla. Tan solo en una ocasión se vio alterada la impoluta limpieza del interior de aquel ocho y medio. Tendría yo unos diez años cuando el infortunio, sumado a la pillería de algún crío, se concretó en forma de adoquín que fue a parar sobre dos de mis dedos de la mano izquierda. No paraban de sangrar de forma alarmante y mi tío se ofreció a llevarme de urgencia al hospital. Confieso que entré al coche con mucho miedo de mancharlo a sabiendas del gran cariño que Nano le profesaba a su coche y el cuidado extremo con el que lo trataba. Sin exagerar, la sangre brotaba a borbotones, pero aquel día poco le importó a Nano que su joya quedase perdida de sangre, su mayor preocupación era que su sobrino no perdiese los dedos. Y gracias a eso, entre otras cosas, conseguí conservarlos.

Quiso regalarme, incluso, la casa que se había comprado y que ya no podría habitar. Aun a riesgo de herirle, preferí no aceptar los regalos para no causar malestar entre los miembros de la familia que no vieran con buenos ojos que fuera yo el agraciado. Mis abuelos y mi tía Carmeli insistieron mucho en que aceptara los regalos, pero además de que ya estaba decidido a no aceptarlos, decidí seguir el sabio consejo de mi padre, que me previno de los conflictos que hacerlo podría generar en el resto de la familia. Con su cariño ya tenía el mejor regalo que podía darme.

Con el paso del tiempo, la enfermedad se agravaba y sus síntomas eran más y más notorios. La casa de mis abuelos terminó revestida de todo tipo de pasamanos gracias a los que Nano, muy a duras penas, se desplazaba de un lugar a otro de la vivienda.

Se me caía el alma a los pies cuando el pantalón del chándal se le deslizaba desde la cintura hasta los tobillos mientras intentaba desplazarse agarrado al pasamanos. Hasta el pantalón lo abandonaba. Yo iba detrás y, para hacer de aquella situación algo menos trágico, se lo subía mientras bromeaba diciendo que le encantaba despelotarse.

El agravamiento de la enfermedad provocó situaciones bastante desagradables en casa de mis abuelos. En ocasiones llegué a sentir miedo y, por supuesto, malestar. Tratar con una persona que se ve sometida a esa tortura puede acabar con la paciencia de cualquiera. Además, la merma continuada y progresiva de capacidades y controles físicos del enfermo da lugar a situaciones en las que la higiene más básica se ve comprometida.

Sin embargo, y a pesar de todo, mi tía Carmeli siempre encontraba la manera de revertir hasta la situación más complicada y convertirla en algo liviano y más llevadero que, incluso a veces, incluía alguna que otra sonrisa. No sé de dónde sacaba mi tía las ideas y el ánimo de ponerlas en práctica, pero el caso es que la recuerdo como si en esos momentos, en los más difíciles, fuera una especie de ángel o algo así. Supongo que las dificultades, cuando nos rodean y nos amenazan de forma masiva, pueden operar cambios en nosotros hasta extremos que, de otro modo, tal vez no conoceríamos. Lo que en mi tío se convirtió en impotencia y frustración lo compensó mi tía con su buenísima disposición a sacarlo de las peores circunstancias hasta las que la enfermedad lo arrastrara.

Algún tiempo después, además de un agravamiento evidente de sus problemas de motricidad, su vista había menguado de manera considerable, hasta terminar en ceguera total.

Esta enfermedad tiene el poder de alejar del enfermo a las personas que podrían ser su apoyo, precisamente, cuando más lo necesita. Mi tía Carmeli y mis abuelos fueron las personas que vieron y sufrieron más de cerca el agravamiento de la enfermedad de Nano.

Con gran pesar, mis abuelos y mi tía me explicaron una vez que habían pasado tanto tiempo sin recibir la visita de la mayoría de los familiares que tenían miedo de que, si se los cruzaran por la calle, posiblemente, no los reconocerían a primera vista. Aquella sensación les provocaba una profunda desazón. Como ves, no solo se alejan de los enfermos amigos y familiares, sino que también se aleja de ellos una mirada de comprensión. Ni siquiera es compasión, sino comprensión, que uno, al mirar a un enfermo de SCA7 intente comprender, aunque sea en lo más mínimo, cómo puede sentirse.

Por aquella época yo ya estaba muy metido en el mundo del deporte. Con dieciséis años comencé a trabajar como monitor de fútbol. Entrenaba a los alumnos de dos colegios que estaban en la zona de la casa de mis abuelos. Iba allí dos o tres días por semana y nunca faltaba a mi cita con Nano en casa de mis abuelos.

Pasaba el tiempo con él y él me pedía que ordenara su enorme colección de casetes de música, una de sus grandes aficiones. Ya las tenía ordenadas, y muy bien, tal y como era él, pero pasar el tiempo ordenándolas de nuevo era una forma como otra cualquiera de disfrutar de un tiempo juntos. Él me pedía que las ordenara de nuevo y yo accedía encantado. Era nuestra conexión. Poco tiempo después, cuando mi tío ya no era capaz de mantenerse sentado en la silla que solía usar y ya era muy difícil entender lo que decía, aquella rutina y aquella forma de conectar con él desaparecieron de nuestras vidas. Me sentía como si la enfermedad me obligara a apostar algo cada día desde el conocimiento más profundo de que, hagas lo que hagas y lo tomes como lo tomes, vas a perder la apuesta. No puedes ganar, pero tampoco puedes dejar de apostar.

Además de perder por entero la motricidad fina y de perder la vista casi por completo, por aquella época también se hacían evidentes sus problemas para comunicarse: las palabras salían de su mente, pero no de su boca. Era consciente de todo y pensaba con claridad, pero su boca era incapaz de traducir en palabras sus pensamientos; tan solo emitía sonidos cada vez más difíciles, no ya de entender, sino hasta de interpretar.

La enfermedad devastaba su organismo y lo condenaba sin remisión a una vida de dependencia incluso para lo más básico, para lo esencial. No tardó en dar muestras de problemas para ingerir alimentos.

Después de muy poco tiempo, su mundo se redujo a su habitación y a un sillón orejero que mis abuelos habían dispuesto cerca de la entrada de la casa. Desconozco el motivo, pero allí me lo encontraba muchas veces cuando iba de visita.

El deterioro que la SCA7 producía en su cuerpo lo postraba más y más, y cada vez en peores condiciones. Llegó un momento en que apenas podía mantenerse erguido en el sillón, ni siquiera con la ayuda de cojines aquí y allá, por lo que debieron recurrir a sujetarlo al asiento para que no se cayera. Lo rodeaban con cuerdas de pita sobre las que colocaban toallas para evitarle rozaduras a mi tío.

Para entonces, el estadio de la enfermedad que estaba arruinando la vida de Nano, e indirectamente la de la familia, ya le había llevado a perder el control sobre sus esfínteres, por lo que necesitaba un pañal. Mi tío, que no había cumplido ni cincuenta años, se negaba a que le pusieran un pañal. Recuerdo la terrible discusión que mantuvo con mi tía, que, cargada de paciencia y amor por su hermano, debió soportar que mi tío la llamara de todo y nada bonito. La respuesta de mi tía Carmeli era sonreír, abrazarle, darle besos donde podía y decirle una y otra vez cuánto le quería. Mi tío no podía controlar sus respuestas, era la enfermedad quien respondía por él, y lo hacía con una ira y con un odio que mi tío habría sido incapaz de sentir en circunstancias normales.

No en pocas ocasiones, Nano aprovechaba la asistencia que Carmeli le ofrecía para propinarle mordiscos en los brazos que le dejaban marcas durante mucho tiempo. Mi tía, con esa capacidad suya de reírse hasta de las peores situaciones, se refería a las marcas como *relojes*. Cuando ocurría esto, Carmeli le daba besos en la cabeza mientras, dulcemente repetía su nombre «Nanete, Nanete, suéltame, que me haces daño». Aún hoy me cuesta trabajo comprender de dónde sacaba mi tía el ánimo y el cariño para tratar así a su hermano mientras sangraba por los mordiscos que le propinaba en su desesperación.

Carmeli nos dejó años después sin desvelarnos el secreto que le permitía soportar un torrente imparable de insultos y vejaciones y recibirlos con una sonrisa de cariño. Nada le hacía perder el sentimiento de amor incondicional que le profesaba a su hermano. Aprendí muchísimo con ella y de ella, pero se marchó sin enseñarme esa lección.

Carmeli, sé que no te va a gustar nada que cuente todo esto, como sé que cuando nos volvamos a ver, me recibirás con un buen rapapolvo. Pero, compréndeme, necesito dejar constancia de mi admiración por la capacidad que siempre demostraste para afrontar situaciones con una solvencia y una integridad al alcance de muy pocos. Y yo nunca he sido uno de ellos.

Siempre tuve a mi tía como inspiración, como modelo que debía seguir y cuyas prácticas y actitudes debía imitar. Pero no conseguía los mismos resultados. Cada vez que me he acercado a mis enfermos más próximos para hacerles sentir mejor, me he sentido torpe, sin la destreza o la habilidad que tenía mi tía para encontrar el equilibrio necesario, excepto con Ana Mari y mi madre. De hecho, siempre he tenido la sensación de que solo he conseguido que mis enfermos sientan más odio y rechazo por mí. Nunca encontré la manera de imitar, aunque fuera pobremente, los resultados que conseguía Carmeli con su sacrificio y con su insuperable actitud.

Con todo, llegaron momentos aún peores para Nano. Llegó el momento en que los *paseos* desde su habitación hasta el sillón orejero de la entrada se terminaron, y la cama pasó a ser el único lugar en el que podía estar. Sus músculos, desobedientes y ya atrofiados por la falta de actividad, ya no estaban a su servicio para casi nada que pudiera convertirse en un movimiento identificable.

Su deterioro físico era de tal calibre que impresionaban los estragos que la desnutrición por las dificultades para ingerir alimentos iban dejando en su cuerpo. Nano se apagaba.

Un día, un mal día, recibí una llamada de Tachu, vecino de mis abuelos. Tachu era un muchacho que pertenecía a una familia que siempre estaba dispuesta cuando se la necesitaba. Me decía que acudiera cuanto antes a casa de mis abuelos, que estaba escuchando gritos histéricos de mi tía Carmeli.

Cuando llegué, me recibió Tachu, que me dio un abrazo mientras me decía que Nano había fallecido. Camino de su habitación, me encontré a mis abuelos, que estaban como idos, noqueados por la cruda realidad. Mientras, en la habitación de mi tío, Carmeli seguía llorando e intentando despertar a Nano. Le decía: «Nanete, despiértate. ¡Nanete!». Nos costó unos minutos separarla de él, a quien tanto amor había entregado en sus últimos años de vida. Sin darme cuenta, yo adopté la misma actitud que ella y me pegué a mi tío. Así me encontró mi padre cuando llegó y me separó de él para que todo siguiera su curso.

El equipo médico ya había llegado y tuve ocasión de hablar con la médica forense, que nos mostró el parte de defunción y lo que habían consignado en él como razón del fallecimiento. Me despedí de mi tío con un beso en la frente, ya fría.

En unas circunstancias como esas, uno pierde la noción del tiempo y deja de percibir su curso normal. No sé decir cuánto tiempo pasó antes de que llegara el personal de la funeraria, que se encontró con no pocas dificultades para sacar a mi tío de casa de mis abuelos, dada la distribución de la propia casa y la de las zonas comunes del edificio. Me sumé a la tarea y, entre todos, conseguimos bajarlo hasta el coche fúnebre que ya esperaba. Le bajamos envuelto en un saco de color negro cerrado con una cremallera, y una vez en el portal ya lo llevaron en una camilla hasta el vehículo.

La SCA7 se llevó a mi tío Nano a los 55 años y nos dejó solos frente a su vacío.

04
Ana Mari

Siempre me impresionaron las ganas
de vivir que tenía Ana Mari.

Diario de Nuko

Más tarde te hablaré del mes de agosto de 2004 y del día en el que pude volver a ver la sonrisa de Ana Mari. Pero antes debemos remontarnos unos cuantos años.

Mientras mi tío Nano empeoraba inexorablemente, la enfermedad se manifestó en mi hermana Ana Mari. Al igual que hizo con mi tío, la enfermedad afectó pronto, siempre demasiado pronto, a su capacidad para ver y complicó toda su destreza motora, que empezó a verse afectada en cada vez más aspectos de la vida cotidiana.

Los síntomas de la enfermedad se manifestaron en Ana Mari cuando estudiaba en el instituto; un momento de su vida que ella adoraba y que, al mismo tiempo, la hacía adorable a ella, porque todos veíamos cómo disfrutaba de estudiar, de sus amigos, en fin, de su edad.

Desde que nació, mi hermana se convirtió en una obsesión para mí. Y te puedo asegurar que con el paso de los años esa pasión no menguó. Desde que me dejaron acercarme a ella, se puede decir que no me separé ni un momento. Me la comía a besos y estaba pendiente de todo lo que pudiera necesitar. Estaba deseando que llegara la hora de bajar al barrio a jugar para decirle a mi madre: «Mamá, viste a Ana Mari, que me la bajo».

Ya sabes cuánto significa para mí el fútbol, bueno, pues créeme cuando te digo que aparqué el balón y cualquier otro juego con los amigos para estar con mi hermana. Era su orgulloso guardaespaldas. ¿Qué quieres? Me habían traído un juguete nuevo y solo hice lo que habría hecho cualquier otro niño con cinco años: no parar de jugar, solo pensar en jugar y jugar.

Nació morena y guapísima. No paraba de sonreír. Aquella sonrisa… A medida que crecía, sus rasgos se afirmaban y su belleza —y no es pasión de hermano— crecía con ella. Además de tener cualidades físicas que la hacían destacar entre muchas chicas de su edad, era una bellísima persona, bellísima como hija, como hermana, como estudiante, como amiga…, bellísima. Era muy difícil no ser su amiga, no amarla, no querer estar con ella.

Recuerdo que la llevaba de la mano al colegio desde el primer momento en que mi madre consideró que ya era una *niña mayor* para ir al colegio y que yo era lo bastante responsable como para llevarla de la mano al cole, que, después de todo, tampoco es que estuviera muy lejos.

Todos los que la conocían, además de sus amigos y compañeros de clase, también mis amigos, claro, la querían y la recuerdan con dulzura. Mi amigo Groba, el que casi me deja sin dos dedos, se deshace en elogios cada vez que hablamos de ella, que es cada vez que nos vemos. Él es una de las pocas personas —aunque en pocas ocasiones— además de Manolo y un par de ellos más que, en vez de evitar mis penas y mis quejas, me incita a sacarlas para ayudarme a desahogarme.

Ana Mari era la más resiliente de los cinco hermanos. Cada uno de nosotros tiene sus peculiaridades, claro, y seguramente yo soy el que más tiene y, por tanto, el que primero debo mencionar, y puedo recordar a mis padres enfadados con cualquiera de sus hijos menos con Ana Mari. Eso, con ella, también era misión imposible. Era un pedazo de pan y no sabía ser de otra manera. Cuánto nos enseñaba a todos solo con el ejemplo.

Incluso si surgía alguna situación en la que lo más probable con cualquier otra persona era acabar discutiendo, ella siempre tenía palabras de conciliación. Y esa actitud no cambió cuando la enfermedad se cebó con ella. Pero no me creas a mí, cree a mi padre. Él me cuenta con frecuencia que cuando el hecho de ver a su hija en esa situación tan lamentable le arrancaba de cuajo el ánimo y las ganas de todo, era la propia Ana Mari quien le daba ánimos y fortaleza para seguir adelante. Esa actitud se convirtió en el pegamento que los unió más cada día. A medida que la enfermedad avanzaba, su unión se veía fortalecida.

Mi padre siempre tuvo con ella una conexión especial. Era quien más procuraba bromear con ella y ella siempre respondía ya con palabras, ya con gestos, ya como pudiera, pero siempre encontraba la forma de hacernos saber que recibía de buen grado la broma y que se reía con ella, tanto si se le notaba como si no.

Yo también le gastaba bromas. Recuerdo que, para picarnos, nos llamábamos el uno al otro con el nombre de personajes de series de humor de la televisión. Ella me llamaba Webster, que era el protagonista de una comedia estadounidense del mismo título. Para dejarlo claro, Ana Mari añadía al mote «negrito y cabezón», y yo me partía de risa. Yo no la hice esperar y le dediqué un apodo parecido. Busqué una serie similar y encontré lo que buscaba en una que nos gustaba mucho. La familia protagonista se llamaba Winslow, mientras averiguaba el nombre del protagonista comencé a llamarla Winslow, que derivó con el tiempo en Wins, y con Wins se quedó.

Así que era frecuente oírnos conversaciones que solo nosotros entendíamos:

—Oye, Wins.

—Dime, Webster.

En mi familia era costumbre ir a misa. Yo iba, incluso entre semana, y participaba en la obra de la iglesia. Pero la progresión de la enfermedad devorando a mi hermana llevó mis pasos lejos de allí, lejos de un mundo en el que para disfrutar de lo bueno había que morirse. Me sentía decepcionado por el abandono de aquel a quien tantas y tantas oraciones dedicamos todos en mi casa. No sirvieron para salvar a mi hermana o para salvar a mi tío. Cuando tomé distancia de la Iglesia comprendí mejor el funcionamiento de las personas y del mundo en el que vivimos. Nuestras vecinas, de la edad de mi madre, iban emperifolladas a misa todos los días, pero eran incapaces de cruzar el pasillo o la calle para hacer una visita a mi madre o a mi hermana. Vi con claridad que si esas señoras se habían ganado el cielo solo por rezar y rezar, yo no quería ir al mismo cielo que ellas, yo quería ir a uno al que fueran las personas amables y empáticas con el dolor ajeno.

Sin embargo, a medida que mi fe iba menguando —aunque nunca ha llegado a desaparecer del todo—, la fe de mi hermana se reforzaba. Mi padre siempre ha estado convencido de que su manera de enfrentarse a la enfermedad, siempre alegre y con esa reluciente sonrisa, fue la clave para que todos, de su mano, soportáramos su pérdida sin irnos detrás de ella.

Ya han pasado dieciocho años desde su partida, por eso solo si me valgo de fotografías puedo recordarla antes de enfermar. Pasé tantos años mirándola marchitarse y apagarse que mi mente solo me ofrece una y otra vez imágenes sobrecogedoras que preferiría olvidar.

Cuando su estado se agravaba visiblemente de un momento a otro, los nervios se apoderaban de todos nosotros. No sabíamos cómo actuar, no sabíamos qué era lo mejor para ella, y siempre acabábamos a voces por la casa. Voces y carreras.

Recuerdo con nitidez uno de aquellos episodios. Ana Mari chillaba porque algo le dolía y, como su habla ya era muy difícil de entender, comencé a moverle distintas partes del cuerpo para ver si dábamos con el problema. Nada, no daba con el motivo de sus chillidos. La impotencia me llevó a gritar una expresión que, en realidad, no uso nunca, pero tampoco me había visto en otra situación como aquella. Grité: «¡Me cago en Dios!». De repente, Ana Mari aparcó sus lamentos para decirme algo que, si cierro los ojos todavía hoy puedo escuchar. Con una voz casi inaudible y con una pronunciación ya muy afectada por la enfermedad, me dijo: «No, Nuko, no digas eso, Dios no te ha hecho nada». Se me rompió el alma, el corazón, el cuerpo... Me incliné sobre ella y la cubrí de besos mientras lloraba en silencio para que ella no se percatara. Ojalá hubiera sido tan sabio como para regalarle todas las muestras de cariño y sabiduría que me regalaba ella con esa forma de enfrentar los problemas. Hasta el último momento se apoyó en su Dios, en su fe en él. Tanto fue así que sobre su tumba hay una frase con la que mi padre intentó reflejar lo que ella significaba para nosotros: «Tu amor y tu fe nos dará vida».

Su sonrisa siempre se enciende en nuestra memoria cuando hablamos de ella. Y esa sonrisa que tan a fuego nos grabó a todos nos enciende el ánimo y nos da fuerzas. Mi padre eligió muy bien la frase de su lápida.

Cuando la SCA7 se fijó en ella, su vida se hizo mucho más difícil a una edad en la que uno todavía no ha tenido tiempo de enterarse muy bien de qué es la vida. Llegó un momento en que la mayoría de sus amigos dejaron de acudir a ella. Las amigas empezaron a escasear y el deporte, que tanto le gustaba, ya no podía practicarlo. Solo una amiga resistió el golpe que la vida le estaba dando a Ana Mari y la acompañó durante más tiempo que ningún otro.

Poco a poco, el teléfono dejaba de sonar preguntando por ella. Lo mismo ocurría con el timbre de la puerta. Sus amigos, sus contactos con el mundo más allá de la familia, se alejaban de ella al mismo ritmo que disminuía su autonomía. Su vida quedó encarcelada entre las cuatro paredes de la casa familiar. Tan solo recibía de vez en cuando, la visita de esa amiga incondicional que, aunque era muy de agradecer, era poca cosa para lo que mi hermana necesitaba.

Recuerdo que, para evitar las consecuencias de aquel vacío que le dejaba a mi hermana tal abandono, mi padre ideó una treta que aún hoy me dibuja una sonrisa de ternura. Escribió a máquina una carta anónima haciéndose pasar por una amiga de mi hermana y se la envió a sus amigos. La carta estaba llena de emotividad y buenos sentimientos, y el mensaje principal de su *autora* era que se arrepentía de haber dejado de visitar a Ana Mari. Pero será mejor que transcriba aquí la carta íntegra, porque es muy breve y dejará más claro lo que pretendo explicar:

A mis amigas: HABLO DE ANA

Todas hemos hablado algún día de que tenemos una amiga muy amiga y que qué mala suerte la suya, pobrecita y qué buena es.

Yo me he preguntado algunos días, sobre todo noches, qué hará, qué pensará, lo que sufrirá, el mal humor que tendrá, pensará en morirse mejor que estar así.

Nosotras, como amigas que ya hemos entrado en edad responsable y, además, somos muchas, me pregunto si podíamos hacer algo. Pienso que sí. Así, por encima, me he dado cuenta de que una semana tiene 168 horas y podíamos dedicar 1 hora, la cual, estoy segura, sería para ella posiblemente la hora más alegre de la semana y para nosotras sería también alegre porque la queremos mucho y no sabemos qué hacer para ayudarla un poquitín. Seguro que necesita hablar, llorar, reír, ver que estamos con ella y seguimos queriéndola. Yo soy la 1.ª en confesar que la he esquivado muchas veces.

Como yo sé que estábamos deseando ponernos de acuerdo, he pensado que ya quedamos para estar con ella 1 hora a la semana. Que en muchas ocasiones no podremos, pero sí nos lo comentaremos para siempre estar dos o tres con ella.

Sitio: bar Doncel (dentro, en las mesas).

Domingos, 12,30 horas. Primer día, día 20.

No fallemos, todas la queremos y ella lo necesita.

Os quiero.

(Mando una nota a su padre para que la lleve).

En su inocencia o, quién sabe, en su astucia, mi padre añadió intencionadamente faltas de ortografía para que la carta ganara credibilidad entre personas que se estaban formando y aún no escribían sin faltas. Aquí la he reproducido fielmente, salvo las faltas de ortografía.

Con esa carta consiguió que los amigos de mi hermana quedaran con ella los domingos en un bar al lado de casa. Mi padre siempre hizo todo lo que estuvo en su mano para hacerle más llano el camino a mi hermana. Aunque es algo que nunca pude confirmar, supongo que, en algún momento, sus compañeros se darían cuenta del inocente engaño, lo que de verdad demostraría que eran personas sensibilizadas con el mal que tenía atenazada a mi hermana.

El día que ingresamos a mi madre en la residencia (la vida tiene estas cosas), fui a su casa de Ciruelas, el pueblo de mi padre. En parte para repasar si había algo que ella pudiera necesitar y que no hubiéramos previsto; en parte por respirarla y sentirla en sus pertenencias (los hijos tenemos estas cosas). En uno de los cajones del mueble de la tele del salón encontré una copia del original de esa carta que escribió mi padre. La carta no estaba sola. Junto a ella encontré una lista de compañeros de mi hermana con sus respectivas direcciones.

Por la progresiva pérdida de visión, Ana Mari tampoco podía seguir con sus estudios, otra faceta de su vida que amaba. Terminó el curso preuniversitario de COU ya ciega y en silla de ruedas. Puedes imaginarte lo difíciles que fueron sus últimos años de estudios. Para que puedas hacerte una idea aunque sea muy superficial, puedo contarte que debió recurrir a ayudas y medios que una persona sin problemas no se plantearía nunca. Por ejemplo, llegó a usar una especie de lupa que colocaba sobre los apuntes que le traían los compañeros y el contenido se proyectaba en un monitor. Al comienzo enfocaba medio folio, luego pasó a enfocar unas pocas frases; de ahí pasó a una sola frase, y de ahí a la palabra y a la letra, que ya se veían gigantes en el monitor. Verla con la lupa era algo que impactaba muchísimo. Esa era la única forma que entonces tenía de leer. Y tampoco duró mucho.

La lupa la sustituyó por cintas que una compañera suya grababa leyendo los temas explicados en clase. Luego mi hermana las escuchaba una y otra vez en aquel radiocasete rojo y negro que tenía. Pero no podía hacer, como habría sido lo normal y lo que le gustaba hacer, esos esquemas y resúmenes que todos nos hacíamos para estudiar y comprender. Aun así, no todo el mundo entendía la situación, con decirte que un profesor llegó a suspenderla en una ocasión por lo ilegible de su letra, te puedes hacer una idea de cómo el entorno percibía la situación de mi hermana. Como colega de ese profesor podría darle cuatro lecciones, sobre todo de vida; le vendrían bien.

Cuando recuerdo que poco antes de perder la visión ella decía que quería estudiar Medicina para investigar y curar su enfermedad, recuerdo también su sonrisa y la forma tan hermosa de enfrentar todas las dificultades que la vida le deparó.

Siempre recordaré el día en que fui consciente de que mi hermana se había quedado ciega por completo. En esa época, yo trabajaba y entrenaba con mi equipo y regresaba muy tarde a casa, casi con el tiempo justo para descansar.

En el salón de casa había un tresillo frente al televisor y, junto a él, por la izquierda, un sillón orejero. Ana Mari se sentaba en el asiento de la izquierda del tresillo y aquel día, cuando llegué de trabajar, me senté en el sillón orejero, justo a su lado.

Ana Mari llevaba siempre unas gafas que ya no le servían de nada, pero por algún motivo nunca se las quitaba. Supongo que le darían seguridad o esperanza de revertir o, al menos, de controlar la degradación progresiva de su vista.

Estuvimos charlando un rato y por su forma de moverse y de reaccionar durante la conversación me vi en la situación de comprobar lo que nunca me atreví a preguntarle: «Ana Mari, ¿ves?». En aquel momento, menos quizás que en cualquier otro momento, tampoco me atreví a preguntar algo así. No habría sabido hacerlo sin causar dolor a todo el que lo escuchara, incluido yo mismo.

Mientras hablábamos decidí buscar una forma de obtener una respuesta a la pregunta que no me atrevía a hacer. Levanté la mano y la dirigí rápidamente hacia sus ojos. Aquellos preciosos ojos no me vieron llegar, ni siquiera parpadearon. Repetí el movimiento tres o cuatro veces, tal vez para engañarme o para desengañarme a mí mismo, pero el ansiado parpadeo nunca llegó: Ana Mari ya no veía nada, se había quedado completamente ciega.

Llegó incluso una etapa en la que un simple paseo era una odisea. Por supuesto, tuvo que olvidarse de bailar, de salir a una discoteca, de divertirse…, en fin, de vivir. Con poco más de veinte años, se vio recluida en casa y cada vez con menos opciones de valerse por sí misma.

A pesar de tener todo en contra, la vida no le privó de algún que otro respiro en forma de alegría. Al menos en ello nos volcábamos en casa. De siempre, mi hermana era muy aficionada a la música y le gustaba especialmente la banda Duncan Dhu, liderada por

Mikel Erentxun y Diego Vasallo. Reconozco que yo no me contaba entre sus seguidores, más bien no, y en casa nos volvía un poco locos con ello, pero pensando en cualquier forma de llevar un poco de felicidad a la vida de Ana Mari tuve una idea: intentar que alguno de los miembros de la banda enviara a mi hermana una señal o, quién sabe, un mensaje.

Envié correos a todas partes, incluidas personas que pudieran tener una relación directa o indirecta con los de la banda, lo hice durante años, pero nunca obtuve contestación. El tiempo pasó y mi hermana ya se había convertido en esclava de su cama: el único lugar donde podía estar ya. De ahí solo iba a parar a la cama del hospital, donde permanecía ingresada por un tiempo hasta que sus condiciones permitían tenerla de nuevo en casa.

En su última etapa, cuando ya la vista la había abandonado y sus músculos ya no reaccionaban a ningún estímulo, debía alimentarse a través de una sonda gástrica, que consiste en meter la comida en el interior de una jeringuilla, en estado líquido o casi, e inyectar el contenido en un tubo que atravesaba su abdomen para llegar hasta el estómago.

Esa sonda gástrica era un tubo transparente que salía de su estómago y en el extremo exterior tenía un tapón. Había que retirarlo para introducir la jeringuilla que, por su nombre, no dirías que es de grandes dimensiones, pero sí que lo era, te lo aseguro. En la jeringa iban, normalmente, purés. Una vez que el puré había entrado por completo en el tubo, cerrábamos de nuevo el tapón. Para entonces, Ana Mari ya no podía hablar, pero me imagino qué hubiera dicho de todo aquello si hubiera podido.

Puedes imaginar fácilmente que ese tipo de alimentos desaparecieron de mi dieta de manera inmediata.

En junio de 2003, distintos cambios en mi vida en el ámbito laboral venían a sumarse a la situación familiar, por lo que mi estado de estrés acumulado era tan elevado que acepté sin dudarlo una invitación que me hizo un conocido para pasar unos días en Oliva. La invitación incluía practicar por primera vez el deporte del *kitesurf*, que me seducía como casi todos los deportes, solo que este lo veía especialmente inaccesible. Este deporte consiste en el deslizamiento sobre una tabla de surf con el impulso de una cometa a modo de paracaídas o parapente, lo cual te hace volar, literalmente, sobre el mar.

Yo me presenté en Oliva, pero el viento no se presentó a la cita. Ni el primer día, ni el segundo, ni el tercero… Lo único que podíamos hacer era disfrutar de la playa y del sol, un lujazo. En mi condición de portero y, seguramente, para entrenar y no perder la condición que me había hecho ganarme un hueco en el mundo del fútbol sala, yo me metía en el agua hasta por encima de los tobillos y mi amigo me tiraba balonazos desde la arena como si yo fuera un portero diminuto en una portería gigante. Entrenaba y disfrutaba.

La previsión del tiempo para los siguientes días hacía pensar en que, por fin, tendríamos el viento suficiente para cumplir con el objetivo de practicar el *kitesurf*. Pero la tarde del tercer día ocurrió algo con lo que no contaba: un número desconocido me llamaba.

—Hola.

—Hola, ¿hablo con Nuko?

—Sí, soy yo. ¿Quién es?

—Mira, mi nombre es Vane —hablaba una chica con la voz muy agradable, cercana y amigable, que transmitía confianza. Hasta me resultaba conocida—. Te llamo de Cadena 100, de parte de Fernando Romay y José Antonio Abellán. Enviaste un correo a Romay, ¿verdad?

Tuve que hacer memoria, porque correos electrónicos envié muchísimos y no podía recordar a todos a los que les había hecho llegar mi idea.

—… Sí, sí. Le escribí hace tiempo.

—Tu intención era poner en contacto a Mikel Erentxun con tu hermana Ana Mari, ¿cierto?

—¡Cierto! Me estás dejando sin habla, por favor, dime lo que sea sin titubear ya mismo —respondí impaciente.

—Pues bien, mañana Mikel va a tocar en Las Ventas junto con Hombres G y hemos pensado que, por la mañana, podría parar en Guadalajara, visitar a tu hermana y retransmitir desde tu casa el momento en directo para toda España, ¿qué te parece?

¿Que qué me parecía? Os podéis imaginar lo que me parecía. Por fin podría dar a mi querida Ana Mari una alegría para aliviar la tremenda carga con que la enfermedad la estaba machacando. Sería como ver reverdecer el desierto, aunque solo fuera por un día, pero estaba seguro de que sería para ella una experiencia inolvidable que podría hacer revivir su desolado páramo tantas veces como lo rememorara.

—¡¡Maravilloso, espectacular!! —Apenas si podía hablar de lo nervioso que estaba—. ¡¡Me estáis haciendo el hombre más feliz del mundo!! No os arrepentiréis.

La conversación continuó, pues debían darme las indicaciones pertinentes, como el lugar de encuentro, la persona que vendría en nombre de Cadena 100 —sería ella misma, Vane—, hora de encuentro, preguntas acerca de la salud y la situación de mi hermana... Tuve que mentir respecto de esto último, aunque sin exagerar, claro, porque el motivo de la carta era, precisamente, el estado de salud de Ana Mari. Pero tenía miedo de que si daba muchos detalles se echaran atrás. También hablamos de otras cosas no menos importantes que debíamos conocer ambas partes para conseguir un momento perfecto.

Según hablaba, mi acompañante sonreía, ambos comprendimos que el viento que estuvimos esperando acababa de llegar, pero no soplaba sobre el mar, sino que me empujaría hasta Guadalajara; era hora de volver.

Llegué a Guadalajara por la noche. Ya había prevenido a mis padres del acontecimiento que se produciría al día siguiente, pero me había reservado para mí darle esa preciosa noticia a Ana Mari.

Y así lo hice. Cuando llegué a casa, apenas podía contenerme y fui a buscarla a su habitación. Enseguida me senté en la cama junto a ella. En aquel momento, mientras le hablaba a mi hermana al oído, exultante y emocionado, pude ver cómo su boca dibujaba a cámara lenta la sonrisa más bonita y deslumbrante que pueda imaginarse nadie. Además de deslumbrante y bonita, fue la última sonrisa suya que pude disfrutar.

Al día siguiente, después de dormir lo justo, me encontré en el portal de casa de mis padres con Mikel y el equipo de Cadena 100. El primero en presentarse fue Mikel, con una chica rubia muy guapa. Decidimos ir a tomar algo a un bar. Me pareció una buena idea explicarles un poco más acerca de la enfermedad de Ana Mari y quitarles cualquier clase de miedo o de preocupación que parecían tener por la situación. Es comprensible; no sabían a qué se iban a enfrentar.

No era un bar que yo frecuentara, no me gustaba mucho la clientela que acudía normalmente allí. Pero por la compañía que llevaba ese día, todos los clientes se nos quedaron mirando y se levantó una tempestad de murmullos. Me sentí grande y envidiado en aquel instante.

Puse en antecedentes a Mikel y lo vi un poco más tranquilo. Poco después llegó Vane. Por fin pude ponerle cara a esa voz que, en aquella época, tanta compañía me hacía, pues mi trabajo me exigía pasar mucho tiempo en el coche de acá para allá. Vane era una muchacha preciosa, de cabello moreno y sonrisa exuberante. Venía acompañada del equipo que se ocuparía de retransmitir en directo el encuentro.

Con Vane hablamos de cómo transcurriría la entrevista, y fueron sus palabras las que infundieron un poco de tranquilidad en

Mikel. Ese fue el momento que, sin saberlo, yo había estado esperando para mostrarles unas fotografías que llevaba conmigo de Ana Mari en las que se veían con claridad algunos de los efectos de la enfermedad. Su deterioro era más que evidente incluso para quienes no la vieran a diario. Como contraste, les mostré algunas de antes de que se manifestara la enfermedad para que pudieran apreciar su belleza y el cambio tan profundo que deja la SCA7 en los afectados.

Me di cuenta de cómo afectó a Mikel la visión de las fotos: solo le faltaba temblar, pero ya era tarde para echarse atrás. El asunto había rebasado el punto de no retorno. Me daba igual si lo hacía deprisa y corriendo y si luego salía disparado de allí, pero ya estaba seguro de que mi hermana conocería a su ídolo musical. Lo cierto es que todo el esfuerzo que hicimos para que se sintiera cómodo en la visita dio sus frutos y Mikel se sintió más desahogado y pasó el trance fácilmente.

Es cierto que cuando Mikel vio el panorama por sí mismo lo advertí un tanto nervioso. Era comprensible, en casa de mis padres se habían reunido más familiares y amigos para presenciar el alegrón que se llevaría Ana Mari y cuando Mikel llegó se encontró la casa llena de gente expectante, ilusionada y emocionada. Ojalá mi hermana hubiera tenido esa afluencia de visitas con asiduidad. Debo reconocer que se me hizo un poco raro ver tan nervioso a alguien que se enfrentaba a miles de espectadores habitualmente.

En esa época, mi hermana ya había perdido toda la visión y apenas si se movía, pero estoy seguro de que disfrutó de aquel momento como cualquier otra veinteañera lo habría hecho saltando en la primera fila de un concierto de su banda favorita.

Mikel, Vane y yo nos sentamos junto a Ana Mari. Mikel es quien se sentó más cerca de ella, apenas a dos palmos de distancia, me di cuenta de que quiso estar cercano a su fan número uno. Lo cierto es que los tres estábamos muy pegados a ella, al fin y al cabo, era una cama individual que mide lo que mide y da lo que da.

Así, en aquella posición, nos pusieron los auriculares por los que escuchábamos a quienes nos hablaban desde el estudio de Cadena 100, que no eran otros que José Antonio Abellán y Fernando Romay. Tras cada pregunta, Vane nos acercaba el micro a uno o a otro.

Poco después, Vane y los técnicos de sonido hicieron las primeras pruebas y, al instante, ya entrábamos en antena. Ese fue el momento de Mikel, del Mikel que conoce el público. La entrevista fluyó estupendamente. Una misión nada difícil, por otra parte, si tenemos en cuenta que contamos con la participación de Abellán, Romay y Vane, que sumaban una enorme cantidad de experiencia y saber hacer. Me sentí muy bien en aquellos primeros instantes de la entrevista. Todo era como lo había deseado.

Después de los primeros minutos, participé en la entrevista y era yo entonces quien estaba hecho un flan. No cabían en mí toda la felicidad y todos los nervios que sentía. Pero allí, con los cascos puestos y el micro en la boca, miré a mi hermana y ella me infundió la paz y la serenidad necesarias para que todo saliera de la mejor manera posible. Lo único que podría haber mejorado aquel momento habría sido que mi hermana participara en la entrevista, pero, por desgracia, en esa época la enfermedad ya le había privado de la facultad de hablar.

Cuando terminó la retransmisión, ya fuera de casa y camino del ascensor, Mikel me dio un abrazo y también me dio las gracias. Comprendí en aquel momento el valor de la experiencia tan humana de prestar un poco de atención a quien está secuestrado por una dolencia y por un sufrimiento tan poderoso como cotidiano. Quise invitar a comer a Mikel, a Vane y al equipo, pero no tuve esa fortuna.

Recuerdo aquel día como uno de los más felices de mi vida. Y lo fue porque estoy seguro de que para Ana Mari también fue uno de los más felices de su vida.

Aquella semana fue maravillosa; en un hogar donde hacía mucho tiempo que no se sonreía con el corazón, todo eran sonrisas.

Habíamos hecho feliz a mi hermana y eso nos bastaba para hacernos felices a los demás en casa. Aunque fuera solo por unas horas, la fortuna abrió un paréntesis entre la desgracia y volvimos a ser la familia unida que siempre habíamos sido por más que la enfermedad emborronaba cada ilusión y cada horizonte al que nos proponíamos llegar. Estábamos deseando juntarnos para recordar el momento.

No te imaginas cuántas lágrimas derramé contando una y otra vez lo que ocurrió en mi casa aquel día. Como incontables eran las lágrimas que hacía derramar a quienes escuchaban la historia. Creo que nunca me cansaré de contarla, y creo que nunca lloraré lo suficiente para evacuar toda la emoción que experimenté. Aquel día me sentí el mejor hermano del mundo. Incluso hoy aún me emociono y lloro con solo recordar los detalles de aquel maravilloso día que pudimos regalarle a Ana Mari.

El correr del tiempo trajo de nuevo a Mikel a Guadalajara. Fue en diciembre de 2011. Su visita se debió a un concierto que ofrecía en el teatro Buero Vallejo, que está ubicado justo al lado del instituto del mismo nombre donde estudió mi hermana y yo fui profesor más de diez años.

Como decía antes, la música de Erentxun no era de mi agrado, pero el gesto que tuvo tan humano en aquella ocasión hizo que llegara a comprar sus discos y a tenerle un gran cariño y no poca admiración.

Julio, el director del teatro era, curiosamente, el hermano de mi grandísimo amigo Manolo. Le pregunté, con bastante vergüenza eso sí, si me haría el favor de allanarme el terreno para saludar a Mikel antes del concierto, en un momento en el que no le molestase. Julio accedió encantado y me indicó qué debía hacer y a qué hora podría intentarlo.

Estaba convencido de que le haría ilusión, como me hacía a mí, tener un breve encuentro. Para el momento, y precisamente con la idea de no alargarlo, le escribí una carta muy emotiva que me salió del corazón (aún conservo el borrador y me estremezco con solo mirarla y recordar su contenido). Además de la carta, llevaba una foto del cantante junto a mi hermana, ya fallecida, que les hice el día de su visita a casa en 2003.

Cuando iba al camerino, con gran ilusión y pensando en si finalmente podría tener una conversación con él, me llevé un gran chasco. Su recibimiento fue frío como el hielo. En su gesto me pareció ver incluso algo de molestia por aquel acercamiento, para mí ilusionado, para él inesperado. Comprendí que no le gustó y me retiré de inmediato para no molestar, no sin antes entregarle la carta tan emotiva que le había escrito. Dudo que llegase a leerla, pero yo ya no podía hacer nada más.

En la carta le pedía que, si tenía oportunidad, dedicase a Ana Mari una de aquellas canciones que ella había disfrutado tantas veces en su vida. Sería un bonito homenaje a una admiradora a la que, sin duda, le hubiera encantado asistir a aquel concierto frente al instituto donde estudió. En su nombre fui yo.

Estuve todo el concierto esperando a que le dedicase una canción a mi hermana, pero el momento no llegó. Como tampoco llegó nunca su llamada. Le había dejado mi teléfono en la carta para que, si le parecía buena idea, rememorásemos juntos aquel día de 2003 en el que con una simple visita hizo tan feliz a mi Ana Mari. Me consta porque así lo dijo en un programa de radio de la misma cadena que lo trajo a casa de mis padres para que mi hermana lo conociera, que aquella visita había sido especial para él, que había significado algo. No lo dudo, pero tampoco he tenido más pruebas de ello.

Más adelante y por distintas vías, intenté contactar de nuevo con él. Tengo confirmación de que mis intentos le llegaron, pero nunca dieron sus frutos. En esta ocasión le pedía que grabara un vídeo de un minuto recordando el momento en el que conoció a Ana Mari. Mi intención era clara, que una figura con cierta proyección mediática hablase de esta enfermedad. Eso les daría más visibilidad a sus consecuencias y al entorno de los familiares de los afectados. Ya que eso es lo que más se echa en falta: que esta enfermedad tenga alcance social para que quienes la padecen directa o indirectamente tengan la atención y la ayuda necesaria de las instituciones y de los organismos públicos. Ese vídeo formaría parte algún día de un documental que nos propusimos grabar para darle mayor visibilidad pública a la enfermedad y al agujero negro en el que nos sume tanto a los afectados como a los familiares y allegados.

En el año 2003 Ana Mari tenía, por decirlo de alguna manera, dos residencias: la casa familiar y el hospital, ya que pasaba tanto tiempo en una como en otro. La enfermedad y sus dificultades para ingerir alimentos con normalidad la llevaron hasta la extrema delgadez. Los familiares, así como los empleados del hospital que ya la conocían, estábamos acostumbrados, pero para cualquiera que la viera tan joven, con pañales, con una sonda y una colostomía, representaba una estampa difícil de asimilar y de olvidar.

Por cierto, para quien no lo sepa, una colostomía es una intervención quirúrgica que se practica con el fin de proporcionar una salida al colon a través de la pared abdominal. Su estómago era un mapa de distintas costuras de no poca longitud que la cruzaban de un lado a otro. Ana Mari, en ese estado, necesitaba ayuda y asistencia para todo tipo de movimientos y funciones fisiológicas. Es difícil reparar en estos detalles para nada pequeños cuando los tenemos cubiertos por una salud razonablemente normal.

Recuerdo una vez, una de tantas, que su salud se complicó y el equipo médico nos comunicó que debían operarla de nuevo, prácticamente de urgencia. Como habíamos hecho otras veces, los familiares estuvimos a su lado antes de la intervención para darle calor humano. En aquella ocasión nos reunimos en su habitación mi padre, mi hermana Noe y yo. Desde allí caminamos junto a su camilla por los pasillos hasta la puerta del quirófano.

El enfermero que empujaba la camilla la detuvo a la puerta del quirófano. Fueron momentos de gran angustia para todos, pero no quiero ni pensar lo que tuvo que sentir mi hermana en aquellos instantes: una congoja infinita.

La sensación de inquietud aumentó considerablemente debido al largo rato de espera. No sabíamos nada nuevo y allí no aparecía nadie. En un momento determinado, mi padre y Noe estaban un poco más separados de la camilla mientras yo seguía junto a Ana Mari, haciéndole alguna caricia para intentar que sintiera una tranquilidad que yo era incapaz de sentir.

En ese momento y poco antes de que la metieran definitivamente en el quirófano, un hombre con uniforme médico verde se paró delante de mí y de mi hermana y me preguntó si era familiar de Ana Mari. Le respondí que sí, que era su hermano. Se presentó como el anestesista y, casi sin tiempo para más, dijo: «Vamos a hacer todo lo posible para que su hermana no fallezca en el quirófano y puedan despedirse de ella».

Mi reacción, ahora reconozco que no fue la mejor, fue inmediata. Lo agarré por el brazo con una fuerza que no parecía mía y lo empujé hasta separarlo de allí cuatro o cinco metros, donde tuvimos un breve diálogo que recordaré siempre.

—¿Qué cree usted, que está metiendo un cochino al matadero? —le dije enfurecido.

—No entiendo por qué me dice usted eso —respondió el anestesista, que no salía de su asombro, alternando la mirada entre mis ojos y mis manos.

—¿Cómo se le ocurre soltar semejante burrada delante de mi hermana?

—¡Ah!, pero ¿comprende?

Todavía hoy intento entender qué efecto me causó la pregunta del anestesista como para que me dejara perplejo, congelado. No podía comprender, y aún no lo comprendo, la nula sensibilidad que tienen a veces las personas que más la necesitan en el desempeño de su trabajo. Que el público en general desconozca los efectos y las circunstancias de esta enfermedad tiene una explicación bien sencilla, pero que un profesional de la medicina que, además, está implicado en una intervención tan delicada y trascendental los desconozca no tiene ninguna explicación.

Durante la intervención, por mi cabeza pasó toda la vida de una joven maltratada y castigada por aquella maldita enfermedad. Yo lo viví tan de cerca como pude, tan de cerca como me permitieron las obligaciones que contraje en distintos frentes.

Ana Mari salió del quirófano con la misma mala salud que tenía antes de entrar. Eso sí, los médicos dijeron que la operación había sido un éxito y que todo había salido muy bien. Cuando escuché aquel análisis de la operación solo podía acordarme de los entrenadores de fútbol. Muchos de ellos, cuando juegan un partido importante o contra un rival teóricamente más poderoso, se preparan para todo. Si pierden, asumen el papel de víctimas y dicen que ya lo dijeron, que avisaron de que su plantilla y la del rival no estaban a la misma altura. Si ganan, explican que habían preparado a conciencia el partido y que tenían mucha fe en el resultado. Aunque ese resultado sea un empate a cero, como me pareció a mí aquella nueva operación que sufrió Ana Mari.

Ana Mari ingresaba con mucha frecuencia, demasiada, en el hospital. Se puede decir que el hospital era como su segunda casa, porque algunos de los ingresos se convertían en prolongadas estancias sometida a curas, medicamentos, análisis, pruebas, exámenes… debido a las numerosas complicaciones que la enfermedad causaba en su organismo.

Si nos hubieran nombrado clientes honoríficos no me habría extrañado nada, pues intentábamos pasar con Ana Mari el mayor tiempo posible. Mi padre estaba mañana, tarde y noche allí metido; y yo —siempre que mis obligaciones laborales me lo permitían— intentaba suplirle para que descansara, si no mentalmente, sí al menos físicamente.

Estar allí era realmente sobrecogedor. Los ratos junto a Ana Mari eran un sufrimiento terrible. Como ya he dicho, ella era mi hermana preferida y la amaba con locura, por eso, verla en esas circunstancias me rompía por dentro en fragmentos insignificantes que me costaba un triunfo volver a unir para darles la apariencia de persona. Y, aun así, no soy capaz de imaginar lo que eso debe ser para un padre. No puedo ni acercarme a lo que debió sentir mi padre durante aquellos interminables días en los que solo podía ver a su hija rondada constantemente por la muerte.

La fortaleza que demostró mi padre aún me impone un enorme respeto. Nunca compartió con nosotros sus sentimientos y la arrolladora frustración que tenía que sentir. Alguna que otra vez, y me parecen pocas, lo vi montar en cólera, pero nunca llegamos a hablar del castigo que estaba propinándole la vida con aquella amarga experiencia.

Por si eso fuera poca cosa, también soportábamos una carga con la que ningún familiar debería transigir: la absoluta falta de empatía de algunos profesionales de la medicina. De verdad que para mí será motivo de celebración el día en el que se incluya en la carrera de Medicina una asignatura de empatía con el paciente y el familiar. Me cuesta mucho comprender cómo una persona que tiene la sensibilidad de preocuparse por la salud física de un paciente no tiene la sensibilidad psicológica necesaria para preocuparse también por la salud mental de alguien que se ve afectado por circunstancias que merman su movilidad o los hábitos más simples o la capacidad para atender las necesidades más básicas. Y en el caso de mi hermana, llegó un momento en que todo ello se le juntaba, porque tenía una movilidad muy reducida, no podía seguir con sus hábitos de vida más simples y tampoco era autónoma para atender y solventar las necesidades más básicas de toda persona.

Tal era en ocasiones la falta de empatía de algunos empleados del hospital que llegamos a sentir hasta desprecio por ellos. Qué desamparo queda en el familiar de un paciente que sufre cada minuto cuando quien puede ayudar y aportar consuelo moral no sabe distinguir lo que tiene delante ni las necesidades psicológicas más evidentes del enfermo.

En tardes como aquellas que pasé en el hospital velando el deterioro de Ana Mari fue cuando se fraguaron en mí todas las ideas que dieron paso, años después, a todo tipo de iniciativas y luchas frente al olvido, la falta de interés, la inasistencia y hasta las acciones en contra que recibíamos de instituciones, autoridades, entidades y profesionales con quienes llegamos a tener algún tipo de trato.

En tardes como aquellas, quería morirme yo también cuando miraba a mi hermana postrada, sin poder hablar ni mover siquiera un dedo, sin poder ver, pero consciente, con la mente lúcida para no perderse detalle de lo que la SCA7 estaba haciendo con su cuerpo y con su vida. Salía al pasillo gritando en silencio, ardiendo de rabia, explotando de frustración, tal vez odiando la vida, odiando todas las vidas. ¿Eso era la vida? ¿Así debía ser? No. Y no soy capaz de describir esa sensación abrumadora en la que sientes estallar la cabeza cuando se te cruza la idea de que tal vez seas la última persona que verá con vida al familiar cuya tranquilidad velas sin poder hacer otra cosa que esperar un cambio o una mejoría que nunca llegaba.

Uno de aquellos días me acompañó en aquel calvario Noe. Cuando llegó mi padre para relevarnos y pasar la noche con mi hermana, salimos del hospital y yo llevaba una idea fija en la cabeza. Le había estado dando vueltas hasta que reuní el valor para decírmela a mí mismo y, aún más, para decírsela a Noe. Era una idea que me costó mucho esfuerzo asumir y que me exigiría un enorme trabajo hacer comprender a otras personas por muy bien que me conocieran.

Antes de volver a casa le pedí que me acompañara a tomar una cerveza en un *pub,* cerca de casa. Delante de una cerveza me sería más fácil ponerle palabras a la decisión que había tomado y escucharlas salir de mi boca. En determinados momentos, la cerveza fue mi aliada y me ayudó a poner un paréntesis en mis penas. A veces salía solo y buscaba bares poco frecuentados para tener la única compañía de la soledad, y en muchas ocasiones como aquella, la cerveza y Jul fueron la mejor compañía de mis buenos ratos de soledad. Y, aun así, no sería fácil comunicárselo. Estaba seguro.

Haría poco más de un año que habíamos perdido a Nano y la enfermedad *familiar* se estaba llevando de nuestro lado a Ana Mari. Nada ni nadie me podía asegurar que yo estaba libre de sufrir la misma afección. Recuerdo que, como conocíamos sobradamente los síntomas, me probaba primero inconscientemente y luego consciente y obsesivamente. Mi vista era envidiable, por lo que, si la pérdida de visión era uno de los síntomas, podía estar muy tranquilo. Sin embargo, había algo que otras veces me desconcertaba. En los entrenamientos con mi club hacíamos ejercicios de equilibrio sobre un banco de madera, y me costaba cierto esfuerzo hacerlos bien; tampoco era capaz de abrocharme una zapatilla a la pata coja. Ahí es donde me notaba inestable y, claro, me ponía a pensar en si aquello significaba algo más o era una simple casualidad a la que no debía darle más importancia. El caso es que llegó a obsesionarme, pero no dejé que la preocupación saliera de mí y no se lo comenté nunca a nadie, tú eres el primero. No obstante, esas sensaciones de inseguridad fueron las que me hicieron tomar la decisión de contar mi plan a mis amigos y compinches.

Mi plan consistía en evitar por todos los medios verme en la misma situación por la que habían pasado mi tío y mi hermana, y para ello necesitaba a mis amigos más fieles. Debía conseguir su consentimiento, su apoyo, sellar un pacto con ellos. No pedía la colaboración a mi hermana, solo su comprensión.

La idea era la siguiente, si realmente llegaba a desarrollar la enfermedad, mis amigos debían ayudarme a marcharme, pero no lo harían de una manera visible, conectada ni gravosa para ellos. Eso fue lo primero que me apresuré a aclarar a los cuatro amigos a quienes se lo pedí. Cada uno debía suministrar una pequeña dosis de algún fármaco potente pero no mortal en esa cantidad. De esa manera, si reunía lo que cada uno aportase, la responsabilidad solo recaería en mí. A pesar de que esto pueda verse como algo nocivo para una amistad, en realidad, les estaba pidiendo el favor de mi vida o, mejor dicho, el favor de mi muerte.

El pacto debía llevarse a cabo si yo manifestaba hasta en cuatro ocasiones mi deseo de abandonar este mundo. Así todos nos aseguraríamos de no ceder ante un impulso pasajero y atenderíamos a un auténtico y sincero deseo de acabar con todo.

Estaba dispuesto a impedir que la SCA7 me destrozara a mí y a los míos más de lo que lo estaba haciendo a través de mis familiares. Se los estaba llevando a ellos y, en el fragor de la batalla perdida, también estábamos cayendo los demás.

Noe me manifestó que nunca jamás se había atrevido a hablar de este tema, pero tenía el mismo claro sentimiento que el mío, también había pensado en ello y tenía la misma idea que yo y también me pediría la ayuda y el apoyo que yo le solicitaba en ese momento.

No quiero terminar este capítulo sin explicarte algo sobre uno de los días más importantes de mi vida y que escribí no mucho después de aquel momento tan trascendental. Han pasado más de quince años y aún me emociono al leerlo. Te dejo con ello:

> Ante mi temor por olvidar momentos importantes de mi vida, quiero escribir algo que me gustaría que jamás pasara al olvido: el día del entierro de Ana Mari.
>
> El día que murió fue el día más triste de mi vida, pero el día de su entierro podría considerarlo como el día más feliz de la misma... Sí, escribo bien.

Ella se fue un 20 de agosto muy temprano. Yo siempre dejaba mi teléfono móvil encendido porque era consciente de que cualquier día sonaría; un día cualquiera que, aunque esperado, nunca quería que llegase. Ese día recibí una llamada muy temprano del gran héroe de Ana Mari, de su mejor amigo, su inseparable compañero, su confidente, su apoyo, su bastón y sujeción durante tantos años: mi padre. En esa llamada me decía que bajase al hospital, que mi hermana había empeorado y se encontraba muy mal. Salté de la cama, me vestí con lo primero que encontré y salí corriendo hacia el coche. Yo vivía en un pueblo a 14 km de Guadalajara. Imagino que jamás hice ese trayecto en tan poco tiempo. Creo que era consciente en todo momento de lo que me iba a encontrar a mi llegada al hospital. Allí estaba esperándome en la puerta de la habitación mi gran ídolo, aquel que jamás se separaba de su hija y pasaba días y noches pegado a ella en el hospital.

Conozco la forma de llorar de mi padre, nunca derrama una lágrima ni hace pucheros, pero su rostro le delata a la legua. Según me iba acercando hacia él por el largo pasillo del hospital a paso ligero me iba percatando de lo que su cara expresaba, de lo que había pasado e intuía la noticia que me iba a dar. En efecto, así fue, Ana Mari se había apagado para siempre.

Me dejó pasar a solas a despedirme y poder llorar a lágrima viva sobre ella. En aquellos momentos no me lo podía creer. Llevábamos mucho tiempo sabiendo que el final estaba cercano, pero ninguno queríamos que llegase, solo cuando su sufrimiento era mayúsculo.

Después de aquel momento tengo vagos recuerdos de aquel día. El primero en aparecer en el hospital fue mi camarada Miguel López, que me contaba que al abrazar a mi padre sintió cómo le temblaba todo el cuerpo.

Más tarde, en el tanatorio, no quise separarme de ella y pasé la mayor parte del tiempo mirándola, sin querer saber nada del cinismo y falsedad de la familia y los conocidos que llegaban a molestar cuando jamás se les ocurrió acercarse a verla en vida. Decidimos cerrar el tanatorio por la noche y volver a abrirlo temprano. Yo me fui a casa a *descansar*. Al día siguiente me levanté —si es que logré dormir algo— muy temprano. Me puse mi traje negro de raya diplomática y me puse en camino a decir el último adiós a Ana Mari.

Fue todo muy duro, como en cualquier funeral, lógico. Sacaron a mi hermana del lugar donde estaba expuesta y nos dejaron despedirnos de ella por última vez en la capilla antes de bajar al funeral a la iglesia de San Ginés. En esa despedida estuvimos mis padres y yo. Intentábamos ser fuertes, pero no éramos capaces. Mi madre fue la más valiente de los tres, lloraba sin ningún tapujo demostrando así todo lo que estaba sintiendo. Yo fui la última persona que la tocó. Recuerdo que estaba fría. En mi última despedida quise acariciarle el cabello y quedarme con algún pelo suyo que más tarde guardaría en el sobrecito que dábamos a modo de recordatorio.

Recuerdo que mis padres bajaron en el coche de la funeraria. Yo me bajé solo, para no variar, en mi Volkswagen Golf detrás del coche fúnebre. Previamente, mi amigo Peralta y yo habíamos hecho el pacto de que él me recogería el coche en la misma puerta de la iglesia y lo aparcaría con la finalidad de salir caminando tras el ataúd de Ana Mari y cruzarme con el menor número de personas posible hasta situarme en los asientos reservados para la familia. Lo último que quería era pararme con nadie a quien no me apeteciese saludar. Entré a la iglesia cabizbajo para intentar no ver el rostro de los allí presentes, pero, aun así, podía comprobar cómo el templo estaba a rebosar.

Según iba caminando hacia los primeros asientos asignados a la familia aumentaba el olor que se acumulaba en el interior de aquella iglesia a cinismo e hipocresía; mi rabia crecía por momentos. No me podía explicar cómo podía estar aquello a rebosar, no entraba una aguja, mientras que en los últimos ocho años de vida de Ana Mari habría tenido —exagerando— cuatro personas cerca de ella.

Siendo benévolo, podía comprender a aquellas amistades lejanas, con poco contacto, que sabían poco o nada de lo que ocurría en mi familia. Por la entonación que utilizo en los argumentos que estoy escribiendo y, posiblemente, el desprecio que muestro hacia ciertas personas, quizás podréis llegar a pensar que son pataletas o rabia acumulada en ese periodo de tiempo, pero no, no es así, mantengo aún hoy esas palabras y esos pensamientos. No tengo ningún rencor hacia nadie, esa palabra no existe en mi vocabulario, pero sí que es cierto que hay comportamientos difíciles de olvidar. No comprendo qué tipo de personas pueden ser comportarse así. Hablo de amigos cercanos de mis padres —o incluso míos a pesar de su juventud—, compañeros de trabajo de mi padre, esos vecinos ejemplares que acudían diariamente a misa y luego hacían tiempo en el portal para no subir en el ascensor con mi hermana, o el resto que también eran incapaces de tocar el timbre de mi casa para preguntar por la salud de Ana Mari o preguntar a mi madre si necesitaba cualquier tipo de ayuda —una comunidad de sesenta y cuatro pisos en un mismo portal— y, ante todo, sobre todo, esa queridísima familia, esos hermanos de mis padres... A estas personas sí que nunca jamás les aprobaré su comportamiento, ¿cómo es posible dejar abandonada a una familia —con la que en aquella época había una sintonía fantástica— en la que comienza a enfermar una niña con 13 años y, a medida que crece, ve aumentar sus limitaciones? Se alejaron y, ya no te digo visitarla, dar apoyo a la familia, acompañar al médico o visitarla, sino que hasta dejaron de interesarse siquiera mediante una mísera llamada telefónica. Eso sí que no lo admitiré jamás de los jamases, evidentemente, exceptuando a Carmeli y a Nano, a quienes, por las circunstancias, les era imposible. Yo me pregunto qué tipo de personas llevaban mi sangre tanto materna como paterna. A veces me pregunto riendo si a mí me encontraron por la calle y me dieron cobijo.

Durante muchos, años esta familia sufrió la crueldad de tan terrible enfermedad junto con la soledad extrema, situación que condicionaría nuestra actitud de por vida.

Desde años atrás tenía el convencimiento de que ese día subiría al altar a hablar con una única intención: pronunciarme acerca de la poca vergüenza que tenía el personal allí congregado, de su cinismo y su falta de ética al ver cómo una niña se iba apagando poco a poco y ni vecinos ni primos ni tíos ni amigos de la familia se habían acercado en alguna ocasión para interesarse por ella. No fui capaz y todavía hoy sigo arrepintiéndome de no haberlo hecho, porque toda esa gente se merecía esa lección de vida. El motivo de no hacerlo fue no ocasionar un fuerte disgusto a mi padre en aquel momento; sé que no le habría gustado, él siempre fue políticamente correcto y cercano hasta con la gente que merecía un escupitajo en la cara. Esa actitud suya nunca me ha gustado y hasta me ha provocado mucho mal porque siempre ha intentado que fuera como él y me lo ha recriminado en muchas ocasiones, pero la falsedad no es buena amiga mía.

Analizándolo todo hoy, posiblemente, podría romper una lanza por toda esta desfachatez. Quizás la sociedad no nos prepara para afrontar estas situaciones con valentía y nos muestra el camino cobarde, el de preocuparnos por lo que nos pasa a nosotros, mirar nuestro ombligo y dejar que los problemas del vecino sean eso, sus problemas, no los nuestros. Hoy sigo comprobándolo, pero tengo la fortuna de conocer a esas personas que realmente merecen la pena en la vida e intentar dar de lado a los que viven en su propio mundo y que desconocen que, tarde o temprano, en una medida u otra, pasarán por alguna situación desgraciada y pedirán auxilio. Normalmente, cada uno recibe lo que da.

De la iglesia bajamos al cementerio; en esa ocasión sí bajé acompañado de mis padres. Según me cuenta Miguel, la asistencia fue multitudinaria, yo creo que solo tengo en mi cabeza el ir pendiente de mi madre y la gran pena que pesaba en mi cuerpo. Camino de su nicho —para nosotros desconocido hasta el momento—, recuerdo ir del brazo de mamá, a pesar de que lo que más me apetecía en aquel momento era la soledad, pero ella ya no podía caminar por sí misma a consecuencia de la misma enfermedad de Ana Mari. Otra de las cosas de las que siempre me arrepentí fue de no lanzar unas zapatillas rosas de puntas de *ballet* en el momento en el que echaban tierra sobre ella, cosa que también llevaba años en mi cabeza y no me atreví a hacerlo por miedo a que a mi padre no le gustase.

Una vez finalizado el entierro yo quería estar solo y pensar en ella, para lo cual pedí a mi amigo Peralta que me bajase el coche al cementerio para poder quedarme allí y hacerle compañía. Hacía muchos años que ella jamás había estado sin compañía, sobre todo gracias a mi padre, que fue su sombra en cada momento, el padre más grande del mundo. Me río del papa de Roma, para grande, ese: mi padre. Al finalizar el paseíllo de los recibimientos del pésame me disponía a pedir la llave de mi coche a mi amigo cuando me percaté de que mi padre, aquella persona incansable que había luchado por ella hasta su último aliento, subía él solo al vehículo que proporcionaba la funeraria con destino a casa. ¿Cómo iba a dejar a quien más quiso a mi hermana pasar esos momentos solo? Mi madre prefirió subirse con su amiga Marisol para hacer algo parecido a lo que yo pretendía. De inmediato devolví la llave de mi coche y me subí con mi padre a su casa.

Nos dejaron en su coche aparcado en el tanatorio y de allí fuimos a su casa, donde aparcamos en el garaje. Llamamos al ascensor y mientras esperábamos a que bajase a la planta del garaje, mi padre se giró y me dio el abrazo más sincero, fuerte y duradero que me han dado en mi vida. Mi padre y yo nos fundimos y creo que fue de las pocas veces que le vi llorar, aunque disimuladamente. He de reconocer que no recuerdo otro abrazo suyo.

Subimos al 4.º del número 7 de la calle Sigüenza en silencio, fueron momentos de mucho silencio. Cuando llegamos a casa ya estaba allí el resto de mi familia, por lo que me quedé con la tranquilidad de poder dejar a mi padre acompañado y realizar lo que tenía en mente. Me quité aquel traje sufrido para un 21 de agosto y lo cambié por unas bermudas azul marino, una camiseta con diferentes tonos de azul a modo de camuflaje y unas chanclas surferas.

Llamé a mi amigo Fernando Peralta para que me devolviera el coche e inmediatamente se presentó en mi casa sin hacer preguntas. Curiosamente, este amigo fue de los únicos que tuvieron el valor y la gratitud de subir en una ocasión a ver a mi hermana al hospital; creo que un año antes de su muerte. Me hizo gracia porque le subió una caja roja de bombones para que los degustara, cuando ella ya llevaba tiempo ingiriendo los alimentos mediante una sonda gástrica —un tubo de plástico que, como ya he explicado, entra en tu estómago para que, a través de él y gracias a una jeringa de gran tamaño introduzcas el alimento—. Aquel motivo nos sirvió para arrancarnos una sonrisa.

Una vez con las llaves en mi poder, me dispuse a volver al cementerio a hacer compañía a mi querida hermana. Aparqué y me dirigí hacia el lugar donde minutos antes habían depositado su cuerpo. Para ser la segunda vez que iba no me fue difícil reconocer el lugar donde estaba debido a la gran cantidad de flores allí depositadas.

Aquel día era un 21 de agosto de 2004 y hacía un sol de justicia; serían cerca de las 14:00 horas de un caluroso y seco día de verano.

Una vez frente a ella no me tenía en pie, rompí a llorar como jamás lo he hecho. Me tocaba la cabeza, quería encontrar respuestas a tanta crueldad vivida por la persona con el corazón más grande que conocí jamás, intentaba contener mi rabia y mi frustración. Se habían llevado a un ángel indefenso y lleno de amor sin explicación alguna.

Poco a poco iba apaciguando esa angustia y comenzaba a ser más cabal con la situación.

Comencé a hablar con ella, ¿quién no lo ha hecho con algún ser querido fallecido? Yo sabía que estaba allí y me estaba viendo y escuchando.

Después de charlar un rato con ella comencé a hacerle una serie de preguntas que recuerdo, aunque he de reconocer que el orden no lo recuerdo con exactitud. Comencé con un ¿qué tal estás, Ana Mari? Al instante de hacer esa primera pregunta me llegó una ráfaga de viento que azotó mi cara y que me pasó inadvertida; no le di ninguna importancia.

Continué con otra pregunta: ¿estás bien allá arriba? Ella era muy creyente y dios —siempre lo pongo con minúscula porque para mí no se merece la mayúscula— era su gran apoyo y su guía. ¿Ya te has encontrado con el tío Nano?

El caso es que esas ráfagas de viento aparecían tras cada pregunta. Como es lógico, mi mirada se centraba sobre todas las coronas y los ramos de flores que había en su nicho, pero ya comenzaba a sospechar algo. A la siguiente pregunta quise poner atención sobre algo que estaba intuyendo. ¿Te cuida Nano? Esa ventolera volvió, pero en ese momento me percaté de que únicamente era sobre las flores de mi hermana y sobre mi rostro.

Progresivamente, mi semblante iba cambiando y yo comencé a disparar preguntas: estás corriendo por campos repletos de flores, ¿verdad? El vendaval sobrevolaba únicamente sus flores, y mis lágrimas se iban secando con aquella brisa. Al observar la quietud y la pasividad de las flores de otras tumbas y los altos y frondosos árboles del minizoo próximos al lugar donde estábamos, comprobé que estaba teniendo un diálogo con mi hermana. ¿Haces *ballet*? ¿Estás feliz?... Y ella continuaba respondiendo. Encontré contestación a todas mis preguntas. ¡¡Fue realmente extraordinario!! ¡¡Impresionante, alucinante!!

De repente, mi rostro cambió, mis ojos dejaron de derramar lágrimas, mi sollozo desapareció y, repentinamente, encontré la dicha, sentí bienestar y alegría y comencé a reír. ¡¡POR FIN MI HERMANA ERA FELIZ!!

En aquel momento corroboré que mi hermana me eligió a mí para eliminar de mi casa esa tristeza y llevar la alegría de la que me impregnó a mí tras aquella divina conversación. Creo que mi hermana me eligió a mí como su espíritu santo para llevar a casa de mis padres esa paz que ella me había proporcionado para unir a esa familia que estaba destrozada.

Todavía no me imagino el tiempo que habría pasado a los pies de su tumba de no haber recibido aquel espléndido regalo, aquellas señales. Posiblemente, me habría quedado a dormir allí, pero solo me dejó permanecer a sus pies menos de quince minutos: ella no quería que estuviese allí por más tiempo.

Hice lo que me mandó, subí de inmediato a casa de mis padres y comprobé que cada miembro de la familia se encontraba en una habitación distinta, mirando al infinito, llevando su duelo interno, sin tener conversación entre ellos... La vida nos hizo reservados y extraños, y entre nosotros sentíamos poco apoyo.

Cuando me di cuenta de la situación, me puse a dar voces y los reuní a todos en el cuarto de estar.

Lo primero que les dije fue: «He hablado con Ana Mari y me ha dicho que está bien, está corriendo por el campo». Todos me miraron con lágrimas en los ojos y con cara de escépticos. Rápidamente, les expliqué lo que me había ocurrido. Fue increíble de nuevo, todos sonrieron y me creyeron. Nunca olvidaré la cara de mi padre. Me hubiera gustado que hubiera sido él quien recibiera ese mensaje, ya que era a quien más quería y quien más lo merecía. No sé cuál sería el motivo por el que me eligió a mí, yo no era merecedor de tan alucinante satisfacción. Todos nos sentimos de una manera totalmente diferente, como si la paz hubiera llegado.

Transcurridas cinco horas del entierro, mi madre tuvo la visita de su amiga Marisol. No olvido cómo mi madre me llamó desde su silla en la terraza con la cara repleta de lágrimas, pero con una sonrisa para pedirme que volviera a contar la historia para que le escuchase su amiga. Los tres lloramos agarrados como tontos a la vez que sentíamos la felicidad de la situación.

Curiosamente, el día que enterramos a mi hermana fue el día más feliz de mi vida. Es indescriptible la sensación que experimentó mi ser, algo único, algo que jamás he vuelto a sentir. La tía fue buena hasta el último momento: ¡¡cómo se lo montó para que no sufriéramos!! ¡¡Joder, qué buena es!!

Nadie podrá tener la capacidad para entender cómo me sentía yo en aquellos momentos. Después de estar toda la tarde con mi familia, partí hacia mi casa para dormir. Afirmaría que los dejé felices al escuchar la experiencia que viví; creo que aquella noche pudieron dormir en paz.

Como cada día, me puse rumbo a casa por la carretera N-II en dirección a Zaragoza y hasta la salida 61 hacia Jadraque. Admito que iba feliz en el interior de aquel Golf azul oscuro. Llevaba dos días sin usar el equipo de música debido a las circunstancias, pero en cuanto tomé aquella salida, a la altura del restaurante Las Galeras, se me ocurrió apretar el botón de la radio. No daba crédito a la canción que estaba sonando en aquel preciso instante en la emisora que llevaba sintonizada, era *Mañana* de Mikel Erentxun. Esa era la canción con la que había comenzado la entrevista en directo dirigida por José Antonio Abellán y con la colaboración de Fernando Romay —aquel día, mis mejores amigos— el día que este señor vino a mi casa a conocer a mi hermana Ana Mari y fue retransmitida a toda España en directo. En aquel momento sentí una explosión de alegría, un sollozo, la cercanía de mi hermana, una tremenda llorera, una enorme felicidad y un sinfín de carcajadas. Todavía seguía estando ahí y continuaba hablándome. Tomé una primera rotonda en un estado de plenitud de felicidad, tomé una segunda y una tercera. Al salir de esta última divisé en el cielo una estrella fugaz cuyo rastro se prolongó en el cielo y sentí que en ese momento mi hermana se marchaba a su lugar y nos dejaba aquí con la paz que siempre nos transmitió a pesar de sufrir durante más de quince años una de las enfermedades más terribles que existen en el planeta.

05

Lo de Santander

No sé si mi padre era el único que sabía que aquel viaje familiar no era una simple excursión, pero estoy seguro de que solo él conoció los resultados.

Diario de Nuko

Como es lógico, los primeros síntomas de una enfermedad muy poco conocida pasan casi desapercibidos para el entorno. Tal vez para un médico no, pero sí para los familiares del enfermo.

Mi hermana Ana Mari tendría unos trece años cuando comenzó a mostrar los síntomas más evidentes de la enfermedad. Entre los más tempranos y preocupantes: la pérdida progresiva de visión.

Mis padres comenzaron a buscar ayuda médica. Supongo que para saber de qué se trataba y, sobre todo, con la esperanza de que no fuera lo mismo que estaba torturando a mi tío Nano. Como decía, en aquella época no se sabía mucho de esta enfermedad. Al menos, no fuera de los ámbitos profesionales de la medicina, claro, pero el paralelismo entre los síntomas de mi hermana y los ya declarados y conocidos de mi tío puso en alerta a mis padres.

Recorrieron doctores y hospitales; así comenzaron un largo periplo que no parecía tener fin. Los médicos con los que hablaron desconocían la enfermedad. Ninguno atinaba a darles razón del deterioro que estaba sufriendo mi hermana. Nos enfrentábamos a un enemigo desconocido, sin nombre, escurridizo y letal.

Finalmente, consultaron a un doctor del hospital de Guadalajara que conocía el caso de mi tío Nano. Por lo que me contaron después mis padres, le pidieron al doctor que los resultados de las pruebas no se los diera a su hija, mi hermana tenía en ese momento catorce años, sino que se los diera a ellos dos en privado.

Ana Mari pasó una serie de pruebas, algunas de ellas bastante desagradables incluso solo con verlas. Mi madre me contó con desesperación que, en una de ellas, mi hermana estaba llena de cables por todas partes. Cuánto no hubiéramos dado por seguir teniéndola entre nosotros, aunque fuera llena de cables por todos los lados.

Cuando finalizaron las pruebas, el doctor citó en la consulta a los tres, a mi hermana y a mis padres. Desoyendo lo que mis padres le habían pedido y sin más preámbulo, el bueno del doctor soltó por aquella boca suya tan grande el diagnóstico. Para mayor molestia, se lo dijo directamente a mi hermana, a quien mis padres le pidieron expresamente que no le dijera nada.

—Tienes lo de tu tío y más. Perderás la vista, no podrás tenerte de pie ni caminar…

Inmediatamente, mi padre le suplicó que finalizara con el discurso que estaba soltando en ese momento. Lo hizo con un gesto ostensible e inequívoco: movió los dedos índice y corazón e imitó repetidamente el movimiento de unas tijeras.

Cuando salieron de la consulta, mi padre dijo que se había olvidado la gabardina en el despacho del médico y se volvió a recogerla. Una vez allí, cerró la puerta tras él y se encaró con aquel tipo para ver si tenía tanto de hombre como de falta de tacto. Le agarró de la pechera y cuando lo tuvo a su merced le increpó con dureza, le preguntó si creía que había actuado correctamente, si creía que esa era forma de comunicar a una niña de catorce años lo que la vida le tenía reservado.

Según cuenta mi padre, aquello no pasó de ahí. Por lo que conozco a mi padre, estoy seguro de que aquella debió ser una de las pocas veces que perdió la calma en toda su vida; y sé que no está orgulloso de ello, pero yo le comprendo, porque el efecto de aquellas palabras en su hija debió ser demoledor. Solo tenía catorce años y ya le estaban pintando el futuro más oscuro que pueda imaginarse.

Yo me imagino en su lugar y no sé cómo hubiera reaccionado. No sé si al final habría podido dominar los impulsos como consiguió hacer mi padre, aunque fuera en el último momento.

Reflexionando sobre aquel incidente, ahora me parece muy claro que fue el detonante de lo que la llegada o, mejor dicho, la manifestación de la enfermedad en mi familia provocó en todos nosotros: nos cambió de la noche a la mañana.

El estado de *shock* que causó en mis padres aquella lamentable actuación los cambió y cambió su forma de mirar la realidad que nos rodeaba. Pero se lo guardaron para ellos, porque a ninguno de los demás miembros de la familia nos dijeron nada. El tiempo transcurrido desde entonces nos permite entender todos aquellos llantos que creíamos injustificados, toda aquella sensibilidad a flor de piel que la hacía exclamar o llorar cuando para los demás no parecía tener motivos para ello. Mi madre lloraba sola en una habitación vacía y nadie excepto ella misma, mi padre y, por desgracia Ana Mari, sabía a qué se debía. Qué gran valor debe atesorar una persona para intentar contener con su cuerpo y a costa de su salud toda la lava que aquel volcán familiar estaba escupiendo sobre nosotros y sobre nuestro futuro.

Hablaba antes de comprensión, pero no sé si puedo transmitirte solo en unas pocas palabras lo que un poco de comprensión podría cambiar la vida de una persona. Voy a contarte un caso en el que faltó esa empatía con el prójimo para que seas tú quien juzgue su importancia.

Como he dicho antes, en mi familia siempre hubo una relación muy fluida entre todos nosotros, abuelos, nietos, hijos, primos... Nos frecuentábamos muchísimo. En aquella época íbamos a pasar algunos fines de semana a la casa que una hermana de mi madre tenía en el pueblo. Recuerdo que allí pasábamos unos ratos estupendos. Nos juntábamos nosotros siete con los seis de la familia de mi tía. Con mis cuatro primos mis hermanos y yo coincidíamos, de una forma o de otra, en edades, por lo que la relación entre los nueve primos era muy estrecha. Incluso una de mis primas fue mi mejor amiga durante muchos años, pero incluso ella, a los pocos años de enfermar Ana Mari, también desaparecería de nuestras vidas.

No alcanzo ni a imaginar cómo estarían mis padres en aquellos días. Tenían, por un lado, lo de mi tío Nano, algo que teníamos todos, y, por otro, la desgraciada noticia que, por el momento, solo conocían ellos y mi hermana. Pero allí que fuimos todos en el Nukobus, como mis amigos habían bautizado a mi Renault 12 familiar provisto de una tercera fila de asientos en la parte trasera. Comenzamos a sacar neveras, bolsas con comida, juguetes para los más pequeños...

Los primos dejábamos a los padres solos y nos íbamos por ahí a jugar. Unos iban a la piscina, otros se iban con la bici y yo intentaba tomar prestado el Vespino a mi tío siempre que se descuidaba. En aquellas reuniones lo pasábamos en grande. Los días se nos hacían cortos, demasiado cortos, y no quedaba tiempo para el aburrimiento o las malas vibraciones.

Aunque yo todavía era muy joven, la comida de aquel día me dejó una huella tan profunda que aún hoy puedo sentirla en mi corazón. Mi madre se sentó junto a mi tía, hermana suya y de Nano. Por mi edad, me sentaba más bien cerca de los mayores. No pude oír lo que le decía, pero vi cómo mi madre le susurraba algo al oído a mi tía y, acto seguido, se echó a llorar sin consuelo.

Supongo que mi madre solo quería encontrar ánimo o alivio en alguien cercano como su hermana para el problema que tan fuerte la golpeaba por dentro y en silencio debido al reciente diagnóstico que había recibido Ana Mari. Sin embargo, mi tía no pareció entender la gravedad de lo que acababa de decirle, porque su reacción fue ciertamente desconcertante: levantando la voz, le dijo a mi madre que a su casa no se iba a llevar penas y que los lloros sobraban allí.

No habíamos terminado de comer, pero mi padre se levantó de la mesa y, muy educadamente, nos pidió a los hijos que recogiéramos nuestro plato, ya que nos marchábamos de allí inmediatamente.

Nunca llegamos a comprender bien lo que ocurrió ese día en casa de mi tía, pero ahí terminó una relación familiar maravillosa, llena de amor y amistad. En aquella comida se rompió el corazón de los Romero.

La reacción de mi tía pudo ser temperamental, pero el tiempo nos enseñó que su reacción se convirtió en una actitud: nunca hubo más palabras, ni de arrepentimiento ni siquiera de acercamiento. Antes al contrario, cuando mi hermana comenzaba a sufrir los efectos más visibles de la enfermedad jamás tuvo llamadas o visitas de sus primos o sus tíos. Aún hoy intento comprender cómo unas personas que tenían conquistado mi corazón podían llegar a mostrar un comportamiento tan inhumano.

Después de muchos años, tan solo unos tres años antes de escribir estas líneas, estuve con mi tía. Nos fundimos en un abrazo larguísimo y derramamos todas las lágrimas que habíamos contenido por tanto tiempo. Qué grandes enseñanzas dejan las experiencias de la vida. Uno nunca para de aprender.

* * *

Mi padre nunca se conformó con el diagnóstico de aquel insensible doctor y siguió peleando por obtener segundas y terceras opiniones de otros profesionales que merecieran más ese calificativo. Siempre se mostró incansable en la lucha para proporcionar a mi hermana el mayor bienestar posible. Se puede decir que fue un padre modelo.

La perseverancia con que afrontó la cuestión lo llevó hasta la pista de un hospital que realizaba los análisis específicos para determinar si mi hermana sufría la misma patología que mi tío Nano o se trataba de otra cosa. Era del Hospital Universitario Marqués de Valdecilla, ubicado en Santander.

Ya te puedes imaginar lo que pasó en cuanto mi padre tuvo noticia de aquel hospital. Organizamos una expedición familiar que nos llevó a todos hasta allí. La expedición, además de a nuestra familia inmediata, incluía también a mis abuelos y a otros hermanos de mi madre. Los mayores fuimos en tren con los abuelos, mientras que Ana Mari y mis dos hermanos menores fueron en coche con mis padres. En aquel momento lo entendí como un viaje en el que íbamos todos solo para arropar a mi hermana y darle calor humano para que soportara lo que fuera que tenían que decirle los nuevos especialistas que la examinarían.

De ese episodio, salvo lo anecdótico de la peripecia de un viaje tan nutrido, no puedo contar más. Aunque no es del todo cierto, sí puedo contar más, pero durante casi treinta años, no habría sabido contarlo, porque fuimos y volvimos y ya nunca más se habló de aquello. Ni bueno ni malo, no se dijo nada. Puede que por eso lo recuerde como un viaje en el que todos nos sumamos para apoyar a Ana Mari.

Sin embargo, treinta años después, cuando me encontraba rodando el documental para dar visibilidad a la enfermedad del que luego os hablaré con detalle, llegó un día mi padre y me entregó un folio doblado por la mitad. Me lo dio en silencio.

Cuando lo desdoblé comprendí que tenía delante una fotocopia de un árbol genealógico que no terminaba de descifrar. Había demasiados símbolos y números que, más que aclarar, me confundían. Finalmente y gracias a la ayuda de mi padre, conseguí empezar a desentrañar el jeroglífico que tenía delante. Se trataba de los resultados de los análisis a los que nos sometimos en aquel viaje tan peculiar que hicimos toda la familia a Santander. Según me contó mi padre, las muestras que nos tomaron en el hospital santanderino las enviaban después a un laboratorio del Reino Unido donde elaboraban el árbol familiar y la información correspondiente a cada miembro en relación con la enfermedad. Yo ni siquiera recordaba que en aquel viaje me extrajeran sangre.

Mi padre mantuvo oculta aquella información durante treinta años. Nada más y nada menos que treinta años. Su intención era la de no afectar o condicionar la vida de ningún miembro que sufriera la odiosa patología.

Según escuché a mi padre en una entrevista, los resultados iniciales resultaron ser erróneos, ya que indicaban que yo estaba afectado por la enfermedad, mientras que a mi hermano Ángel lo señalaba con resultado negativo, es decir, que no padecería la enfermedad que, desgraciadamente, sí que padece, como se confirmó más tarde.

Resultó, como ya sabes, que se trataba de una enfermedad hereditaria, y los resultados de los análisis los recibió mi padre directamente de los especialistas, es decir, sin la asistencia de un psicólogo que le ayudara a asimilar lo que aquello suponía.

Aquel informe no dejaba dudas a mi padre: su esposa y tres de sus hijos, y ya sabían que Ana Mari era una de ellos, tenían ataxia espinocerebelosa tipo 7, SCA7, la enfermedad que estaba royendo poco a poco a mi tío Nano.

A pesar de todo, mi padre, en su mejor entender, creyó que lo más razonable era impedir que esa información nos destrozara la vida también a sus hijos. Buscando ese fin, se aplicó con energía en recomendarnos, a medida que íbamos teniendo edad para ello, que no tuviéramos hijos, que anduviéramos con cuidado. Pero nada prepara a una persona para recibir una noticia como esta que recibió mi padre y que, sin duda, le superó como superaría a cualquier persona cuerda.

Cuando comprendí el alcance de aquella información, y ya para entonces mi madre, mi hermana Noe y mi hermano mayor estaban desarrollando la enfermedad y Ana Mari había fallecido, mi padre me contó algo que me exigió un poco más de esfuerzo asimilar: me dijo que cuando salió de la consulta del hospital de Valdecilla con los resultados, pensó en salirse recto en una de las curvas de la carretera y acabar con todo.

Te dejo por aquí una copia de ese informe que mi padre guardó con tanto celo durante tres décadas.

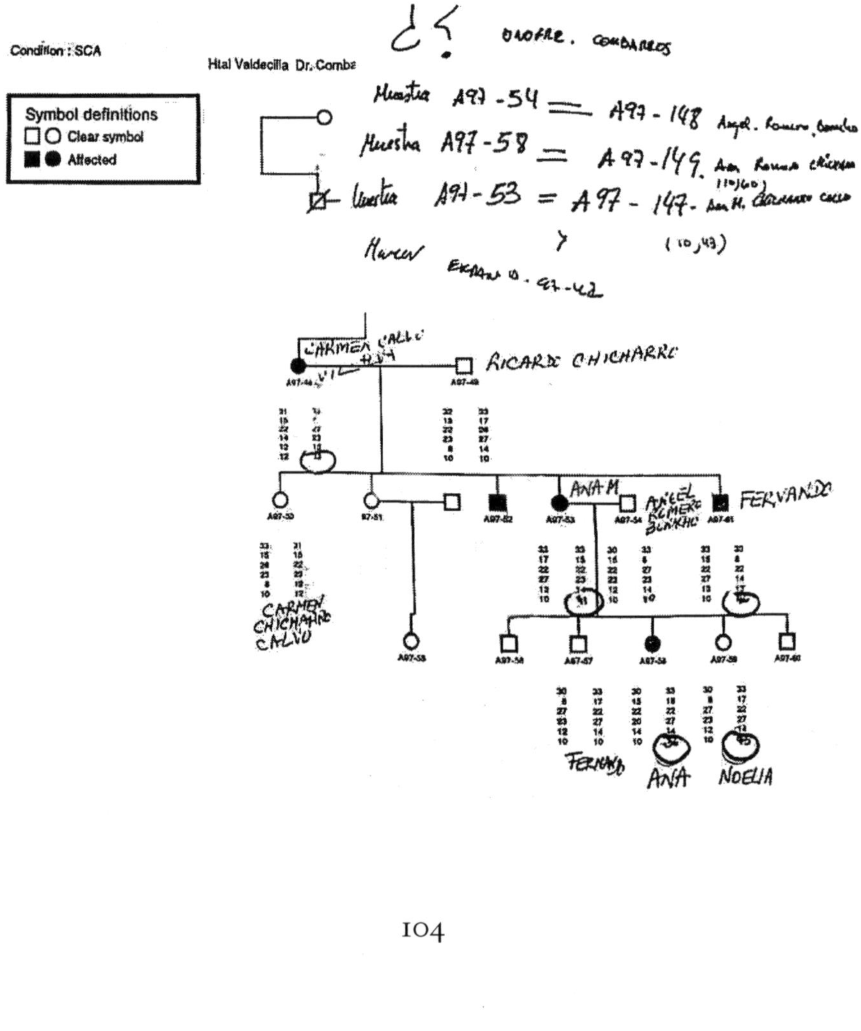

06
El fútbol sala y otras drogas

Hoy me he dado cuenta, por fin, de que tengo un serio problema: mi reacción ante la enfermedad de mis familiares me está dejando sin amigos. La gente no puede o no quiere entender este calvario.

Diario de Nuko

Como sabes, mi vida estaba regida por el deporte: me levantaba pensando en el fútbol sala, me distraía en la universidad pensando en el último partido o en el siguiente, luego llegaba el primero al entrenamiento y me marchaba el último, y muchos días soñaba con el fútbol sala. Ahora creo que me excedí en la pasión con la que vivía mi vida deportiva, pero mientras escribo este libro, mi televisión está apagada a pocos metros del ordenador cuando se está disputando la final del mundial entre Argentina y Francia. Yo sentía la misma pasión que deben estar sintiendo ellos, los futbolistas y seguidores en este momento, para muchos, exagerada. Si lo comparamos con una droga no parece algo tan distinto en realidad.

Esa no era la única droga a la que estaba enganchado, también me enganché desde bien joven a la droga de correr. Mi tío Richard me inició en el ejercicio de correr cuando yo tenía cerca ya de trece años. Salíamos los dos diariamente y recorríamos una ruta de 14 km. Quién sabe si pretendía huir de lo que se avecinaba o llegar a un lugar en el que hubiera más soluciones y menos problemas.

Hoy sigo enganchado a esa droga de correr. Cuando empecé no tenía muy claro por qué corría, ni falta que me hacía saberlo, por cierto, pero cuando lo retomé me di cuenta de que por mi cerebro fluía tinta, la tinta con la que escribí la historia que estás leyendo tú ahora.

Mis progresos en el fútbol sala eran acordes a mi dedicación y a mi obsesión por este deporte. Puedo decir que siempre estaba jugando en el mejor equipo que podía. Las circunstancias y mi desempeño en el puesto de portero me llevaban de una competición a otra, de un equipo a otro, de una categoría a otra. Y tengo que reconocer que mi trayectoria en el fútbol sala le debe muchísimo a mi etapa como portero *amateur* defendiendo la portería de Muebles Sánchez, concretamente la puerta de chapa marrón del almacén de la tienda, que era lo más parecido a una portería que teníamos a mano en el barrio. También formábamos otras dos porterías en mitad de la carretera —entonces mucho menos concurrida que hoy en día— con dos piedras que hacían las veces de postes y los equipos los hacíamos según el tradicional método de los pies. Decíamos «lo echamos a pies». Se ponían frente a frente un representante de cada equipo. Ambos debían avanzar con pasitos hacia el otro colocando un pie por delante del otro, pero manteniendo el contacto entre el talón de una zapatilla y la puntera de la otra. Cuando se juntaban, perdía el que no podía meter en el hueco que quedaba el pie ni longitudinal ni transversalmente. Quien había puesto, de una manera o de otra, el último pie en el recorrido era quien primero elegía. A partir de ahí se alternaban en la elección de los jugadores que conformarían los equipos.

Obviamente, siempre comenzaba la elección por los mejores. Quien ganaba *a pies* elegía al que se consideraba mejor, el otro, a quien consideraban el segundo mejor. Se seguía el mismo procedimiento hasta completar los equipos con los jugadores que ese día hubiera disponibles. A veces, cuando ya quedaban pocos y para no dejar siempre para el final al peor de todos, uno de los dos representantes lo elegía antes para animarlo un poco.

Eran unas tardes de verano interminables y nosotros unos mocosos que disfrutábamos del ejercicio tal y como lo entendíamos.

Realmente, el fútbol era mi camino hacia la felicidad. Recorrer ese camino era la propia felicidad.

Por desgracia, en aquella época en la que despuntaba en todas las competiciones en las que participaba y con todos los equipos de los que formaba parte, la tormenta de la SCA7 arreciaba contra mi familia. Mi hermana Ana Mari ya se encontraba en un estado avanzado de deterioro. El fútbol me sirvió para resguardarme de aquella tormenta. A pesar de la gravedad de los hechos que estábamos viviendo en casa, conseguía concentrarme y entregarme a fondo en cada entrenamiento y en cada partido. Creo que, de alguna manera, mi hermana y su situación me ayudaron también a ser mejor deportista. Recuerdo una vez que, tras un partido, un periodista me preguntó por la táctica que utilizaba para parar todos los dobles penaltis con que sancionaban a mi equipo —hasta ese momento no había recibido ningún gol por esa vía— y mi contestación fue: «Siempre pienso en mi hermana enferma y se los dedico a ella».

Es justo reconocer que a esa concentración y al gran nivel que alcancé contribuyó enormemente la presencia de mis padres en las gradas, que siempre que podían iban a verme jugar. Sé que mi madre se sentía la madre más orgullosa del mundo, y eso reforzaba mi entrega y mi pasión por ese deporte.

Mi progresión como portero llamó la atención de uno de los clubes más importantes del momento: Caja Segovia, que participaba en la división de honor, la categoría más alta de la mejor liga del mundo de fútbol sala en aquel momento, la española.

Después de un periodo de prueba de dos semanas, que ambas partes mantuvimos en secreto para no causar perjuicios al club en el que en ese momento militaba, tanto el club segoviano como yo confirmamos nuestro interés por trabajar juntos. Lo haría en un club plagado de figuras internacionales de la máxima calidad deportiva y humana, como me demostrarían desde el primer momento, por lo que guardo un gratísimo recuerdo de todos ellos.

Al club segoviano lo entrenaba nada más y nada menos que Jesús Candelas, para mí el mejor entrenador que jamás he conocido. Pude saber que Jesús le pidió mi teléfono a uno de sus jugadores (el brasileño Daniel Ibañes) que era amigo de uno de mis compañeros en mi club, su compatriota Du. Jesús Candelas quería hablar conmigo y yo no me lo podía creer. Por esa cadena de contactos supe que Jesús me llamaría a la noche —por entonces no estaba muy extendido el uso de los teléfonos móviles—. Ya te puedes imaginar que después del entrenamiento que teníamos ese día volé para llegar a casa lo antes posible y me pegué al teléfono hasta que sonó. Enseguida reconocí su voz, pues le había escuchado ya unas pocas veces en televisión y hasta había asistido a una charla en la que participó junto a otros entrenadores de alto nivel, como Ferratti o Javier Lozano, por entonces seleccionador nacional.

Me llamaba para comunicarme su intención de ficharme para su equipo durante el mercado invernal, de modo que me incorporaría de inmediato. Me quedé perplejo y un tanto desconcertado. Por una parte, me llegaba de repente el premio a toda una vida deportiva de esfuerzos y lucha y, por otra, se me planteaba el dilema de salir de un equipo al que amaba y en el que era todo un icono para marcharme a otro donde sería tan solo uno más, recién llegado, insignificante y secundario. Además, por encima de cualquier otra cuestión, estaban las circunstancias de Ana Mari, en quien siempre tenía puesto mi pensamiento.

Al día siguiente, en una nueva llamada que debimos mantener para comentar algunos detalles importantes que la perplejidad y los nervios dejaron aparcados, me confirmó que dos días en semana entrenaría con los segovianos en Madrid, en la zona de Pirámides, junto al antiguo estadio Vicente Calderón. Eso me facilitaba las cosas, pero también había dos entrenamientos más en Segovia.

Mi mayor temor era no encajar bien en el conjunto, ya que había muchos factores que podían influir decisivamente en esa nueva relación: el ambiente, mi nivel, el nivel que se esperaba de mí, la relación con los compañeros y con el equipo técnico... Todo ello me llevó a proponer al Caja Segovia un periodo de dos semanas de prueba antes de firmar nada. De ese modo, ambas partes sabríamos si estábamos hechos el uno para el otro.

Durante el periodo de prueba tuve la suerte de conjugar y encajar todas las piezas del calendario y de las relaciones con mis nuevos compañeros. Por la amabilidad con la que me recibieron y por el trato que mis compañeros me dispensaron, especialmente, Daniel Ibañes —nacionalizado español e internacional por nuestro país, que llegaría a ser mayor goleador, mejor jugador de nuestra liga y nombrado tercer mejor jugador del mundo—, quien le había procurado mi número al entrenador, supe enseguida que aquel sitio era mi sitio. Sentí como si llegara al hogar que había estado buscando, sin saberlo, desde hacía tanto tiempo.

No tuvimos ni que esperar el periodo que nos habíamos propuesto, el primer día de la segunda semana Candelas me esperaba fuera del vestuario para tener una conversación conmigo y charlamos brevísimamente.

—Bueno, ¿qué? —me preguntó.

—Por mi parte, encantado.

—Pues mentalízate de que este sábado juegas de titular contra el Pozo Murcia en partido televisado.

En aquel momento, en el Pozo jugaba Paulo Roberto, uno de los más grandes de la historia de este deporte y el mejor jugador del momento. Imagina cómo fue mi viaje de vuelta a Guadalajara ese día. Estaba ante la oportunidad de mi vida. Era un momento mágico; aún me conmueve recordarlo. Aunque llevaba la música a todo volumen, a mí se me oía por encima cantando la canción que siempre, antes de cada partido, fue mi talismán: *Lo conseguí*, de Los Flechazos. Cuando llegué fui directamente al polideportivo San José para entrenar por última vez con el club que había sido mi equipo hasta hacía apenas una hora. Sería el primer alcarreño en jugar en lo más alto de este deporte.

Candelas me dijo que ese mismo día su presidente hablaría con el mío para hacer todos los papeles al día siguiente. Antes de comenzar el entrenamiento, entró el presidente al vestuario, me pidió hablar a solas conmigo una vez que todos los demás se fueran. Me iba a comunicar algo que yo ya sabía muy bien, pero debía hacerme el sorprendido, claro, debía representar mi papel en aquella función. Me preguntó qué me parecía el interés del club segoviano en contratarme. Le dije que jugar en la máxima categoría nacional era el sueño de toda mi carrera deportiva. Y nada menos que en la mejor liga del mundo. Después de un silencio que comprendí perfectamente, me dijo que, en ese caso, él no pondría ningún impedimento y el acuerdo con Caja Segovia se cerraría.

Al día siguiente, el teléfono no dejó de sonar. La prensa alcarreña y la segoviana parecían turnarse para hablar conmigo para que les contara todo lo relativo al fichaje. Tuvimos una llamada a tres Candelas, mi presidente y yo en la cadena SER. Candelas mostraba su deseo de ficharme, mi presidente decía que había vía libre y yo no podía caber en mí de gozo.

Cuando todo parecía hecho, el presidente del club segoviano me llamó para decirme que mi club le había pedido una cantidad de dinero inapropiado por el traspaso. Lo desmentí y le dije que eso no podía ser, que mi club me había asegurado que no pondría objeciones al traspaso.

Nada. Candelas, el entrenador del Caja Segovia, me esperaba para debutar con el equipo el sábado siguiente frente al Pozo Murcia. El encuentro sería televisado en directo por Antena 3. El tren del sueño deportivo de mi vida pasaba por delante de la puerta de mi casa, pero no pude subirme a él porque no se detenía. No tenía una parada programada en mi puerta. Aquel incidente me hizo sentirme extraño, me sentía tan en la cumbre que pensé que solo podía descender, que solo podía ir a peor.

Pero lo peor de todo para mí en ese momento fue lo que eso supuso, ya que ese sueño, caminar hacia él y conseguirlo como estuve a punto de hacerlo —a fuerza de lucha y tesón— era lo que me proporcionaba la fortaleza y la entereza necesarias para soportar un poco mejor la enfermedad y el deterioro de mi hermana Ana Mari.

Acabé esa temporada con mi club, pero creo que fue por inercia. Siempre fui un jugador respetado en el vestuario. Después de casi ocho años impidiendo que mi equipo recibiera goles y más goles, me había granjeado el respeto y el cariño de mis compañeros y, por supuesto, de la directiva. En los últimos meses de esa temporada noté un empeoramiento de la percepción que tenían de mí unos y otros. Yo me dejé llevar por la desgana y la desmotivación general.

Aunque el verano calmó un poco las cosas, lo cierto es que la siguiente temporada confirmó mis peores sospechas. A la desmotivación que ya sentía por la práctica de mi deporte favorito se unía el visible empeoramiento que sufría mi hermana y que constituía un enorme sufrimiento para toda la familia. Ese entorno de sufrimiento en el hogar familiar consumió todas las razones y alimentó todos los gritos, que siempre estaban presentes entre nosotros como duendes macabros.

Aquella situación afectó a mi vida deportiva de una forma determinante: los entrenamientos se me hacían cada vez más largos y aburridos; cada vez me sentía menos concentrado y peor predispuesto. Considero que aquellos cambios eran muy graves si comparo la situación de entonces con la pasión que solo unos meses antes sentía por la práctica de este deporte. Lo que recuerdo con más pesar es que en aquel tiempo me costaba cada vez más trabajo reír. Eso, para mí, lo resume todo.

Llegué a tal estado de estrés y desencuentro con la vida que a mitad de temporada me tomé un mes de vacaciones. Necesitaba huir de la situación en la que me encontraba. A mi club le di las explicaciones justas. Y tan justas fueron que resultaron confusas, pues no quería hablar de mi estado y de la forma en la que entonces veía el mundo. Esa actitud fue el remate de mi relación con el club, que tuvo que apresurarse a contratar a otro portero, aunque no se desprendieron de mí.

Viajé a Brasil. Allí me esperaban dos excompañeros, Du y Juliano. Por cierto, en honor de este último bauticé a mi perro con el nombre de Jul. Me recibieron con los brazos abiertos y rodeados de amigos y familia. Entre todos me hicieron olvidar los problemas que me acosaban. Los brasileños son gente muy hospitalaria y agradable en el trato. Además, cuando estuvieron en España yo había tenido con ellos una relación muy estrecha y no dejé que se aburrieran o que se sintieran como extraños. Y eso mismo fue lo que me ofrecieron ellos en su tierra: me convertí en hijo de sus madres, hermano de sus hermanos, amigo de sus amigos. Realmente, aquel viaje fue inolvidable.

Volví con paz y tranquilidad en el corazón. Se puede decir que un tanto reconciliado con todo, salvo con la directiva de mi club. Algo lógico, por otra parte, porque, lo mirase como lo mirase y lo llamase como lo llamase, lo que yo había hecho solo tenía un nombre para ellos: desplante.

Del viaje me traje las fuerzas suficientes para afrontar mi tarea como portero con la motivación suficiente, y cuando me encontraba en ese estado era realmente difícil quitarme el puesto. Sin embargo, a medida que transcurría la temporada me daba cuenta de que las peores sensaciones volvían, poco a poco, a dominarlo todo. Me sentía demasiado frágil, como si estuviera a punto de derrumbarme moralmente en todo momento, nunca me había sentido así. Durante los partidos, no tenía todas conmigo de dar lo mejor de mí. Cuando el equipo contrario atacaba mi portería sí puedo decir que estaba atento, pero cuando mi equipo dominaba el juego y atacaba la portería contraria, era como si el estadio se silenciara, mi mente volaba con prisa hasta mi casa y pensaba en mi hermana.

La situación se agravó con el correr del tiempo y derivó en una sensación de inseguridad que me hacía sentirme cada vez peor conmigo mismo. Me ocurría tanto en la vida deportiva como en los aspectos personales y, por supuesto, familiares. Me sentía atrapado entre las dudas y las insatisfacciones. Tal vez pensaba que jugando bien al fútbol sala o que obteniendo éxitos deportivos ayudaba de algún modo a resolver o encarrilar los problemas; pero lo único cierto es que progresar en el plano deportivo me ayudaba a sobrellevar el plano familiar.

De alguna manera, sentía que mi vida deportiva podía estar cerca de su final, y eso me atormentaba de manera desoladora. Era demasiado joven, no llegaba a los 28 años y tenía demasiadas ilusiones como para que todo acabara, así, de repente.

Por aquella época solía salir con un grupo de amigos: Iván, Luismi, Osorio, Leti, Javi... Casualmente, todos estudiaban químicas. Aunque todos ellos eran gente muy buena y sana, tenían un amigo, también muy buena gente, que sentía debilidad por los efectos de las sustancias químicas en el cuerpo humano, concretamente las sustancias estupefacientes. Se divertía muchísimo contándonos los efectos que tenían unas u otras en él mismo y en otros amigos suyos.

Un día me lo llevé aparte y le dije muy serio que no quería que delante de mí consumiera ninguna sustancia de ese tipo. En aquel combate de un antidrogas como yo y un antideporte como él, salí ganando yo.

Sin embargo, aunque fue una victoria inapelable, no fue una victoria muy duradera. Yo seguía en caída libre por la rampa del descontento y la desilusión. Y tal vez por ello un día sentí el impulso de llamar aparte a este que para entonces ya era un amigo. Quería preguntarle todo lo que pudiera contarme sobre las drogas.

Lo cierto es que no fue una reunión muy larga. Después de saludarnos y alguna que otra pregunta de cortesía me lancé: le expliqué que no estaba pasando por un buen momento, que me faltaba capacidad de concentración y que no me encontraba nada a gusto conmigo mismo y con varios aspectos de mi vida. Y casi sin dejarle responder solté la única pregunta en la que, en realidad, estaba interesado:

—Dime, si yo me meto una raya de coca antes de un partido, ¿tú crees que solventaré el problema de la concentración y seré el que era?

Su respuesta fue expeditiva y clarificadora:

—Y si yo cojo carrerilla y te pego un rodillazo en los cojones, ¿tú crees que te dolerá?

Me quedó bastante claro que si me metía esa raya de coca antes de un partido solventaría el problema de concentración, pero también vi nítidamente que antes o después sería tan doloroso como el rodillazo en los testículos de la comparación con que mi amigo me ilustró acerca de esa droga.

Esa conversación fue el primer y el último contacto que tuve con la cocaína.

Me dicen que aquel encuentro pudo marcar el devenir de mi vida en el caso de que ese chico me hubiera alentado a tomar aquella primera raya, que, a buen seguro, no habría sido la última.

Pero mi descenso por la pendiente del desapego a todo se aceleraba y yo no podía hacer nada. Ni bueno ni malo, nada.

Aquel mismo año, mi hermano Ángel se casaba e invitó a la boda a dos de mis compañeros. El día de la boda coincidía con un partido intrascendente de final de temporada. Naturalmente, la directiva del equipo no me puso ninguna pega por acudir a la boda.

Unos días antes, vi a uno de mis compañeros invitados hablando en la banda con el presidente mientras entrenábamos. Me pareció que discutían, así que cuando terminaron de hablar me acerqué a mi compañero y le pregunté. Me dijo que el presidente no daba permiso a mis compañeros para acudir a la boda de mi hermano. La decisión, al parecer, era tajante y definitiva.

Aquello me encendió los motores que durante meses habían estado apagados. Me sentí enfurecer. Fui a buscar al presidente y..., bueno, no podría decirte todo lo que salió por mi boca. Y, aunque pudiera, hoy ya no querría repetirlo. Sí puedo decirte que me quedé muy a gusto.

Dejé el entrenamiento y me marché inmediatamente al vestuario: no quería vestir más aquellos colores y no quería formar parte más tiempo de ese club. No me di cuenta, pero el utillero salió detrás de mí a pedirme explicaciones. Claro que aquella no había sido una buena forma de dirigirse al presidente, claro que me había pasado, pero en aquellos instantes solo estaba para explotar de nuevo, no estaba preparado para calmarme. De ninguna manera.

También discutí con él y aquello tampoco acabó muy bien. Seguía increpándome y yo ya tenía un arma en la mano: la zapatilla que me estaba quitando. Se la lancé con todas mis fuerzas y faltó muy poco para que se llevara estampada su huella. Faltó solo que hubiera querido acertar, porque me había especializado en colocar el balón donde quisiera cuando sacaba desde la portería durante los partidos. Pero mi intención no era tanto darle en mitad de la cara como conseguir que me dejara en paz de una vez.

Por supuesto, él tampoco se merecía una reacción así. Pero en aquel momento yo no era Nuko, era otra persona, alguien irracional que se comportaba de manera impulsiva y agresiva. Aquel ser que no era yo me sacó del vestuario y del club para siempre. Nunca más volví a vestir la camiseta de ese equipo. A los pocos días me entregaron la carta de libertad, algo que ya no servía para nada, pero que aún hoy conservo.

Por paradójico que pueda parecer, actualmente, mantengo una buena relación con el presidente. Le tengo mucho cariño y no le guardo ningún rencor. Al contrario, cuando nos juntamos siempre terminamos recordando los momentos bonitos y graciosos, que, por suerte, fueron más numerosos que los momentos malos o tristes. El tiempo y la vida son grandes maestros. Y creo que nuestra relación sería aún mejor si hubieran sopesado con detenimiento aquella decisión tan incomprensible de retenerme en el club en contra de mi voluntad y en contra de toda lógica. ¿Cómo podría defender con el mismo ímpetu y la misma ilusión los colores de un club que me negaba progresar en mi carrera deportiva? Me habían regalado un sueño que nunca se hizo realidad.

Estuve retirado unos tres años, pero no me alejé de las canchas. De hecho, seguí jugando en un equipo de amigos y como jugador de campo. Descubrí con alegría que tenía buen olfato para el gol. De hecho, desde pequeño también era hábil con los pies. En la liga de institutos fui el máximo goleador, fuera de mis clubes no desperdiciaba la ocasión de jugar en la posición de anotar goles, no en la de pararlos. Pero aquello quedó en una anécdota, porque un equipo de categoría nacional se interesó por contratar mis servicios. Me ofreció la ficha más alta de toda mi carrera deportiva. No dudé en aceptar la oferta. Claro que me importaba la retribución, pero acudí a la llamada tremendamente ilusionado por encontrarme con el que fui antes del parón de tres años. Lo entendí como una oportunidad para volver a ser el que era.

Me integré en un equipo con jugadores más jóvenes que yo entrenado por un míster algo inexperto. Con mano izquierda ayudé al entrenador en su labor y por mi edad y mi experiencia me gané el papel de tutor de los compañeros. La vida, que nunca parece tener suficiente, me sorprendió con una lesión que me mantuvo sin jugar unos dos meses. El presidente no podía creer que no quisiera aceptar mi sueldo durante ese periodo de inactividad, pero para mí era lo normal, era lo que debía hacer, lo que habría hecho cualquier persona honesta.

Yo ya no era el mismo, aquella nueva experiencia no me permitió reencontrarme con quien en otro tiempo fui. Aun así, me mantuve en el equipo desempeñando un papel a la altura de lo que se esperaba, pero sobre todo lo hice por los compañeros, por quienes me sentía admirado. Tenía miedo de defraudarlos si me marchaba. Pero inevitablemente esa del abandono era una idea que me obsesionaba. Sentía que ya no podía dar más de mí ni llegar más lejos ni, lo peor de todo, disfrutar de lo que hacía tal y como había sido casi siempre. Con todo, por encima de esa obsesión tenía sobre mí el peso de algo muy real: el deterioro imparable de mi hermana.

Para bien o para mal, no tuve ni que pensar lo de mi retirada. No se me presentó la ocasión de dar el paso, sino que me llegó como una nueva imposición de la vida. Habíamos comenzado la pretemporada 2004-2005 y nada más comenzar, el día 20 de agosto de 2004, mi hermana nos dijo adiós. Las fuerzas que me quedaban para recibir balonazos desaparecieron por completo. Ese día me despedí de lo que durante veinte años había sido mi hogar: el fútbol sala. Me despedía del privilegio que suponía para mí sentirme diferente a la mayoría de las personas que conocía. Se acabaron, por lo tanto, las entrevistas de radio, los artículos de prensa, las noticias en las televisiones locales, las preguntas que, de vez en cuando, me hacía por la calle la gente con la que me cruzaba, que tampoco perdía la ocasión de alabar mi labor como portero… Finalmente, como todo lo bonito, aquello también se acabó.

Lo que son las cosas, desde bien jovencito soñaba con finalizar mi carrera con un partido homenaje precioso rodeado por todos esos compañeros que habían formado parte de mi vida deportiva a lo largo de mi carrera… Sin embargo, salí de aquel mundo sin hacer ningún ruido.

07
Mi madre

Si tu madre no existiese
habría que inventarla.

Luis Romero,
doctor de la residencia de mayores

¿Reconoces esa sensación que te deja en la vista mirar atentamente, aunque sea por unos segundos, una luz intensa? ¿Conoces ese resplandor que te imprime en los ojos incluso si los cierras y que te difumina y te diluye el resto de los objetos que puedas estar mirando? Pues ese fue el efecto que tuvo en nuestra familia toda la atención y todos los cuidados que nos desvivimos por dar a Ana Mari. Es justo decir que quien merece este mérito y este reconocimiento es mi padre, ya que los demás no estuvimos en ningún momento a su altura frente al monstruo que nos devoraba. El resto de las cosas quedaron eclipsadas, como congeladas, como si alguien les hubiera colocado el sello de «No urgente».

Ese fue el efecto que tuvo el caso de Ana Mari con otra cuestión que no supimos ver venir: la SCA7 también se había fijado en mi madre. No supimos percatarnos de su avanzado estado y no supimos ver que ella comenzaba a requerir tantos cuidados como había precisado mi hermana antes.

Debió parecernos evidente, pero quizás sí lo era para alguien de nosotros. Mi padre siempre lo supo; lo supo, como ya sabes, desde poco después de aquella extraña expedición a Santander.

Imagina la siguiente noticia en la prensa: «Mujer queda ciega, postrada en silla de ruedas, con solo una audición mínima en un oído y con gran dificultad para hablar. Ha perdido a una hija y a dos hermanos, y otros dos de sus hijos, afectados por la misma tragedia, quedan discapacitados». ¿Te llama la atención? ¿Te mueve y te remueve por dentro? ¿Te preguntas por la causa, por esa tragedia que menciona la noticia?

Supongo que todas tus respuestas son afirmativas. No podría ser de otra manera. Por eso estoy seguro de que te resultará difícil creer que la noticia es real, pero no ha movido a nadie de su silla y muy pocos, por no decir directamente nadie, han movido un dedo al oír hablar del caso de esa mujer. Esa mujer es mi madre.

Si la tragedia que ha causado tal desgracia en la vida de esa familia fuera una guerra, un ataque terrorista, un caso de violencia doméstica, un caso de violencia racial o política, por ejemplo, la noticia habría dado la vuelta al mundo y aún no habrían cesado sus ecos.

Sin embargo, como ya sabes, la causa de la tragedia es una enfermedad que, bueno, como la mayoría de la población se ha librado de sufrirla, qué más da, ¿verdad? Pues esa sensación tan desagradable y desoladora es la que rige nuestras vidas desde hace décadas en las que nos hemos visto obligados a mantener una lucha con la muerte a sabiendas de que saldríamos perdiendo, con gran número de bajas y, además, con grandes daños psicológicos y morales en los supervivientes.

Te he hablado de mi tío Nano, de mi tía Carmeli (de la que te hablaré más todavía en las próximas páginas), de mis abuelos, de mi hermana Ana Mari…, y te aseguro que no ha sido fácil porque todos ellos dejaron una honda huella en mí. Ahora llega el momento de hablarte de mi madre. Esto sí que va a ser difícil, lo sé, pero como la necesidad de hablarte de ella y de su ejemplo es imperiosa, también sé que encontraré las fuerzas y el ánimo necesario para intentar hacer un poco, aunque sea un mínimo, de justicia con todo lo que ella le ha dado al mundo y lo muy poco que ha recibido de él.

Ella siempre ha sido ejemplo y guía para la familia. Busco sin descanso en mi memoria imágenes de cuando mi madre todavía no se había enfrentado a la SCA7. En algún lugar de mi mente está pintando, cocinando, jugando con nosotros, nadando, cortándonos el pelo, diseñando y cosiendo camisas, tejiendo jerséis, confeccionando cortinas o vestidos, sonriendo, siempre sonriendo… Su sonrisa es el resumen de todo lo que mi madre ha sido siempre.

Me ayudo de fotografías antiguas y, para mi desgracia, casi lejanas, como de otra vida o como de la vida de otra persona. Las fotografías no son la única ayuda que encuentro para avivar el fuego de los recuerdos en mi mente, mi madre también los aviva, pues su mente y su memoria siempre están lúcidas y con ganas de vivir, ya que son la resistencia que se opone a los estragos de la enfermedad y los evita.

Más de una vez me ha recordado mi madre que cuando estaba embarazada de mi hermana Ana Mari, yo, que tendría unos cuatro años, le prohibía que se pusiera a limpiar el polvo por zonas por las que se tuviera que agachar. Sí que tengo en mi memoria una de aquellas escenas. En una mano tenía el paño y en la otra el Pronto y frente a mí las patas de la mesa del salón mientras las frotaba arriba y abajo.

Mi madre nunca ha manifestado favoritismos con alguno de sus hijos, pero conmigo, puede que por cosas como aquella, siempre ha tenido una complicidad extraordinaria que hoy en día todavía se mantiene y nunca nos falta un «te quiero» cada vez que nos vemos y nos despedimos.

Como para toda buena madre, la casa y la familia eran su norte. A sus cinco hijos, vinieran más o menos duras las condiciones de la vida, nunca les faltó su atención y su cuidado. Cuando el dinero no alcanzaba para darnos todo lo que ella hubiera querido, suplía cualquier posible carencia con todo su cariño, que no era poco, te lo aseguro.

Qué tristeza me producía cada vez que escuchaba aquello de «sus labores» refiriéndose a todo lo que mi madre hacía. Qué injusta etiqueta. Nadie, salvo una madre, puede hacerse una idea de todo lo que cabe dentro de «sus labores». Desde su profesión de peluquera antes de casarse hasta sus habilidades como modista o como pintora —¡sí, también pintaba!—, detrás pero omnipresente, siempre estaba la figura de la madre, la mejor escudera y psicóloga de sus hijos.

Si la primera palabra que me sale al pensar en ella es sonrisa, la segunda es comprensión. Cuando encontraba algo de ropa o de calzado que iría perfecto con la estética mod, ella me animaba a comprarlo. Cuando no llevaba muy buenas notas a casa, mi madre intercedía por mí ante la reacción más seria de mi padre. Cuando quería llegar un poco más tarde —o directamente lo hacía—, mi madre flexibilizaba las normas. Cuando hacía alguna fechoría —y me prodigaba mucho en esa tarea—, ella me protegía de sus consecuencias.

Recuerdo el día en que estrenaba bicicleta, una preciosa de BMX —también me gustaba practicar este deporte—, un avance considerable que me alejaba de la costumbre familiar de heredar la BH de los primos mayores a los más pequeños. La bicicleta duró entera unos quince minutos. Me presenté en casa con un policía municipal y la bici por piezas. Fue salir de la tienda a toda velocidad, sin siquiera probarla y, al bajar una cuesta, me fui contra un coche que había enfrente. El coche, además de hacerme ver las estrellas también me hizo ver que los frenos estaban destensados. En otra ocasión me caí de boca saltando de paca en paca (o de alpaca en alpaca, como decíamos los chavales entonces) que colocaban en un circuito de carreras de motos improvisado en la ciudad y que, para bien o para mal, estaba a unos doscientos metros de casa de mis abuelos. Me rompí las dos paletas, una de ellas la conservo, aunque maquillada por el dentista, y eso después de innumerables problemas con la dentadura y, como consecuencia de aquella caída de morros, el labio roto con sus correspondientes puntos. Tiempo después, mi madre me confesó que lloró al verme entrar en casa de esa guisa.

Otro día, tendría yo diez años, mientras los chavales jugábamos, un amigo lanzó uno de esos ladrillos de hormigón con que se rematan las aceras. No podía con su peso y se le escurrió, con la mala fortuna de que aterrizó sobre mis dedos. Estuvieron a punto de amputarme dos y aún hoy quedan consecuencias de aquello. Estuve dos meses con curas diarias para evitar la amputación. Tal vez yo no tenía la mano donde debiera.

Años más tarde tuve un accidente de moto. Cuando mi madre llegó al hospital, imagínate en qué estado llegó y en qué estado se quedó al verme. El caso es que me encontró en silla de ruedas, medio desnudo debido a que me tuvieron que desvestir como pudieron para realizar las curas, todo ensangrentado, con las piernas rectas repletas de puntos de sutura y con un ojo tapado. Nada más verme comenzó a llorar. Me levanté, me quité el parche del ojo para restarle importancia y la abracé mientras intentaba hacerle ver que no había sido para tanto. Eso me valió la gran bronca que me echó el médico. Sí que había sido para tanto, al menos para que me dieran puntos por todas partes.

En otra ocasión, me dieron un navajazo a pocos centímetros de la femoral cuando fui a intentar separar una pelea. Dos chicos con malas pintas robaron el bolso a una chica en el interior de mi local. Ya en el exterior, el novio de la chica lo recuperó, pero sus amigos quisieron ajustar cuentas con aquellos sinvergüenzas. Nuko se puso en medio para poner paz y se llevó el navajazo de uno de los amantes de lo ajeno. Jamás me he pegado con nadie, pero es una aventura que, sin duda, contaré a mi hija algún día. Estuve en cama unos días, en mi casa; mi madre se enteró al día siguiente y fue a visitarme con mi padre. En otra ocasión me operaron de varices, pero no dije nada a nadie, ya cada uno tenía lo suyo y no era cuestión de añadir más preocupaciones. Me fui solo al hospital y allí me atendieron y, una vez más, me cosieron. Puede que sea el portero que más puntos haya conseguido en su vida. Otro día te contaré que conseguí, a fuerza de balonazos, varias fracturas en cuatro dedos de la mano.

Muchos comercios de la zona conocían bien a Nuko, el de Ana Mari, porque mi madre siempre recurría a mí para los encargos. No era el único hijo que podía cumplir con la tarea, pero al igual que ella siempre estaba ahí la necesitara o no, yo siempre estaba ahí cuando me necesitaba.

Nunca le falta una palabra buena y cariñosa cuando habla de mí. Lo hacía cuando era pequeño, cuando era más mayor y lo hace todavía hoy. Cuando la visito en la residencia de mayores en la que pasa sus días, les habla de mí a los trabajadores del centro y ellos me dicen que no para de elogiarme y de hablar de su Nuko. Siempre tiene a su Nuko en la boca.

Algunas veces, su cruzada por defenderme de todo y ante todo le suponía algún enfrentamiento con mi padre. Cuando por mis gustos musicales y estéticos, que se salían de lo estereotípico en los chicos de mi edad, recibía alguna reprimenda de mi padre, ella siempre salía en mi defensa: «Déjale al chico». Eso era algo que sacaba de sus casillas a mi padre. No sé si mi madre entendía mis gustos o no, pero eso no importa, lo que seguro que entendía es que no pasaba nada por el hecho de que fueran gustos, digamos, minoritarios.

Recuerdo una vez en que me había fijado en una camisa que era difícil de encontrar. Debía de tener unos diecisiete años. Iba con un amigo y pasamos por delante de una tienda de ropa... femenina en una calle adinerada de Madrid. Sentí un flechazo al ver una camisa de cachemir como las que llevaban mis ídolos en las portadas de sus discos. Ni me atrevía a entrar en la tienda, estaba llena de señoras emperifolladas. Le di a mi amigo 500 pesetas —solo tres euros de hoy, pero un auténtico capital para mis esquemas de entonces— para que entrara y preguntara el precio. Volví a casa con el precio en la cabeza, el corazón partido y ninguna camisa en mi bolsa. Mi madre se preocupó cuando me vio llegar sin nada. Le expliqué que había visto una camisa que me había vuelto loco, pero que estaba fuera de mi alcance. Aunque yo nunca le pedía dinero para nada, en aquella ocasión ella quiso ayudarme. A mí me daba vergüenza volver a aquella tienda, tenía claro que nada más entrar me mirarían mal: supongo que he visto la película *Quadrophenia* demasiadas veces. No sé cómo se las arregló, pero el caso es que me compró aquella preciosa camisa.

Nada más comprarla y comprobar el efecto que tenía en mí, mi madre empezó a elucubrar con su supervisión de madre. Ella ya cosía con soltura y sin complejos, confeccionaba cortinas, manteles, jerséis..., pero desde aquel momento empezó a pensar en confeccionar camisas, algo que considero más complicado que lo que había hecho hasta ese momento. Cuando tomó la decisión, me lo hizo saber. Yo no tenía mucha fe, pero se lanzó a aprender y vaya si lo aprendió. Consiguió confeccionar verdaderas virguerías de camisas. Yo era la envidia entre el colectivo mod de mi ciudad, y creo que también entre quienes no formaban parte de él. Cachemir, lunares, pata de gallo, rayas, príncipe de Gales. De tener un armario normal, pasé a tener el armario más estiloso y a la moda que pudiera imaginar. Cuando mi madre veía en la tienda de retales alguna tela que me pudiera gustar, la reservaba y me mandaba a verla por si era de mi gusto.

Por si me hacía falta alguna demostración más y como si fuera un reto, le pregunté a mi madre, casi dándolo por imposible, si podía tejer un jersey como el que llevaba mi músico favorito, Paul Weller, en la portada de uno de los discos de la banda que lideraba, The Jam *(This is the modern World)*. El jersey es blanco, de punto, y en el pecho lleva dos flechas de color negro, una apuntando hacia arriba y la otra hacia abajo. No respondió, al menos no lo hizo inmediatamente, pero sí a las dos semanas, cuando me entregó un jersey idéntico al propuesto. Mis amigos babeaban al verme con el jersey de Paul Weller.

Creo que todo lo que yo pueda tener de creativo y de emprendedor he debido de heredarlo de mi madre. Con poco dinero y con buenas ideas, mi madre era capaz de sacar adelante todo lo que se proponía. Y eso mismo me pasaba a mí, años más tarde, en mis emprendimientos en el mundo de los negocios, en mi forma de impartir clases, en la manera de afrontar la reforma de mi casa, en las compras... La clave está en que absorbí de ella todo su ingenio y los destellos de su brillante mente que le permitían anticipar la hermosura escondida en las cosas y que, después de pasar por sus manos, se hacía visible para el resto de las personas. Ese ha sido uno de sus grandes regalos en mi vida.

Otro recuerdo que resiste el paso de los años es el día en que tocaba corte de pelo: todos pasábamos por sus manos. Ella misma cosió el delantal que nos iba poniendo a cada uno frente al espejo del baño sentados sobre una silla de la cocina. Todavía lo recuerdo, utilizó una sábana vieja blanca con rayas de colores. Ese día salía de allí una bolsa llena de pelo de la familia Romero. Estuvo cortándome el pelo hasta que me fui a la mili.

Pero un mal día, en todo ese mundo que nos regalaba comenzó a ponerse el sol de su sonrisa. No es algo que suceda de un día para otro, entiéndeme, sino que la oscuridad que se produce en la persona enferma de SCA7 se cierne sobre ella poco a poco, en los detalles, donde se esconde el demonio.

Las comidas que antes le salían tan ricas comenzaban a presentar carencias o pequeños defectos, ya no eran iguales, les faltaba el punto que ella sabía darles antes. Dejó de salir de casa sola; únicamente lo hacía acompañada de mi padre. Tengo un recuerdo de estar en la playa con ella y mis hermanos y pedirnos que alguno la acompañáramos hasta la orilla. Había dos razones, una de ellas la conocíamos: tenía miedo al agua. La otra todavía era una desconocida para los hijos; tan solo lo sabían ella y mi padre, y nos mantenían *a salvo* de conocerla para que no nos hiciera daño. Qué poco podían imaginar entonces mis padres que no estaba en su mano evitar tal cosa.

Esos pequeños detalles, esos pequeños deterioros en su vida, en su cuerpo o en sus facultades físicas se producían al mismo tiempo que mi hermana Ana Mari empeoraba a pasos agigantados. Por una cosa o por la otra o por las dos, la luz abandonó la sonrisa de mi madre en aquellos días.

La realidad que nos habían regalado mis padres nos impedía a los hijos ver la realidad que subyacía y que se había instalado silenciosa y terrible en nuestra familia. De esa realidad solo eran conscientes mis padres y jamás nos dieron ni la más mínima pista sobre su existencia. Querían evitarnos preocupaciones innecesarias. Qué poco podían imaginar lo necesario que era que los demás nos preocupáramos y le diéramos a mi madre la mejor vida posible frente a las consecuencias de la enfermedad.

Ambos fueron verdaderos ejemplos de amor. Formaron entre los dos una barrera que separaba el dolor de sus hijos. Y algo que nunca había ocurrido en mi casa comenzó a ocurrir: se levantaban la voz.

Cuando mi madre conoció el diagnóstico de mi hermana Ana Mari, y buscando un soporte vital al que asirse, se puso a aprender a pintar y se apuntó a natación.

En la pintura, como yo ya podía suponer, consiguió alcanzar ciertos hitos personales que culminaron en su primera exposición cinco años después. Hasta llegó a tener ofertas por algunas de sus obras, pero ella no las había pintado para nadie más que para los de su casa. Aún hoy sigue ofreciéndomelos para que me los lleve a mi casa; casi todos los días que la visito, ella me insiste en que me los lleve.

Lo de pintar no suponía una sorpresa en ella, tan creativa y tan artista en todo lo que se proponía, pero lo de natación me sorprendió más. Con el miedo que le tenía al agua —en la playa no llegó nunca a mojarse los muslos; la rodilla era un límite— y un buen día dice que quiere ir a natación con Ana Mari. Qué tonto fui durante tanto tiempo que no supe ver qué había detrás de ese aparente cambio de parecer sobre el agua... Cuando éramos más pequeños y nos llevaba a la piscina municipal, ella siempre se metía en la de niños. Excusas no le faltaban: con cinco hijos quién iba a preguntarse por qué se metía en una piscina en la que, se pusiera como se pusiera, era imposible que se ahogara.

Mi hermana comenzaba a manifestar los primeros síntomas evidentes de la enfermedad y mi madre quería estar a su lado en todo momento. Era, junto a mi padre, Noe y a alguna compañera de mi madre, aunque él no se metía en la piscina, su apoyo en el vestuario y quien la ayudaba a llegar hasta el borde de la piscina para dejarla en manos de su monitor, a pesar del miedo que siempre le había tenido al agua.

Cómo será la adaptación de mi madre a los cambios, que ella siempre ve como retos de los que aprender y con los que llegar más lejos, que algún tiempo después de comenzar con las clases de natación, la vi lanzarse de cabeza a la piscina. No podía creerlo, pensé que en el mundo no podía haber nadie más dotado que mi madre para cruzar cualquier frontera que la vida quisiera ponerle por delante.

Mi madre y mi hermana siguieron acudiendo juntas a clases de natación hasta que un día, la suma de varias circunstancias: el suelo mojado, el uso de chanclas, la progresiva inestabilidad de ambas, la falta absoluta de facilidades para personas con movilidad reducida... tuvo como consecuencia que las dos cayeron al suelo. Poco después, mi padre recibió una comunicación de quienes coordinaban las actividades en la piscina: mi hermana no debía ir más a clases de natación por el riesgo que conllevaba para ella, para otras personas y para la propia instalación. Años más tarde, mi padre recibió una comunicación igual, pero en este caso con diferente protagonista: mi madre.

Pero nada de todo aquello mermó la fortaleza de mi madre. Tanto fue así que mientras mi hermana sufría los rigores de la enfermedad y su cuerpo se deterioraba de manera ostensible y desesperante, ninguno, salvo mi padre, nos dimos cuenta de que alguien más nos necesitaba, y mucho.

Recuerdo la dura tristeza de los últimos años de Ana Mari, especialmente los días de Navidad. A excepción de Ana Mari, todos los demás cenábamos en el salón, mientras, al otro lado de la pared, ella lo pasaba postrada en su cama. Mi madre no terminaba ninguna cena, siempre se levantaba empujada por la angustia y rota de dolor para acompañar a su hija. El salón quedaba sumido en un doloroso silencio que mi padre se esforzaba en romper con alguna broma, aunque fuese él quien más dolor experimentara en una situación como esa.

Incluso después de fallecer Ana Mari, mi madre seguía terminando sus cenas de fechas señaladas en la habitación de mi hermana, ya sin ella, pero que mantenía igual que cuando vivía. Desde entonces, las Navidades se convirtieron en una época que odio, aun después de morir Ana Mari, jamás volvimos a disfrutar de esas fechas. Después de la marcha de mi hermana, algunas las pasé solo en casa por razones que no te contaré y hasta en tres ocasiones me marché a pasarlas a Brasil porque allí mis amigos Alé, Juliano y Du conseguían distraer a mi mente de todas esas sensaciones tristes y negativas y me aportaban la paz y el cariño que necesitaba.

Mi madre comenzó a necesitar apoyo para caminar cuando ya pasaba con creces los cincuenta años, pero salvo mi padre, nadie de quien tenía a su alrededor, ni amigas ni vecinas... ni hijos quería salir a la calle con alguien que necesitara semejante ayuda para desplazarse. Qué difícil es asumir que otras personas no puedan hacer algo que a nosotros no nos cuesta ningún trabajo como es, simplemente, caminar.

Me declaro culpable de ser una de aquellas personas que preferían no salir a la calle con ella. Supongo, quiero pensar, que tendría la mente y el juicio nublados con el acelerado deterioro de mi hermana. No era capaz de ver y de interpretar correcta y justamente lo que tenía delante de mis narices. ¿Cómo pude negar hasta el apoyo más básico a quien me había apoyado y defendido siempre?

Quien nunca fallaba era mi padre. Se prejubiló a los 55 años y desde entonces no conoce el descanso —si es que alguna vez lo conoció—, siempre estuvo para sus dos amores, sus dos Ana Maris.

Más tarde, cuando mi madre necesitaba más ayuda todavía para desplazarse, apareció en su vida, y en las nuestras, Marisol. No recuerdo cómo contactaron con ella, pero la contrataron para que sacara a pasear a mi madre. La cogía del brazo y salían juntas. Aunque había una parte económica en su relación, se hicieron buenas amigas. Marisol era de Guadalajara y tenía una edad parecida a la de mi madre, así que tenían muchas cosas en común de las que hablar.

Tardé aún algún tiempo en identificar a mi madre como una enferma de SCA7. Sí que puedo referir un día concreto en el que se dio en mí esa transformación. Lo recuerdo con dolorosa precisión porque fue el día del entierro de mi hermana: el 21 de agosto de 2004. Mi padre y yo tuvimos que ayudar a mi madre en cada paso que dio aquel día para despedir a su hija en el cementerio tras el coche fúnebre. La marcha de Ana Mari me abrió los ojos y entonces pude ver que tenía a mi lado a otra persona que necesitaba toda nuestra ayuda, y no solo por su estado físico, cada vez más deteriorado, sino también por las consecuencias mentales que sufren los enfermos a medida que ven cómo su vida entra en esa dinámica imparable de destrucción. La enfermedad se había llevado a su hija y a ella ya le había robado la capacidad para caminar por sí sola.

Aquel mismo día, cuando las temperaturas comenzaban a suavizarse, Marisol se presentó en casa para ver a mi madre y se sentaron juntas en la terraza.

—¡Nuko! —me llamó mi madre.

—Dime, mamá.

—Cuéntale a Marisol qué te ha dicho Ana Mari.

Siempre recuerdo ese momento: sentarme a su lado y volver a contar, esa vez a ambas y agarrado de la mano de mi madre, el inolvidable obsequio que me hizo mi hermana el día en que dejamos de verla físicamente: su maravillosa sonrisa hecha de viento, flores y hojas. Quise ver a mi hermana vestirse con aquella brillante sonrisa para decirme, como en un susurro, que estaba bien, que estaba corriendo por el campo.

Con el tiempo y los accidentes, Marisol dejó un día de acudir a casa para acompañar y ayudar a mi madre. El deterioro del cuerpo de mi madre derivó en una creciente dificultad para caminar. Tanto empeoró que llegó un momento en que ya era un riesgo tanto para ella misma como para Marisol el simple hecho de salir de paseo. Más de una vez acabaron las dos en el suelo. Creo que desde la última visita de Marisol, los días comenzaron a hacérsele infinitos. Su única compañía era la de mi padre. Yo procuraba ir todos los días a comer a casa para acompañarlos. De hecho, estuve haciéndolo hasta los cuarenta años.

En aquella época, mi padre compró un chalé independiente con parcela. Sin duda, era un lugar ideal para vivir. La casa en cuestión se encontraba en Guadalajara, a pocos minutos caminando del centro, pero con ser eso importante en términos generales, lo que más me gustaba de la casa era algo que, por mi experiencia con enfermos, considero fundamental para combatir la soledad, que para un enfermo se convierte en algo verdaderamente terrible, un patio.

Por mi carácter tal vez, por mi afición al deporte más probablemente, llegué a odiar los lugares cerrados, y más aún, no me importa reconocerlo, si en el lugar hay enfermos. Si ya tiene suficiente desgracia una persona con estar enferma e impedida para hacer la mayoría de las cosas que los demás podemos hacer sin mayores problemas, que tenga que vivir esas limitaciones encerrada es algo que ensombrece el ánimo de cualquier persona que sienta algo de compasión y empatía.

Ese patio ofrecía la posibilidad de recibir visitas, aunque ya he dicho antes que familiares y amigos parecían haberse vuelto invisibles al mismo ritmo que se hacía visible la enfermedad en nuestra familia. Pero yo no le fallaría a mi madre. La visitaría y, los dos juntos, tomaríamos el fresco y escucharíamos a la gente pasar, a los pájaros piar y a los perros ladrar.

Para su cumpleaños le regalé un jardín precioso. No un ramo de flores, no un centro de mesa vistoso, no un arreglo floral, no, un jardín. Cubrí todo el patio de césped, planté árboles, añadí unas sombrillas y una valla de madera como decoración y ese día conseguí reunir allí a toda la familia. Recuerdo que mis sobrinas se lo pasaron en grande correteando por allí y jugando con la manguera. Aquel día sonreímos todos. Había conseguido justo lo que pretendía: que la visita a una persona enferma no impidiera a nadie disfrutar de la vista y de la visita. Ese mismo disfrute es el que veo cuando miro las fotos de aquel día. Desde luego, aquello no tenía nada que ver con visitar a un enfermo que, por muy difícil que lo tenga, se pasa las horas y los días postrado en un lugar cerrado y bañado de luz… artificial.

A pesar de haber comprado el chalé, mis padres no abandonaron su casa en un cuarto piso de una casa de vecinos. El chalé tenía en la planta baja tres habitaciones y un baño adaptado para personas con discapacidad. Además, la planta superior era diáfana, por lo que mi propuesta era que en el futuro, cuando se hiciera imprescindible, alguien se instalase allí con ellos para ayudarlos en el día a día. A fin de cuentas, ya conocíamos qué futuro podíamos esperar de la evolución de la enfermedad.

No conseguí convencerlos y recurrí a mis hermanos para intentarlo entre todos, pero no logré aliados para esa tarea y me quedé solo en el propósito. Propuse incluso correr con el gasto de amueblar la cocina y ayudar en lo que pudiera con el resto del mobiliario, pero siempre recibía excusas, argumentos, a veces peregrinos, que parecían no agotarse nunca. Cuando tenía convencido a uno, me fallaba el otro y viceversa. Llegué a pensar si no sería una estrategia para no plantarme con un no rotundo desde el primer momento o si actuaban así porque no sabían ya cómo decirme que no.

Me resultaba inexplicable, y aún hoy no alcanzo a entenderlo, por qué, teniendo esta fantástica nueva vivienda tan cerca de la ciudad, preferían ir hasta Ciruelas todos los días para pasar tres horas diarias allí en la casa vieja donde mi padre vivió de chico y que más tarde heredó o, simplemente, sentados en la plaza del pueblo. Mi madre solo deseaba salir de espacios cerrados porque necesitaba que le diera el aire, eso debí heredarlo de ella. Aunque hiciera mucho frío, ella se quedaba en el exterior haciendo ejercicio agarrada a la valla de la casa, solo entraban cuando llovía.

Allí, en la plaza del pueblo, mi madre no tenía mucha compañía, solo nosotros y su amiga Angelines, que se acercaba en numerosas ocasiones a hablar con ella. Era precioso verlas conversar y reír. Eso le hacía tanto bien a mi madre... Otras personas, sin embargo, preferían dar la vuelta a la plaza antes de pasar por delante de mi madre. Solo deseo que esas personas tengan mejor suerte que ella, porque puede que no soportaran todo lo que ha tenido que soportar.

Desconozco los motivos que mi padre tuvo para comprar aquella segunda vivienda cuando, en principio, no podía permitirse mantener las dos simultáneamente. Algo debió suceder para que, conociendo lo que nos esperaba en el futuro, no aceptara la opción que parecía más razonable y práctica.

Por mi parte, continuaba yendo a comer a la casa familiar a diario. Eso me permitió apercibirme de todo lo que ocurría: el deterioro de mamá, la progresiva falta de visión, la dolorosa soledad... Las circunstancias la llevaban al límite y provocaban en ella un estado de irascibilidad latente que era capaz de consumir la poca paciencia que le quedaba a mi padre después de todo lo sufrido con mi hermana Ana Mari. Lo consumía ver a su esposa siguiendo los mismos pasos y no poder hacer nada para evitarlo y bien poco para aliviarlo.

Cuando llegaba a la casa escuchaba voces más altas que otras. Ya habían dejado de hablarse con normalidad y las discusiones eran continuas, muchas de ellas sin fundamento, pero fruto lógico y natural de la tensión reinante. Todo mi afán era llevar un poco de aire fresco para atenuar la tensión ya irrespirable, pero reconozco que muchas veces se me quitaban las ganas de alejarlos de su realidad con las pequeñeces de mi trabajo y de mi vida profesional con las que pretendía relativizar en la medida de lo posible los asuntos cotidianos a los que se veían sometidos.

Alguna vez, con o sin voces de por medio, encontré a mi madre en el suelo y a mi padre intentando levantarla. Fueron varias las ocasiones en las que llegué a casa y me encontré a mi madre sola tirada en el suelo llorando, mi padre no podía estar todo el día en casa, también debía cumplir con otras obligaciones. Esas situaciones parten el corazón y el alma a cualquier persona con un poco de sensibilidad, cuánto no más a un hijo que siempre ha amado a sus padres. En esos días, mi misión ya no era la de aportar elementos externos a su día a día, sino llevarme conmigo parte de su pesar. En días como esos salía de allí como podía, ya fuera cabizbajo y desanimado, pero con la idea de que les había descargado de, al menos, parte de sus frustraciones, aunque solo fuera por el mero hecho de compartirlas conmigo. Yo tampoco me atrevía a compartir las cosas bonitas que me podían estar pasando porque sentía que, viéndolos así, no tenía derecho a disfrutar de la vida.

Cada visita a la casa familiar de la calle Sigüenza era un desafío a mi paz espiritual. Siempre había caras largas, casi siempre voces, muchas veces tristeza y soledad, aunque estuviéramos juntos... Pero llegó el día en que me planté: les dije que no volvería si no se marchaban a vivir a la otra, al chalet, algo que para mí era lo más razonable sabiendo como sabíamos lo que el futuro depararía a mi madre. No sabía qué podrían ver de malo en la idea de ir a vivir a un lugar en el que estarían más cómodos. Además, mi madre tendría más facilidades para desplazarse y para recibir visitas y hasta, por qué no, tal vez volverían a vivir alguna alegría por infrecuente y pequeña que fuera. El caso es que para ese traslado mi padre tendría que vender la vivienda actual, algo que no parecía fácil para él.

Pensaron que lo mío sería un enfado pasajero, pero estaban muy equivocados, dejé de acudir a aquella casa, le cogí manía, aunque no dejé de visitarlos en la casa del pueblo. Ellos siempre han sabido que yo estoy disponible cuando se me necesita, pero eso no quiere decir que comprenda el sufrimiento innecesario de vivir con menos comodidades y con menos naturaleza alrededor.

Mientras yo siempre he intentado adelantarme a los problemas, mi padre los afrontaba de otro modo, su filosofía siempre ha sido esperarlos y parapetarse para resistir lo mejor posible su embestida. Quiero pensar que, aunque nunca la encontró, siempre buscó la solución más acertada para cada problema que se presentaba.

Durante aquella época me convertí en el hijo incómodo. Si mi padre me escuchaba llegar, salía casi literalmente corriendo para evitar escuchar de nuevo la cantinela con la que siempre lo asediaba: que había que hacer algo urgente, que debían cambiarse de casa, que mi madre llevaría mejor el peso de la enfermedad en un ambiente más acogedor…

Sin más cambios, pasó el tiempo hasta que, un buen día, mi padre me planteó la opción de ingresar a mi madre en una residencia de mayores. Su estado físico ya lo pedía de manera clara. Y por lo que respecta a mi padre, ya sufrió mucho de la espalda cuando tuvo que emplearse a fondo con mi hermana Ana Mari, y ahora, muchos años después, ni su espalda ni su aguante ni, todo hay que decirlo, su resistencia mental eran los mismos que entonces. Mi padre se pasó media vida atendiendo a mi hermana y a mi madre y él mismo podía empezar a necesitar cuidados en cualquier momento. Nunca estuve de acuerdo con esa idea porque seguía pareciéndome mejor la que yo había propuesto de alojar en el chalé con ellos a un matrimonio que se ocupara de todo lo relacionado con mi madre y sus necesidades especiales.

Por supuesto, a mi padre y a mí nos tocó recorrer todas las residencias de Guadalajara hasta encontrar la apropiada. Pero con ser eso duro, no fue comparable con tener que darle la noticia a mi madre. Su respuesta fue romper a llorar y pedirnos por favor que no la ingresáramos en una residencia. Aquella noticia significaba para ella que la abandonaríamos allí y que nunca la visitaríamos. En eso se equivocaba, porque nunca le habría hecho semejante cosa y, además, para su tranquilidad, le prometí que estaría a su lado tanto como fuera posible.

¿Qué justicia hay en ingresar a una mujer de 72 años con la cabeza totalmente lúcida y operativa en un centro para mayores? ¿Cómo no iba a comprender sus lamentos y sus temores?

Como mi madre ya había perdido la vista, yo me convertí en sus ojos. Así, cuando volvíamos del paseo diario, yo le narraba lo que íbamos viendo a medida que avanzábamos.

—Mamá, ya nos han abierto la puerta de la verja y vamos hacia el interior de la resi, que ya es la hora de tu comida. ¡Jo!, qué difícil es abrirla y empujar tu silla al mismo tiempo; ya podrían poner otro sistema. Mira, ya llegamos a la puerta, que es como la de la tienda de las lanas de Mari Luz, esa puerta de cristal que se abría sola cuando nos acercábamos a ella, ¿te acuerdas? Ya hemos traspasado la puerta y continuamos caminando. A la derecha está el mostrador donde trabajan Mariam y Mari Luz, por eso, cuando pasamos por aquí siempre escuchas saludos: son ellas. Si siguiésemos de frente nos chocaríamos con el despacho de Isa, la trabajadora social, que está a la derecha del de María, la directora. Pero nosotros giramos hacia la derecha y pasamos por delante de los ascensores, que nosotros no necesitamos utilizar. Solo los utilizamos cuando bajas a rehabilitación, porque tu habitación está en esta misma planta. Ahora giramos a la izquierda y vamos caminando por un largo pasillo hasta llegar a tu habitación, que queda a mano izquierda. Tiene dos camas; la que está pegada a la puerta y la tuya, que está al lado de la ventana que da al jardín, como te gusta a ti. Desde ahí se pueden ver los árboles. Venga, mamá: manta fuera; a ver las manos, guantes también fuera. Cómo te miran con tus plumas violeta, eres la sensación de la resi, la envidia de todos. Venga, déjame que te baje la cremallera. ¡Ahí va! Vaya pelos te he puesto al quitarte el jersey, pareces una punki, ja, ja. Voy al baño a por el cepillo para peinarte. Hale, preparada, te llevo al comedor. Hacemos el mismo viaje que antes, pero de vuelta: pasillo, ascensores, despachos, seguimos rectos y llegamos al comedor.

—Buenos días, Magdalena —exclamo.

—Buenos días —me contesta Magdalena.

—Mamá, ya estamos en la mesa —le digo a mi madre cuando llegamos.

—Gracias, hijo. ¿Hay alguien ya?

—Sí, está Magdalena a tu derecha.

—Hola, Magdalena, hermosa, ¿qué tal estás? Que aproveche —dice mi madre.

—Bueno, mamá, dame un beso gordo, que te dejo comiendo. Te quiero mucho, mamá.

—Ay, hijo, y yo a ti; no te imaginas cuánto.

Según me voy alejando despacito, escucho a mi madre: presume de hijo hablando con Magdalena.

No creas que estas conversaciones las tenía un día y después daba por hecho que mi madre ya conocía la residencia y los lugares por donde pasábamos empujando su silla de ruedas, no; me gustaba tener estas charlas con mucha frecuencia, porque igual que a mí me gusta ver todos los días, a mi madre también le gustaría poder hacerlo, y esa es la forma que mi madre tiene de ver.

El primer año que estuvo ingresada en el centro fue muy duro también para mi padre y para mí: un sentimiento de culpabilidad nos mataba por dentro. Pero con ese sentimiento o sin él, por supuesto, cumplí mi promesa y lo hice sin titubear: me tomé un año sabático solo para poder visitar todas y cada una de las mañanas a mi madre, debía hacerla sentir querida y arropada. Y no me cabe duda de que así debía ser, porque, de hecho, la veía más que antes. Incluso llegaron a llamarme la atención desde la dirección del centro: me decían que yo debía seguir con mi vida. Supongo que se lo dirán a todos los familiares de los residentes, pero yo sabía que mi madre necesitaba más apoyo que nunca.

Tal vez por mi tesón o por otro motivo, fue precisamente durante los primeros años de ingreso de mi madre en la residencia cuando comenzó a sonar con más fuerza nuestra lucha por la visibilización de la enfermedad. Mi madre fue quien me dio alas para llegar a cada rincón en el que conseguí colarme. Mientras otros miembros de mi familia me criticaban o, simplemente, ignoraban mis acciones, mi madre me apoyaba cada vez con más fuerzas. Es más, cuando le dejaba ver mi desánimo por la falta de apoyo de los nuestros, me animaba a seguir peleando. Un apoyo como el suyo es el que recibiría algún tiempo después de mis amigos mexicanos, pero eso lo explicaré más adelante. Sigamos ahora con aquella época.

Mi madre se emocionaba siempre que tenía noticia de que yo había salido en algún programa de radio o televisión o en prensa hablando sobre la enfermedad y el caso de nuestra familia. Era frecuente que me pidiera escuchar otra vez la grabación en la que salía su hijo luchando por ella y su enfermedad o que le leyese de nuevo la noticia o la entrevista que habían publicado en la prensa sobre el caso. Ella se quedaba silenciosa, atenta, no quería perderse nada; con la mirada puesta en el infinito o vete a saber dónde. Estoy seguro de que en su mente proyectaba, como si se tratase de una película, aquellas noticias. No fueron pocas las actividades y los encuentros que organizamos para dar visibilidad a nuestra lucha. Y, por supuesto, ella no se perdía ni un evento y adornaba todos ellos con su preciosa sonrisa.

Al contrario de lo que podía esperar, las acciones que había emprendido fueron dando, poco a poco, sus frutos. El primero de ellos fue contactar con la Fundación Genes Latinoamérica. Durante un viaje que algunos de sus miembros realizaron a Guadalajara pude presentarles el caso de mi familia, aunque de mi familia… solo estuvimos con ellos mis padres y yo. Ellos quedaron enamorados de la personalidad de mi madre, que estaba sufriendo todos los rigores de la enfermedad con una sonrisa y con un ánimo inquebrantable. La tomaron como ejemplo de fuerza individual y me lo citaron más de una vez. En aquel encuentro conseguí congregar a cientos de personas para hablarles de la SCA7. Creo que ha sido la reunión más multitudinaria que haya podido darse en el mundo para tratar entre familiares y afectados un tema tan delicado y duro como este.

Al día siguiente de aquella reunión, mi madre me pidió, como de costumbre, que le describiera cada detalle de lo que sucedió y que le dijera la gente que había acudido al encuentro, ya que ella no podía ver. Así lo hice; intenté contárselo con todo detalle para que ella lo viese a través de mis ojos. También le hablé de las personas que acudieron, entre ellos, mi amigo y exalumno Moussa. Le llamó la atención su nombre y me preguntó por él. Y le expliqué:

—Moussa es un chico negrito de origen africano, de Guinea-Conakri, que fue alumno mío y más tarde se convirtió en amigo. Tiene un corazón enorme y a mí me gustan las personas así. Lo conocí el primer día de clase y enseguida conecté con él. Intenté ayudarle en todo lo que estuvo en mi mano, aunque seguro que no fue suficiente. Ha venido en varias ocasiones a mi casa de Ciruelas. Me contaba todas las penurias que había vivido hasta llegar a España; llegó él solo, pasó hambre, sed, riesgo por su vida y un sinfín de terribles situaciones.

—Qué chico tan afortunado —me dijo mi madre antes de que terminara mi explicación.

Pensé que no estaba entendiendo lo que aquel chico había sufrido hasta conocerle, pero mientras intentaba repetírselo, giró la cabeza como para dejar de prestarme atención y, poniendo mala cara, me dijo:

—Ojalá tu hermana hubiera tenido la oportunidad de atravesar desiertos, pasar hambre y sed, penurias, riesgos y hasta poder cruzar el Estrecho en una barcucha para intentar salvar su vida.

Otro de los retornos de todo aquel esfuerzo llegó desde el ámbito del deporte. El CD Guadalajara de veteranos organizó un partido contra exjugadores de primera división con el fin de amplificar la voz de quienes hablábamos de esta enfermedad. Y allí estuvo también mi madre, en la grada. Cuando terminó el partido me dijo: «Hijo, qué partido más precioso». Debido a su ceguera no lo vio, pero el corazón de quienes han perdido la vista puede ver lo que no pueden ver sus ojos. A pesar de sus limitaciones, mi madre se convirtió en la protagonista de la grada. Cada vez que sentía que había una jugada emocionante, repartía besos en todas direcciones. Sentía con toda el alma la tensión del ambiente y su reacción era repartir cariño. Esa es mi madre, generosa en todo, especialmente en el cariño. Necesitaba amor y aquel día se sentía amada.

A mi madre le gusta participar en todas y cada una de las iniciativas que conseguimos llevar a cabo para dar visibilidad a la enfermedad. En estos eventos se siente arropada y querida y rodeada de gente, algo que no es lo habitual. No es tonta y sabe que al día siguiente nadie se acordará de ella, pero exprime el momento y lo disfruta como nadie, es una lección de vida permanente. No pudo faltar al maratón de DJ que mi amigo Chema hizo en su Discotaberna, en el casco viejo de Guadalajara, para visibilizar el problema de mi familia. Aquello se le fue de las manos, jamás pensó que tantísima gente pudiera acudir al evento. De hecho, tuvo que recurrir a los bares de alrededor para reponer sus cámaras frigoríficas cuando solo había transcurrido una hora. Fue preciosa la sorpresa de encontrarnos allí con nuestra nueva familia: más de diez trabajadores de la residencia de mi madre que se congregaron para apoyar. Mi madre tampoco falló a la Media Maratón de Guadalajara, que también tuvo un gesto solidario para la SCA7. No pudo acudir a una sesión de música *soul* organizada por GuadaSoul con la finalidad de dar voz a la enfermedad, pero le habría encantado. El periódico más laureado de mi ciudad, *Nueva Alcarria*, me otorgó el galardón de sus Premios Populares del 2020 a los valores humanos. Tengo claro que cualquier miembro de mi familia lo merecía antes que yo. La gala de premios era en un teatro con un aforo para mil cien personas y mi sueño era recoger el galardón acompañado de mi madre, pero el maldito virus del COVID-19 hizo que tuviera que ir solo.

Su fortaleza de espíritu la llevó a participar en el documental que rodamos (más tarde te hablaré de él), y hasta colaboró en reportajes de prensa. Menuda es mi madre: nada puede frenar sus ansias de vivir, y cada día me lo demuestra.

Pero en todo ese tiempo, mi madre me ha demostrado muchas más cosas. Tal vez llevada por esa fortaleza que germina en quienes se enfrentan a las desgracias más grandes, mi madre me ha regalado nuevas experiencias que hasta el momento ni me había imaginado. La frecuencia de mis visitas nos ha permitido ahondar en nuestra relación de un modo que ahora comprendo que no está al alcance de todo el mundo. Y no lo digo por presumir de ello, aunque un poco también, sino porque supongo que solo circunstancias tan especiales como las que rodean a mi madre y a mi familia pueden ver brotar este tipo de conexiones entre una madre y un hijo.

Gracias a todo ese tiempo juntos se rompieron tabúes y fronteras que antes se veían tan altas e inexpugnables. Llegamos a hablar de todo lo imaginable y lo inimaginable. Nos hemos conocido de una manera que, en otras circunstancias, no considero posible. Tenemos confesiones que nadie conocerá. Hasta le confesaría mi desgana por seguir viviendo.

Hablamos de los años de sufrimiento que pasamos cuando la enfermedad se cebó con Ana Mari. Cada uno de nosotros desconocía cómo lo había vivido el otro. Yo no podía hacerme una idea de cuánto había padecido ella. Y ella no podía imaginar cómo lo viví yo y a qué monstruos me enfrenté. Con frecuencia, aún hoy, me incita a preguntarle cosas sobre la enfermedad y me contesta sin ningún tipo de molestia. Ninguna pregunta es inoportuna y ninguna respuesta es comedida o reservada. Estas conversaciones me han hecho comprender con mayor profundidad y precisión cómo vive un enfermo a quien la SCA7 le ha robado la salud y, con ello, el futuro. Otra cosa que estas conversaciones me han confirmado es que las personas de la Fundación Genes Latinoamérica que la conocieron tenían buenas razones para verse sorprendidas por la fortaleza de mi madre. Su entereza para afrontar la vida, tan llena siempre de pequeñas desgracias, carencias o limitaciones, siempre me había parecido algo admirable, pero desde que la enfermedad se hizo con ella, parece como si sus mejores cualidades salieran reforzadas de ese enfrentamiento con la muerte lenta que es la SCA7. Recuerdo que, hace cuatro años, cuando la felicité por su cumpleaños y, en tono de guasa, le dije que ya era una viejita y que ya le iban quedando menos por cumplir —debo aclarar que mi propia muerte es la primera muerte con la que bromeo, bien saben mis amigos que ese día deben organizar una fiesta en mi honor—, ella me contestó: «¡Qué va, hijo! Estando bien como estoy...».

En cada visita aprovechamos para decirnos que nos queremos y ya hemos aprendido a asumir y a superar aquellas primeras visitas en las que el tema de conversación era, indefectiblemente, la enfermedad y sus consecuencias, la pérdida de lo bueno de la vida, de la salud, el deterioro de las relaciones con las amistades y con los propios familiares.

La vida de mi madre en la residencia es bien limitada: consiste en ir de la cama a una silla de ruedas y vuelta a la cama. Sin vista y sin control de sus movimientos, ella se queda durante horas aislada en el lugar en el que la *aparquen*. Su audición también ha sufrido daños graves y para que te escuche tienes que hablarle bastante alto y por el oído derecho, ya que el otro lo perdió por completo. No puede escuchar a dos personas a la vez, puesto que le cuesta trabajo identificar las voces. Antes de iniciar una conversación con ella tienes que decirle quién eres y luego comenzar a hablar alto y vocalizando con claridad. Además de todas esas limitaciones, desde hace años debe llevar pañal y tienen que darle de comer y de beber.

Por fortuna, los residentes del centro están bien atendidos por personal profesional. Aunque los siento como mi familia, lo cierto es que una persona con las necesidades que tiene mi madre no puede estar bien en ningún lugar. Siempre hay alguna pequeña incomodidad que ella, debido a sus limitaciones, considera de mayor importancia. Solo les pediría a las personas que la atienden que cuando la noten irascible por algo que para ellas no tiene la menor importancia, intenten ponerse en su lugar y pensar cómo reaccionarían ellas si se encontrase en la misma prisión de salud en la que se encuentra mi madre.

Incluso visitándola a diario aún no soy capaz de imaginar cuánta fortaleza puede llegar a desarrollar una persona para asumir un destino así y asistir cada día a la enorme condena con que la castiga la enfermedad. Si la prisión en la que se encuentra encerrada fuera de otro tipo o se encontrase encerrada por motivos políticos, por ejemplo, todos entenderíamos como normal que recibiese apoyo psicológico. Pero la sanidad pública se ha deteriorado tanto en España que hoy en día es impensable que alguien tan insignificante para la sociedad y para las compañías farmacéuticas pueda recibir el apoyo psicológico que, sin duda, necesita y agradecería aunque solo fuera para mantenerla entretenida una hora a la semana.

Su cabeza se ha mantenido despierta en todo momento. Todo el tiempo ha sido consciente de su realidad, de lo que el destino le tiene reservado y, para bien o para mal, no muy escondido; y después de sufrir el calvario que padeció su hija y su posterior fallecimiento, mi madre nunca ha bajado los brazos. Siempre quiere vivir y aprovechar la más pequeña ocasión de sonrisa o de alegría que pudiera tener a su alrededor. Lo veía en cada una de las contadas visitas que ha tenido mi madre sin contar con las mías, las de mi padre y mis hermanos, los mexicanos de la fundación, dos amigas incondicionales, periodistas y personal de grabación del documental. Cada uno de los encuentros con otras personas menos frecuentes era para mi madre un motivo de alegría, su corazón se alborotaba y sacaba de sí lo mejor. Quienes la han conocido en esas circunstancias y la han visto luchar han coincidido en fijarse en su fortaleza mental y en sus ganas de vivir.

Pero toda capacidad humana, como humana que es, es limitada. Me rompió el corazón escuchar lo que me dijo el primero de abril de 2022: «Nuko, me quiero morir».

No lo vi venir. Y el caso es que también me dijo que por las noches su hermana Carmeli, ya fallecida, la acompaña y la coge de la mano.

Lo achaqué a un mal día en la residencia, pero me equivocaba. En días sucesivos me lo repitió. No era algo pasajero. Tardó en llegar, pero llegó el día en que mi madre se dio cuenta de que, aunque seguía viva, para la sociedad, incluidos familiares, examigos y paisanos, estaba muerta. No me imagino nada más duro que ser el último en enterarse de que está muerto. Creo que eso ha superado todas sus fortalezas. Las personas necesitamos saber que le importamos algo al mundo, pero si el propio mundo considera que ya no vivimos, que ya no importamos...

Mamá, cuando te lean, cuando te leamos estas líneas, sabrás que para mí sigues siendo mi eterno amor, mi referente y mi luz. La vida no nos dio la continuidad que nos merecíamos. Nos partió por la mitad. Me has hecho falta tantas veces y no me he atrevido a llevarte mis problemas para ponerlos por encima de los tuyos.

Aunque la cocina no es mi pasión, habría disfrutado una barbaridad recogiendo el testigo de esa irrepetible tortilla de patatas tuya o de esas exquisitas albóndigas que cocinabas para nosotros. Por supuesto, eso no sería lo único, pues creo que habría aprendido a hacer camisas. Ya ves que sigo siendo un poco raro.

Cada vez que estaba de viaje, os tenía presentes a Ana Mari y a ti. Os imaginaba a mi lado en la playa o visitando todos esos países que, estoy seguro, te habría encantado conocer.

Cuando veo por la calle a una pareja de ancianos paseando, rabio porque tú nunca has tenido esa oportunidad y en la cara de la mujer siempre veo la tuya. En mi cabeza sí has tenido esa oportunidad de pasear del brazo de papá.

Te eché de menos cuando compré mi primera casa. Me faltaron tus consejos y tus guías para sacarle todo el partido que tú le habrías sacado.

También eché de menos tus consejos y tus conocimientos cuando el jardín que tanto deseaba regalarte llegó, pero llegó tarde, cuando ya no disponías de tus facultades al cien por cien y la enfermedad te tenía postrada en una silla de ruedas que ofrecía de todo menos facilidades.

Me alegraste mucho el día en que celebramos tus bodas de oro y recibiste con tu mejor sonrisa a las más de cien personas que conseguimos reunir a tu lado, a pesar de que muy pocos de entre ellos, por no decir ninguno, fue a verte ni una sola vez a la residencia.

No puedo olvidar el día en que te anunciamos que ibas a ser abuela. Fue con la verja de la residencia de por medio debido al dichoso COVID. Ni siquiera pudimos abrazarnos. No me canso de ver el vídeo que te grabé cuando te dimos la noticia. Tu cara es pura felicidad y tus palabras explican el amor que nos profesamos: «¡Qué alegría! Qué alegría me habéis dado, lo mejor del mundo. ¿Qué os digo ya…? Solo que ya nada no vale la pena».

Perdóname por no haber estado más pendiente de ti, por no haberte cuidado más y no haberte dado el mismo cariño que tú siempre me diste a mí durante toda tu vida. No estuve a la altura, la vida no me dejó prepararme para ello.

Quiero que sepas que sigo disfrutando cada minuto a tu lado. Y lo disfruto tanto que no puedo más que sentir pena por quienes pudiendo hacer con su madre todo lo que yo querría… no lo hacen y no disfrutan esa oportunidad. Yo disfruto a tu lado todo lo que ellos no disfrutan.

Me hubiera gustado tenerte a mi lado cuando nació mi hija Zoe y que ella te hubiera escuchado eso que tanto me dices y que nunca deja de erizarme el vello: «Nuko, ¡cuánto nos queremos!».

Zoe sí puede verte y sabrá por mí lo que significa para un hijo tener la mejor madre del mundo.

08
La tía Carmeli

Tienes que ayudar a los que te quieren
y querer a los que te ayudan.

Diario de Nuko

Ya conoces a la tía Carmeli, aunque solo sea por encima. Ahora te hablaré un poco más de ella, que viene a ser una gota de calma en medio de una tempestad de ira y rabia.

Ella era tan especial que era capaz de absorber todo el mal que pudiera fluir a su alrededor y transformarlo para devolverlo a sus seres queridos en forma de amor, incluidos aquellos familiares de quienes le llegaban las puyas más hirientes y vergonzosas que uno pueda imaginar.

La tía Carmeli recibía con una sonrisa todo tipo de improperios que hermanos, cuñados y hasta algunos sobrinos le lanzaban con la ingenua intención de hacerle daño. Se ve que no conocían de qué pasta estaba hecha esta gran mujer.

También había quien decía de ella que de buena se pasaba a tonta. Podían decir lo que quisieran, pero puede que lo dijeran por envidia, porque nadie más era capaz como ella de deshacer el mal solo con una sonrisa. Ese era el pago que ella daba a todo el que venía a lanzarle sus celos, su tirria y su impotencia. Sonrisa contra toda forma de odio.

Podría estar hablando de ella durante horas y, aun así, no podría darte información suficiente para que comprendas, siquiera superficialmente, de qué tipo de persona te hablo. Pero te diré algo, unos días después de su fallecimiento, tuve noticia del estado de sus cuentas: vaciadas por su generosidad y por la ambición de algunos familiares que no tuvieron el más mínimo reparo en aprovecharse de ella y de su inocente bondad hasta el último momento. La ropa que tenía, usada durante años y casi nunca repuesta, y la nevera vacía completaban el panorama de alguien que se entregó tanto a los demás que entre todos fagocitaron su vida. Lo que nunca podrán devorar y destruir es su recuerdo y el magnífico ejemplo que fue para quien tenga el valor de reconocerlo.

Yo, además del valor de reconocerlo, tengo la necesidad de hacerlo y de contarte un poco más acerca de esta mujer. Aunque me temo que todo homenaje, si bien es necesario, será poco para lo que ella merece.

Carmeli había estudiado para auxiliar de enfermería y trabajaba en el ala de rehabilitación del Hospital Universitario de Guadalajara. De alguna manera, ella había ido a aterrizar allí donde más falta hacía una persona como ella. Cuando uno piensa en casos así, la palabra *predestinación* no tarda en aparecer.

Pero no basta con tener conocimientos profesionales sobre la tarea que la vida le pone a uno delante, hay que tener además cierta predisposición y cierta habilidad para enfrentarse a ella y sacarla adelante con nota. Todo eso también era Carmeli.

Si pudieras ver a Carmeli por una ventana al pasado, comprobarías que su vida era un catálogo de problemas. Su vida era de manual de psicología. Era como si viviera en el capítulo de problemas a los que una persona puede enfrentarse a lo largo de su vida. Pero lo que para la mayoría de nosotros es una preocupación, una sombra en la frente y un dolor de cabeza intenso, para ella era algo efímero y sin importancia. No sé cómo lo hacía, pero sonreía y los problemas desaparecían. Y si el problema lo tenías tú, solo con la mirada te enviaba la solución. Para ella era todo tan evidente. Sin duda, era una persona con una capacidad extraordinaria para entender al prójimo. Si alguna vez has hablado con una de esas personas que te tranquilizan solo con la cadencia y el tono de su voz, sabrás de qué te hablo.

Ya sabes que mi relación con el fútbol sala, además de profesional, fue muy intensa. Te contaba en un capítulo anterior que tengo varios dedos de las manos fracturados, y con esas secuelas llegué al mundo profesional del fútbol sala. Intentando parar un balón que se dirigía al fondo de la portería, lo que paré fue mi buen momento en la competición. Me rompí el dedo pulgar de la mano derecha de una manera muy fea. Lo llevé escayolado durante meses y nunca terminó de soldar como se suponía que debía hacerlo. De resultas de esa lesión, salía lesionado con frecuencia de la cancha.

El traumatólogo con el que consulté fue tajante: no debía exponer más ese dedo a una nueva fractura. Por alguna razón, aquel hombre que entendía tanto de huesos no pudo calcular lo duro que soy de mollera, así que, como ya te puedes imaginar, volví a los terrenos de juego a eso, a jugármela una y otra vez. Y perdía cada vez que tenía ocasión, pues me lesionaba de manera recurrente el mismo dedo.

No obstante, la consulta con el traumatólogo me dejó tocado anímicamente, no puedo decir otra cosa. Una mirada de Carmeli que lo decía todo me sonsacó lo que me preocupaba. Enseguida se activó en ella ese despliegue de recursos que solo las personas más buenas y empáticas tienen a su alcance. Me dijo que, por su trabajo en el hospital, conocía a un profesional del que afirmaba que era un adelantado a su tiempo. Alguien excepcional. Y debía de serlo, ya que más tarde, ese doctor que me recomendó mi tía, Ali, sería el fisio del Balonmano Guadalajara y llegó a serlo de la selección española de balonmano. Eso, junto a una férula que diseñó mi fisio y amigo Raúl Peinado, hizo que pudiera continuar disfrutando de mi pasión, aunque me condicionaría el resto de mi carrera al tener que jugar con el dedo pulgar inmóvil.

Cuando le expuse mi caso a ese doctor para obtener una segunda opinión, me propuso un trabajo de rehabilitación intensivo con el dedo. Lo haría bajo su supervisión en el mismo hospital donde trabajaba Carmeli.

Esperaba que verla allí, metida en su salsa laboral, desempeñando sus funciones, me haría ver a otra persona totalmente distinta. Tal vez más centrada en cuestiones formales o de protocolo, tal vez más fría y distante. No sabía muy bien qué me encontraría, pero sí esperaba encontrarme a otra Carmeli. Nunca hubo otra Carmeli. En el trabajo, mi tía era exactamente la buenísima persona que era fuera de allí, en cualquier otro contexto. Volviendo la vista atrás, no sé de qué me extrañé, porque por esa época yo ya la había visto enfrentarse a situaciones difíciles con su hermano Nano, que ya empezaba a sufrir secuelas y síntomas más serios de la enfermedad. Si podía con aquello —y de qué manera podía—, podría con cualquier cosa.

Al contrario de lo que se pueda pensar, no era que Carmeli se empleara a fondo con su Nano por ser su hermano, ya que en el hospital regalaba el mismo trato a cualquier paciente que pasara por sus manos.

Si hubieras podido verla en un día cualquiera de su trabajo en la unidad de rehabilitación, habrías interpretado que ella era la directora del centro. Se movía por las instalaciones sin bata y tenía que pararse cada tanto a recibir muestras de aprecio de los pacientes con los que se cruzaba. Ella, por su parte, atendía a todos por igual, ya fueran saludos, preguntas, felicitaciones, solicitudes: todo su tiempo era para ellos. Eso por no hablar de los pacientes que sufrían problemas agudos o cuya edad avanzada era un factor determinante. Parecía que Carmeli no podría entregarse más, pero con ellos se entregaba más todavía.

Tal vez, por ser yo su sobrino y por quererla como si fuera mi segunda madre, puedas pensar que exagero en lo que te cuento, pero puedo decirte que cada semana recibía todo tipo de regalos de los pacientes, que no sabían cómo agradecerle la pasión por la vida que ella les obsequiaba en cada gesto, en cada palabra.

Los regalos eran, por lo general, todo tipo de alimentos de huerta y de granja. Se los enviaban gentes humildes que le ofrecían de corazón lo más valioso que tenían. Y no iban muy desencaminados, pues ella siempre soñó con tener un huerto, una casita pequeña con un patio para sus plantas. Más de una vez dijo que eso la haría feliz.

Aquel era un sueño ciertamente asequible, por esfuerzo y por dinero. La animé a dar el paso en más de una ocasión, pero siempre se excusaba diciendo que no podía permitírselo, que no disponía del dinero suficiente, a pesar de haberle quedado una pensión superior al sueldo de un profesor —me quedé asombrado cuando me lo dijeron en su banco una vez fallecida—. Como decía antes, cuando murió entendí a qué se refería: su dinero lo tenían otras personas. Seguramente lo guardarían en el lugar donde las personas honestas tenemos el corazón. Ahí tendrían mucho espacio para guardar los frutos de sus engaños.

Ciruelas es un pequeño pueblo de la provincia de Guadalajara que está a unos veinte kilómetros de la capital de la provincia. Allí tengo yo un relajante jardín al que me llevaba de cuando en cuando a Carmeli. Me quedaba observándola detrás de los árboles. Hablaba con las flores como quien habla con un niño; palabras bonitas para hermosas flores. Las observaba un buen rato y se la veía disfrutar como una niña más. Decidí rebautizar las flores en las que ella se detenía más con el nombre *carmelis*. Aquello me generó un superpoder que a veces utilizo: miro una foto de aquella época de mi tía junto a un macizo de aquellas flores y, si cierro los ojos, mis oídos se abren un poco más para escuchar su voz de fondo. Siempre he agradecido ese superpoder de recordarla tan nítidamente.

Llegó un momento en su vida que no fue dulce para ella, cuando Nano y los abuelos ya no estaban, aunque ella no lo viera como lo veíamos los demás. Desarrolló el conocido como síndrome de Diógenes, ya sabes, ese trastorno por el que la persona comienza a recoger y almacenar lo que la mayoría de la gente considera basura: trastos viejos, despieces de máquinas, cachivaches y cuanto se te pueda ocurrir que tirarías a la basura sin dudarlo.

Nunca supimos la razón, y dudo que se pueda llegar a saber la razón de ese trastorno como para señalarla sin duda. Yo lo achaco a los efectos que le causaban soterradamente todos los males a los que se enfrentaba. Tal vez fuera esa su forma de somatizarlos. Parece inevitable que alguien que se entrega a luchar contra el mal termine sufriendo algún daño. Nadie, por desgracia, es irrompible. Quien lo parece tan solo lo parece.

Fruto de ese trastorno, mi tía me tenía una sorpresa cada vez que iba a buscarla para llevarla a Ciruelas. Cuando no se me presentaba con palés para que aprovechara su madera, lo hacía con vallas y conos de obra, arena de río para hacer cemento —que pesa como si todavía llevara el río dentro—, cables, tiestos viejos… El caso es que yo, en aquella época, conducía un coche pensado para otros fines, digamos, más deportivos: un Audi TT. Si conoces ese modelo de coche, comprenderás rápidamente que un palé era un problema, que una valla de obra era un problema, que varios sacos de arena de río eran un problema... No me atrevía a rechazar aquellas ofrendas por miedo a herirla, hasta que colmó mi paciencia.

Solo recuerdo haberme enfadado con mi tía dos veces en toda su vida, y las dos fueron por ese motivo. Yo ya sabía entonces que esa no es la mejor manera de enfrentarse a ese cruel trastorno, pero hasta las personas más pacientes tienen sus límites.

Además de ese trastorno, Carmeli desarrolló algo más de lo que nunca supimos el motivo: de tanto en tanto perdía el conocimiento y se caía. No era raro ver su cara con moratones provocados por esas aparatosas caídas. Nunca le contaba a nadie que se había caído, y cuando alguien llegaba a saberlo, ella le restaba importancia al incidente. En varias ocasiones, llegó a pasar una noche ingresada en el hospital en observación por las consecuencias de una caída, pero no se lo decía a nadie de la familia para no molestar. Estoy convencido de que ella no se veía querida por la familia y que decir nada de lo que a ella pudiera pasarle sería, antes que ninguna otra cosa, una molestia innecesaria... También estoy convencido de la certeza del amor que yo sí le profesaba.

Llegué a hablar con Servicios Sociales para pedir ayuda con su trastorno de Diógenes y la solución que me dieron fue ingresarla en un centro de mayores. No era una persona tan mayor y, desde luego, era una persona muy necesaria para otras a quienes ofrecía todo su apoyo y todo su cariño. Tampoco ella hubiera accedido a esa propuesta y yo lo sabía, habría sido como enjaular a un gorrión.

A Carmeli se le fueron parte de las ganas de vivir cuando murió Nano, pero las que le quedaban se le fueron cuando murieron sus padres, mis abuelos. Para ella todo se había terminado, nada tenía ya sentido. Ella se había entregado por completo a quien ya no estaba a su lado, ¿qué podía hacer en ese nuevo y doloroso escenario?

Su sonrisa se desvaneció y su lugar lo usurpó una gran tristeza que, a pesar de su desánimo, intentaba ocultar o disimilar como podía. En esa época comprendí a mi tía mejor que en toda mi vida.

A través de preciosas e inolvidables conversaciones, me dejó ver lo que nadie más pudo ver en aquella época: la tristeza en la que vivía inmersa. Conmigo se abría y me confiaba sus sentimientos más pesados de arrastrar. Ella solo me decía que quería irse con Nano y los abolis (como cariñosamente llamábamos a los abuelos).

Cuando la escuchaba solo podía pensar en lo injusta que había sido con ella la vida. Una persona que se había ganado el reconocimiento de todos y cada uno de los que se cruzaron en su vida solo recibía ese amargo pago de la vida: olvido, abusos, tristeza, soledad.

El día a día de Carmeli se convirtió en un martirio para ella. Sus días pasaban vacíos, sin nada que ofrecerle. Eso generó en ella cierto resentimiento, cierta rebeldía que la empujaba a rechazar cualquier consejo que se le pudiera dar.

Déjame que te cuente lo que me dijo un día, tal vez así pueda transmitirte el peso que suponía para Carmeli vivir. Estábamos en su cuarto de estar hablando de todo un poco hasta que sacó el tema. Me di cuenta de que tenía necesidad de contárselo a alguien de su confianza, pero no encontraba el modo de hacerlo. Me dijo que en los últimos meses le habían llegado facturas de teléfono que superaban los 1200 €.

Por supuesto, me llevé una desagradable sorpresa. No podía creerlo, pero tampoco entendía que Carmeli, además de lo que ya tenía la pobre encima, hubiera tomado la costumbre de mentir. Ella no era así. Le pedí que me contara más detalles sobre aquel susto en forma de factura.

Me confesó que un día vio un programa de los que algunas televisiones emiten de madrugada para gente que busca soluciones donde solo puede encontrar problemas. En el programa apareció una señora que decía que ponía en contacto a quien lo deseara con los seres perdidos y conseguía que pudiera hablar con ellos.

Mi tía, en su desesperación, cayó en la red de aquella sinvergüenza despiadada que captaba a personas desesperadas para exprimir todo lo que pudiera de ellas. Donde los demás buscaban esperanza, ella solo ofrecía sus malas artes. Dedico en estas líneas mi recuerdo más entrañable a la madre que la parió y a la madre que parió a las personas de las distintas televisiones donde se emitían esos programas que contribuyeron a deshumanizar un poco más a la sociedad.

Llegó un momento en que mi madre, su hermana, ingresó en la residencia de mayores. Carmeli, como ya había hecho con su Nano, se volcó con mi madre. No faltaba a ninguna cita si tenía medios para desplazarse hasta el centro de ancianos. Aunque tuviera que hacerlo en el autobús, con el riesgo que eso conllevaba debido a los desvanecimientos que sufría.

Uno de esos días de visita, la recogí y fuimos a ver a mi madre. Poco antes, mi madre había recibido una visita inesperada. Como yo sabía que aquella persona no quería ni ver a mi tía, con cualquier excusa la saqué de allí para que no se vieran. Le dije lo que se me ocurrió y nos volvimos por donde habíamos llegado sin ver a mi madre.

Al día siguiente no fue al centro de mayores a ver a mi madre, y eso me extrañó. Ese día yo tenía un partido informal de fútbol 7 con unos amigos en un pueblo que está a cinco minutos de Guadalajara. Estuve dándole vueltas a su ausencia en la residencia de mayores. Pensé que el día anterior se había dado cuenta de que le mentí para evitar que se enfadara por esa coincidencia con la otra visita y que se había enfadado, precisamente, por eso. El caso es que yo estaba inquieto y decidí pasarme por su casa antes de ir a jugar la pachanga para asegurarme de que todo estaba bien. Llegué de noche. Cuando me acerqué a su casa vi la luz de su habitación encendida. Todavía hoy no sé muy bien por qué me conformé con aquello, pero lo hice: me fui tranquilamente a jugar al fútbol con mis amigos.

Cuando volvía en coche del partido recibí una llamada de mi padre:

—¿Dónde estás, hijo? —su voz tenía prisa.

—¡¡Carmeli!! —exclamé.

—¿Quién…?, ¿quién te lo ha dicho?

Nadie me lo había dicho, pero yo, de algún modo, lo sabía.

Al parecer, uno de sus mareos hizo que su cabeza se golpeara bruscamente. Quedó yaciendo en aquella habitación que yo vi iluminada desde la calle.

El día de su entierro no lo olvidaré nunca. En la iglesia, contando al cura, no seríamos más de quince personas y seguro que el tiempo me ha obligado a dulcificar el recuerdo y en realidad éramos todavía menos que eso. Esa fue la muchedumbre que despidió al corazón más grande que ha habitado cuerpo humano.

Pero nada de lo que pudiera pasar o no pasar ese día me impidió celebrar con una sonrisa en el corazón que mi queridísima tía Carmeli se había reencontrado, por fin, con los suyos, con sus padres y con su querido Nano. Ella volvía a ser feliz. Lo sentí así y, con una sonrisa en el alma, lo celebré.

Todavía hoy mi tía Carmeli sigue ejerciendo de cuidadora incansable. Parece algo banal, pero mi madre me dice que sueña con ella y que su hermana Carmeli se le acerca a la cama de su habitación en el centro de mayores y le coge la mano derecha con fuerza. Parece algo banal, decía, pero me lo dice mi madre y yo la creo. Sé que cuando se reúnan se darán un fuerte y eterno abrazo.

Pienso en Carmeli y pienso en generosidad y entrega. Su forma de ser dejó en nuestros corazones una batería de lecciones que todavía debemos aprender y repasar para aprobar en la universidad de la vida. Si hubieran hecho un anuncio sobre ella para la televisión de la época estoy seguro de que la frase gancho sería algo así como: «No diga generosidad, diga Carmeli». Carmeli, cuando todo esto acabe, nos encontraremos y yo también te abrazaré muy fuerte.

09
Los daños colaterales de la SCA7

Tuve un problema estomacal y me quedé decepcionado cuando los análisis indicaron que no era cáncer.

Diario de Nuko

Como ya has podido ver, los padecimientos de los enfermos de SCA7 son terribles, pero, por desgracia, no son las únicas consecuencias que deja esta enfermedad a su paso arrollador.

No pienses que quiero poner a la misma altura las consecuencias de la enfermedad para el afectado y las que tiene para el familiar que lo ve sufrir. No son, de ninguna manera, lo mismo. Sin embargo, debo tratar de ellas un poco más a fondo en este capítulo.

Ya has tenido ocasión de leer algunas de esas consecuencias: desasosiego, impotencia, rabia, indefensión, desilusión y desánimo por todo, depresión... Esta enfermedad es una figura poliédrica que en cada una de sus múltiples caras puede reflejar las peores emociones de todos los que se ven obligados a enfrentarse a ella.

Las personas que han tenido la desgracia de sufrir directa o indirectamente atentados terroristas, violencia de género, drogadicción... tienen un espacio, aunque no sea muy amplio, donde expresarse, donde encontrar apoyo y comprensión, donde encontrar a personas con quienes la vida las ha emparejado a través de las desgracias sufridas. Pero los enfermos de SCA7 y sus familiares no cuentan con ese espacio tan deseable y tan necesario. No existen asociaciones transparentes o flexibles como para acoger todos los casos y todas las necesidades que esta enfermedad lleva consigo a los hogares a los que decide maldecir. Y las que hay o no son transparentes o no son flexibles o no gozan de ninguna de estas dos características, porque solo acogen los casos que, casualmente, coinciden con la variante de la enfermedad que toca más de cerca a sus promotores o a sus dirigentes y cabezas visibles.

A la indefensión que supone luchar individualmente contra lo que esta enfermedad supone y acarrea se une la impotencia que se experimenta cuando uno acude a las instituciones públicas. Aquí hablamos ya de desamparo. Es obvio que, al tratarse de una enfermedad minoritaria, no se dedicarán los mismos recursos que se dedican a otros males que afectan a más personas. Pero el problema no está ahí, sino en que, el enfermo, como dependiente —moderado al principio, pero muy pronto en grado de gran dependencia— se encuentra una y otra vez con un muro infranqueable y con desvíos que lo alejan más y más de una solución, no ya satisfactoria, sino mínimamente humana. En otro capítulo te contaré con detalle nuestra experiencia en este frente de lo que ya consideramos una guerra en la que nosotros, enfermos y familiares, somos los perdedores.

Además, los familiares sentimos un desasosiego que atraviesa las horas de nuestros días como un bisturí que nos divide en dos. Cuando caminamos, apenas si miramos por dónde vamos; cuando comemos, apenas reparamos en qué y en si nos quemaremos la lengua o no; cuando cerramos los ojos para intentar dormir…, lo intentamos.

La impotencia que experimentamos solo se puede explicar y comprender desde uno mismo, desde la experiencia propia. Mi padre y yo hablamos en muchas ocasiones sobre ello y siempre llegamos a la misma conclusión: por mucho que intentes explicar lo que vivimos, jamás nadie llega a entenderlo, lo que provoca que nos sintamos alejados del mundo. No aspiro a que me entiendas, tan solo a que escuches cómo me siento como familiar de un enfermo de SCA7.

No sabría poner en palabras la rabia que puedes llegar a sentir cuando tienes la impresión de que tu vida ha pasado muy deprisa, trufada de muertes demasiado tempranas de seres muy queridos. Los ves enfermar, marchitarse… y, finalmente, marcharse, siempre demasiado pronto. Seres tan queridos te dejan un vacío imposible de llenar. Pareciera que con su marcha se llevan su vida y parte de la tuya.

Y si todo ello desemboca muchas veces en episodios de rabia en los que nos sentimos incapaces de contener la lengua, los gritos extemporáneos y los pensamientos más negros; faltaba en la receta la desaparición de las amistades y hasta de los familiares.

Siempre decimos que los buenos amigos y, por supuesto, la familia están para apoyarnos cuando nos va mal, cuando la vida no nos trata con decoro, pero solo es un dicho, al menos en nuestro caso. Los dichos no acompañan almas ni cuidan enfermos ni dan apoyo moral a quienes ven a la muerte pasearse por su hogar cada día hasta que, de manera inevitable, caza a su presa.

Dejé pasar un tiempo para dar, de esta manera, una oportunidad más a grandes amigos que se habían desconectado de mí. Decidí dejarlos ir, si la salud de los míos no les importaba, tampoco les importaba mi amistad. Ambas partes salimos perdiendo.

Hice una prueba, fui al diccionario en busca de la definición de la palabra amigo. Una vez conocido su significado, cerré la mano derecha con la intención de ir estirando dedos según pensaba en los que tenía para ir contándolos. Me costó mover los dedos. La mano izquierda ni la utilicé.

No creas que culpo por entero a las personas que se van del lado de quien más los necesita justo cuando son más necesarias. Creo que los familiares de los afectados tenemos una buena parte de responsabilidad en ello. Nadie puede aguantar, día tras día, tanta queja y tanto llanto, tantas penas y tantos malos tragos. La mayoría de la gente quiere vivir tranquila y suele tener más que suficiente con las penas propias como para aguantar las ajenas, y menos aún si se le presentan de forma masiva e incontenible.

Nos quedamos solos y, al menos en parte, nos lo hemos ganado nosotros solitos. Queremos que se nos escuche, pero cuando conseguimos que, efectivamente, alguien nos escuche, no sabemos contenernos y volcamos sobre esa persona todo el mal que nos corroe las entrañas. Como si en eso fuéramos a encontrar la cura de nuestro pesar. Alivio puede, pero cura no. Además de no curarnos a nosotros mismos con esa descarga, conseguimos que la otra parte se lleve una carga, adicional a la que ya traiga consigo, que, probablemente, ni le corresponde ni merece.

Es evidente, la SCA7 también nos destruye a los que estamos más cerca de los enfermos. No nos damos cuenta, y tal vez ni eso sea posible, pero en un estado así, una persona solo puede pensar en desembarazarse de su carga mental y procura dejar la pesada mochila en el primer lugar que se le pone a tiro. Uno no quiere que la cabeza le estalle, y no es tarea fácil, ya que es inmensa la potencia con que caen las bombas que, en esta guerra, lanza sobre nosotros cada día esta maldita enfermedad. Cuando no te da un disgusto te da dos juntos. La esperanza se desvanece. Y no digamos cualquier intento de cambiar el discurso, de hacer cosas positivas o siquiera hablar de ellas.

El espacio que antes ocupaban en tu vida el buen humor, la energía y la ilusión para emprender proyectos, los anhelos por cumplir, los deseos por materializar… lo ocupan, sin que puedas hacer nada para evitarlo, los malos pensamientos y las peores palabras, las malas reacciones y las peores acciones. El sentimiento más corriente es el de estar enfadado con todo, con la vida, con el mundo, y puede que hasta con uno mismo por no saber salir de ese pozo profundo y oscuro al que nos arroja la enfermedad como si fuéramos muñecos sin vida y sin futuro.

Te contaré solo uno de los muchos episodios que, para desgracia de mi buena memoria, tuve que vivir. Fue en 2003, cuando mi hermana Ana Mari ya se encontraba como mediopensionista en el hospital. Era un jueves por la tarde y, al terminar mi jornada laboral en la agencia de viajes, me dirigía a casa de mis padres; quería pasar con ellos el rato de la cena y ver a mi hermana. Cuando me acercaba al portal desde lejos pude ver que delante de la rampa del garaje había una ambulancia parada y con las luces encendidas. Un malestar general se me instaló en todo el cuerpo. Sin darme cuenta aceleré lo que pude para acercarme cuanto antes allí. Como digo, no era la primera vez que veía esa postal: una ambulancia recogiendo a mi hermana para llevarla a toda prisa al hospital. Todo parecía indicar que se nos presentaba una nueva tarde plagada de dificultades y malas noticias.

Al llegar a casa de mis padres me encontré con el equipo médico que ya atendía a mi hermana de una recaída, al parecer, bastante peligrosa. Había nervios y unas voces más altas que otras. La cordura desapareció y su lugar lo ocuparon los llantos de mi madre; unos llantos entre los que los demás intercalábamos gritos de reproche para con su actitud. Entre todos convertimos el hogar familiar en el hogar de lo siniestro y lo tétrico.

El médico al cargo del operativo nos comunicó su firme decisión de llevar a mi hermana al hospital con urgencia. Lo hacíamos, a duras penas y sujetándola como podíamos, en su silla de ruedas hasta salir del ascensor, pues en las zonas comunes del edificio no había espacio suficiente para moverse con la camilla.

En la ambulancia solo podía ir un acompañante, y ese, evidentemente, fue mi padre, que nunca se separó de mi hermana. Así que yo fui al hospital en el coche. Muy pocas veces me recuerdo más nervioso y más lloroso que en aquellos momentos de tanta tensión. A mitad de camino, cuando ya se me agotaban las ideas para ayudar a mi hermana y, por supuesto, a mi padre, que estaba soportando en primera línea todo el proceso, se me ocurrió parar el coche y llamar a uno de mis tíos, hermano de mi padre. Nada más atender mi llamada le rogué sollozando que ayudase a mi padre. Ya habíamos tenido que vivir episodios innecesariamente crueles con algunos familiares, pero el de aquel día lo guardo en mi memoria —no así en mi rencor— con especial cariño. Entre llantos y con la respiración entrecortada conseguí hacerme entender, conseguí que comprendiera que le estaba suplicando ayuda. No sabía de qué forma podía hacerlo, pero le estaba pidiendo ayuda, le suplicaba que hiciera compañía a mi padre para aliviar el sufrimiento que llevaba encima, que fue lo único que se me ocurrió en aquellas circunstancias. Su respuesta me llegó con la misma fuerza e igual precisión con que me habría llegado la saeta de una ballesta disparada a un metro de distancia. Me partió en dos y desterró de mí casi definitivamente toda idea de generosidad humana que pudiera quedarme. Él vivía a treinta minutos de Guadalajara y solo se le ocurrió decirme que, si durante el fin de semana tenía tiempo, ya se acercaría a visitarnos. Una petición de ayuda urgente de un sobrino a un tío solo consiguió arrancar de aquel duro corazón un compromiso templado de esperar la posibilidad de hacer una visita durante el fin de semana. Querido tío, aquella era una petición urgente de ayuda.

Nada más terminar de hablar, la cordura me abandonó. Comencé a sudar y me agitaba por dentro con la fuerza de un terremoto que hacía temblar mis brazos. Descargué los puños repetidas veces contra las molduras del salpicadero, el volante, el revestimiento de la puerta y el asiento del acompañante. Desde luego, estaba fuera de mí y no era capaz de controlar mis actos. Aun así, o tal vez por eso mismo, reanudé la marcha hacia el hospital a fuerza de acciones impulsivas y descontroladas. Pisé tan fuerte el acelerador que las ruedas patinaron sin que el coche se moviera del sitio.

En ese momento se me encendió una bombilla, o tal vez se me apagaron las pocas que me quedaran encendidas. Decidí cambiar el rumbo y puse dirección a un lugar en el que en más de una ocasión me había parado con la idea de detener para siempre mis pensamientos más negros.

Frente a mí, aproximadamente a unos cien metros, un edificio de distribución de la compañía eléctrica: una mole de hormigón armado que me prestaría un gran servicio deteniendo mi avance a toda velocidad hacia la más absoluta nada. Tan pronto como visualicé la imagen de ese final que me salvaría de todo lo que estaba viviendo, mi pie se clavó en el pedal del acelerador. En contra de lo que podía esperar, a medida que me acercaba a la terminal eléctrica, me llegaron destellos en los que veía a mi madre y a mi padre y, por supuesto, a mi hermana Ana Mari sufriendo. Los tres me levantaron el pie del acelerador y me hicieron girar el volante en el último momento para evitar lo que para cualquiera que hubiera estado observando ya parecía inevitable.

Me quedé hundido entre los radios del volante mientras me ahogaba en llantos desesperados. Después de un tiempo que no sabría medir, recobré el sentido que había perdido y puse rumbo al hospital: mis padres y mi hermana me necesitaban, y yo no podía fallarles.

Siempre he pensado que para suicidarse hay que ser muy valiente, pero creo que no me equivoco si digo que afrontar la vida que en ese momento asfixiaba a mi familia era una actitud aun más valiente.

Por cierto, si te has preguntado por qué la ambulancia estaba parada frente a la rampa del garaje y no de la puerta principal del edificio, déjame que te lo cuente, porque es una muestra más de lo que la enfermedad hace allí donde cae, que no es otra cosa que sacar lo peor de cada uno.

Cuando mi hermana todavía estaba en condiciones de salir a la calle, mi padre la bajaba y la subía todos los días en su silla de ruedas. Pero no podía hacerlo por donde lo habría hecho cualquier otra persona en circunstancias normales, ya que había nueve incómodos escalones desde el portal hasta la acera.

Hacía ya tiempo que mi padre había solicitado a la comunidad de vecinos que se construyera una rampa para facilitar la entrada y salida de personas con necesidades especiales o, simplemente, para tirar del carro de la compra, recibir entregas pesadas, etc.

En aquel momento, la media de edad de los vecinos era muy baja, todos eran bastante jóvenes y nadie tenía mayores dificultades para subir esos escalones que para otras personas eran verdaderas barreras que complicaban sobremanera su vida cotidiana. Se votó la propuesta de mi padre en una reunión de vecinos. De los sesenta y cuatro vecinos, solo dos —mi padre y otro— votaron a favor; de modo que la comunidad no hizo construir la rampa.

Por ese motivo, la única opción que le quedaba a mi padre era usar la rampa del garaje, que no habría tenido nada que envidiar a una etapa de montaña de la vuelta ciclista o un trampolín de salto de esquí, y no exagero. De hecho, en más de una ocasión, tanto mi hermana como mi madre se vieron rodando por ella, ya que no resultaba nada fácil para una sola persona empujar la silla de ruedas hasta alcanzar la acera, y me atrevería a decir que más complicado aún era bajarla sin resbalar.

Paradójicamente, muchos años después, y debido a la elevada edad media del vecindario, que se había renovado poco o nada, la junta de vecinos aprobó la construcción de un ascensor. Algunos ya no estaban para subir ni dos escalones. Cuánto me hubiera gustado verlos empujar la silla de mi hermana rampa de garaje arriba antes de emitir su voto en la reunión en la que se denegó la construcción de la rampa que tanta ayuda habría supuesto en las atormentadas vidas de mi hermana y de mi padre.

Las paradojas no son ajenas a la familia. A los pocos días de fallecer Ana Mari, mi madrina me dijo que a partir de ese momento era yo quien debería llevar las riendas de la familia. Ella, que apenas había asomado la cabeza mientras mi hermana estaba enferma, pero salió corriendo de donde quisiera que estuviera escondida a decirme lo que tenía que hacer. Yo estaba preparado para llevar las riendas de la familia pese a mi edad, aunque mi padre nunca me hubiese dejado, pero no estaba preparado para escucharlo de una persona a la que apenas conocía y que metió a su padre en una residencia de mayores en una comunidad autónoma en la que ningún hijo vivía. Al parecer, eso sí que es ocuparse de las riendas de la familia.

Tú que me lees, guárdate de dar consejos si no te los piden, y menos cuando nunca has caminado ni has tenido la intención de hacerlo por los senderos tenebrosos que recorrió aquel al que pretendes aleccionar. Y tampoco la edad es siempre sinónimo de experiencia.

Pero no quiero abandonar este capítulo sin una mención obligada, esta vez de reconocimiento antes que de queja, a dos mujeres que han traído oxígeno a mi vida, aunque muchas veces, con el torrente de sentimientos que tantas veces me ha asesinado el ánimo, tiendo a robarles el oxígeno a ellas.

Una de ellas es Nuria, mi pareja y madre de esa otra mujer a la que me refiero: mi hija Zoe.

Nuria me ha brindado tantas veces su paciencia y su apoyo que soy incapaz de recordarlas todas. En algunos duros momentos de mi vida, yendo a la deriva, recibí una comprensión inmerecida por mis malos comportamientos que consiguió sacarme del fondo del océano. Cuando cualquier otra persona hubiera huido de un panorama tan oscuro en el que me encontraba sumergido, en el que lo único que encuentra son malas formas y conductas, ella permaneció paciente, esperando a que la tempestad amainase y devolviera al otro Nuko al que las circunstancias hicieron marchar, esperando al verdadero Nuko, al que merece la pena. Le debo mucho de lo que soy, como le debo mucho de lo que, por fortuna, no he hecho. Nuria es comprensión y reposo, escucha activa y abrazo reparador, consuelo y ánimo.

Y mi hija Zoe, ¿qué puedo decir de ella? ¿Qué puede decir un padre primerizo ante la sonrisa de una bebé que se ha dado prisa en aprender a reír para alegrar la vida de quien la mire?

Zoe ha llegado cuando he cumplido 50 años, pero ha llegado justo en su momento. No podía llegar antes porque el mundo no era todavía un lugar libre de SCA7 para ella. Yo necesitaba confirmar que no podría dar a mi hija semejante herencia. Y lo confirmé gracias a mi inolvidable visita a México, de la que te hablaré con detalle más tarde. Zoe me ha hecho revivir sentimientos y sensaciones que creía olvidadas y perdidas. Me ha devuelto la vida y la ilusión por vivir. Zoe es vida. No he dejado de reír desde el día de su nacimiento, aunque he tenido motivos para hacerlo. Este libro le debe mucho a Zoe y por eso considero que debo dedicárselo especialmente.

Michel de Montaigne, escritor y filósofo francés del siglo XVI, dijo una frase con la que me siento inversamente identificado. Esta es la frase: «Mi vida ha estado llena de terribles desgracias, la mayoría de las cuales nunca sucedieron». Para mi desgracia y la de mi familia, mi vida ha estado llena de desgracias, la mayoría de las cuales sí sucedieron.

Pero no te he pedido que nos reunamos en las páginas de mi libro para quejarme, no, ya no soy el que se queja a todas horas, ya no soy aquel. Que quejarse es algo inútil y nocivo es una de las muchas cosas que la enfermedad y la vida me han enseñado.

Procuraré no quejarme mucho más, pero sí contarte las cosas que viví y que vivimos para que juzgues según tu criterio si la vida es justa o no lo es. Vamos a ello.

10
Vivir en una residencia

Hoy he llegado a la residencia y he encontrado a mi madre, como tantos otros días, aparcada junto a la ventana.

Diario de Nuko

Cada día que voy a ver a mi madre a la residencia intento grabar un vídeo. Creo que tengo la necesidad de hacerlo para llevármela un poco a casa cuando me voy de allí sin ella, sin su compañía, sin su eterno apoyo. Ella sabe que es mi pilar, y sonríe cuando sin verme me mira y sabe que me doy cuenta de que lo sabe. Esa sonrisa. Por eso grabo tantos vídeos, para llevarme esa sonrisa conmigo siempre.

La vida en la residencia para alguien que sufre SCA7 es algo difícil de entender para quien tiene una vida más o menos normal. Si no tienes complicaciones físicas, tal vez puedas hacerte una idea de lo que es que tengan que vestirte, que tengan que desnudarte y bañarte, que tengan que darte de comer, que tengan que ponerte un pañal, que otra persona, en fin, haga por ti y para ti las tareas más básicas y cotidianas que a la mayoría no nos cuestan absolutamente nada.

Llega un momento en la vida de un enfermo de SCA7 en el que, salvo respirar, todo lo demás, todas las demás necesidades de una persona, las debe cubrir otra persona. Pero incluso eso no es suficiente para que los agraciados con una vida normal nos hagamos una idea ni aproximada. Esas carencias y esas complicaciones las sufren todos los días y cada segundo de cada minuto de cada hora de cada día. Todos los días, insisto. Si unimos a eso que la persona no ve, que apenas si puede hacerse entender con una capacidad para hablar cada vez más disminuida y afectada por el avance imparable de la enfermedad, empezaremos a ver como un infierno pasar un solo día en esas condiciones tan duras. ¿Duras? Más duras serán las personas que las sufren, porque las superan cada día, sobreviven cada día. Para ellas son sus condiciones normales.

Por ejemplo, mi madre. Mientras la mayoría de los residentes juegan al bingo, al mus, hacen manualidades, cosen, colorean, hablan de noticias, pasean por el jardín, hablan con familiares de otros residentes, miran una película, cantan o hasta bailan, mi madre queda sentada en su silla, su eterna silla, pensando, pensando y pensando, puesto que no tiene otra cosa que hacer porque, sencillamente, no puede hacer otra cosa más que pensar. Lo más grave es que tiene conocimiento suficiente para comprender que no puede hacer nada, absolutamente nada de lo que otros residentes sí pueden. A la incapacidad de hacer se une, para su desgracia y la de cualquier enfermo de SCA7, la incapacidad de percibir y comprender su entorno.

Y no termina ahí la cosa. Pensemos ahora que esas otras personas que deben vivir por el enfermo y ocuparse de cada una de sus pequeñas necesidades no son de la familia, sino personas empleadas de una residencia. Por muy frecuente que sea el contacto con esas personas, lo íntimo de algunas tareas siempre puede ser más un motivo de timidez o azoramiento que un motivo de acercamiento y unión con la persona que la atiende. Un familiar nunca se retira antes de ver cubiertas todas las necesidades de un enfermo, mientras que la persona empleada de un centro así tiene más enfermos que atender y otras obligaciones que asumir. Los pequeños detalles y las necesidades más nimias quedan desatendidas. Si algo tienen los enfermos de SCA7 es tiempo, y ya podemos imaginar que lo emplearán en repasar una y otra vez lo que está a su alcance, que es menos cada día y, también cada día, muy probablemente, de menor importancia debido a que la progresión de la enfermedad consume todos los recursos, habilidades y capacidades de la persona afectada hasta agotarlos por completo.

Antes del COVID pasaba hasta tres y cuatro horas diarias con mi madre. Las medidas para combatir y frenar la pandemia implicaron una restricción en las visitas en frecuencia y en duración. Sin duda, la situación se volvió más complicada para todos, especialmente para mi madre. Pasaron meses en los que no podía ni darnos la mano, que es la única forma que le queda de *vernos*. Cuando llegábamos había una verja, nosotros nos quedábamos a un lado y mi madre al otro, igual que si fuéramos al zoo. Desde que pudimos tener contacto con ella, en esa hora que nos dan como máximo para estar con ella, me ocupo de hacerle compañía y, un poco egoístamente, de que me la haga a mí. Aunque en la residencia no lo ven con buenos ojos porque ella tiene su rutina, cuando no me ven, le doy de comer unas natillas, que le encantan. Se toma tres, pero necesita una hora para ello. Nada más y nada menos que una hora. Cada día me pregunto cuál es el nivel de asistencia que recibe cada interno en la residencia si una persona como mi madre, aunque para algunas cuestiones sea un caso extremo, necesita una hora para comer. Desde luego, en la residencia no hay una persona trabajadora por cada interno, de modo que es fácil comprender que las comidas no se parecerán mucho a las que podamos hacer quienes tenemos menos complicaciones físicas y podemos valernos para las tareas rutinarias más básicas. Es justo reconocer que los trabajadores de un centro así se esmeran y hacen todo lo que pueden con el mayor cariño de que son capaces. A algunos de ellos los considero como parte de mi familia y así se lo he expresado en varias ocasiones. Pero también es justo reconocer que no todos los trabajadores contaban con la misma vocación que es imprescindible tener para dedicar su vida laboral a una labor tan delicada como difícil e ingrata. Ver a mi madre en las condiciones en que se encuentra hace pensar que su cerebro puede estar en la misma sintonía que el resto de su cuerpo, y algunos de ellos no reparan en que necesita atención y conversación más que nadie, puesto que no puede moverse ni ver, pero sí escuchar, aunque sea con dificultad, y hablar para que los días no se conviertan en eternos. A mi madre le gusta saber quiénes son las personas que le cambian el pañal o la duchan debido a la intimidad que eso supone. Les pregunta por su nombre y la respuesta que obtiene es *el cura*, por fortuna, esta respuesta es minoritaria. O cuando pregunta por la hora —ya no puede apretar el botón de su reloj que le decía la hora— también recibe por respuesta la siguiente joya: «La misma de ayer a estas horas». Repito, es en contadas ocasiones, pero este tipo de personas deberían cambiar de trabajo. Comprendo que las residencias no dejan de ser negocios y los internados en ellas, números, y quien ostenta la capacidad de decisión en un negocio de estas características hace lo que sea para que las cuentas salgan positivas, muy positivas, aunque para ello tengan que recortar en personal. Lo comprendo, pero el resultado es a veces inhumano.

No debe de ser fácil la vida en una residencia para un enfermo. Y mi madre ya podía verlo claramente cuando mi padre y yo le comunicamos que habíamos visto que precisamente esa sería una buena solución para ella, para que estuviera más atendida y mejor cuidada. Mi madre no lo tomó muy bien. Creía que la internaríamos y que nos olvidaríamos de ella. Pensar que se enfrentaría sola a la fase final de la enfermedad debió de matarla por dentro. Mi padre y yo asumimos el compromiso no escrito ni hablado de visitarla cada día. Y así lo hacemos. Creo que eso es lo que mantiene a flote su eterna sonrisa.

A muchos enfermos de SCA7 se les agria el carácter, lo cual es absolutamente comprensible. No es para menos cuando la vida te quita todo menos el sentido común para darte cuenta de que te ha quitado todo lo demás. La pérdida de la destreza motora y de la destreza fina, la pérdida de la visión o el notable deterioro de la capacidad fonadora ponen al enfermo en una situación en la que cualquier pequeña contrariedad se convierte, de repente, en un muro de enormes dimensiones que se levanta entre ellos y el minuto siguiente y que, por supuesto, se ven incapaces de superar. Es fácil imaginar lo que sigue: el enfermo empieza a buscar culpables de su situación, y me refiero a culpables que puedan escucharle alto y claro. De nada les sirve culpar a deidades o cualquier otro tipo de entidad no visible, de ellos no esperan respuesta, no, al menos, una respuesta distinta a la que les trae cada amanecer: un grado más de desgaste, de pérdida, de daño, de dolor y sufrimiento. No; antes buscan a su alrededor a quien culpar de su situación. Las primeras víctimas son las personas que tienen más a mano. En una residencia son los empleados, las personas que los atienden y, por lo tanto, están más cerca de alejarlos de su situación ideal, de sus deseos más nimios y superficiales. Pero no tiene por qué quedar ahí la cosa, los siguientes en la lista son quienes los visitan, que son, generalmente, familiares muy cercanos o, más raramente, familiares menos cercanos y amigos muy íntimos que todavía no han puesto tierra de por medio con la enfermedad y su halo irrespirable de daño y horror.

Las situaciones que pueden darse llegan a ser verdaderamente espantosas; hermanos, padres o hijos que antes de la enfermedad se llevaban bien se convierten en los pesos pesados de la pesadilla interminable en que convierten la vida de quienes intentan, desde fuera, ayudarlos a sobrellevarlo lo mejor posible. Se escuchan insultos y desprecios, la soberbia se desata y la altanería rige y dirige cada palabra.

11
Vivir con las instituciones en contra

Pedir ayuda es de valientes.

Diario de Nuko

La vida en las residencias es solo una cara de la moneda, la otra cara es la vida con las instituciones en contra.

Podría contarte un hecho que no por simple es menos escalofriante. Mi hermana Ana Mari recibió un día una carta con una cita para una prueba médica. El único problema es que mi hermana había muerto cinco años antes. Técnicamente, no puede decirse que se olviden de uno para siempre, pero tú ya me entiendes.

Es cierto, suena duro decirlo, pero cuando leas este capítulo, lo más probable es que saques una conclusión parecida a su título. Y no, no es algo que se tome por lo personal, porque, de hecho, lo que mi familia ha tenido que pasar y de lo que yo soy testigo de primera mano es el fruto de cualquier intento de relación con las instituciones. Si empresas, el dinero; si partidos políticos, las promesas; si instituciones públicas, la ineptitud, la corrupción y la absoluta falta de empatía; en todas partes he encontrado una sombra que todo lo ha cubierto y que ha desbaratado cualquier ilusión y hasta cualquier expectativa más o menos lógica.

Por lo que a mí respecta, como ya sabes, llegó un día en que decidí tomar las riendas del futuro de mi familia. Estaba cansado de la inacción, del silencio y, por qué no decirlo, de la vergüenza con que parecía que los míos vivían y sufrían el mal que un día se instaló en nuestro hogar y rompió una familia modelo en muchos aspectos de la vida.

Una de las primeras grandes acciones que pasaron por mi cabeza fue crear una asociación que llevaría el nombre de La ataxia de Ana, para, desde su seno, solicitar ayudas para las familias en las que, como en la mía, hubiera enfermos de ataxia. Para poner en marcha la idea, acudí con mi padre a un abogado especializado en el tema para que redactara los estatutos de manera que no incurriéramos en infracciones o errores de forma que supusieran un escollo para formalizar la asociación.

En nuestra cabeza era un plan sencillo. Nuestros objetivos eran, básicamente, obtener terapias gratuitas o, como mínimo, asequibles con los distintos profesionales que son necesarios para proporcionar una mínima calidad de vida tanto a los enfermos como a los familiares. Hablo de psicólogos, logopedas, fisioterapeutas, cuidadores, enfermeras... Es casi imposible que una familia normal pueda hacerse cargo por sus medios de todo lo que requiere un enfermo de SCA7 como ocurre en mi familia. Si para uno solo es difícil, imagina lo que ha debido ser afrontar cuatro casos en la misma familia.

Crear la asociación me abriría puertas para llegar más y más lejos y tan cerca como pudiera de los objetivos para los que la habíamos pensado. Ya teníamos programados varios eventos en los que contaríamos con la participación de famosos: conciertos, espectáculos, obras de teatro, festivales musicales, maratones, torneos de distintos deportes (pádel, fútbol...), y recabaríamos el interés y el apoyo de entidades privadas, de negocios de hostelería y hasta de grandes empresas aunque solo fuera porque siempre viste mucho colgarse el nombre y el logo de una asociación benéfica para el cuidado de enfermos. De hecho, teníamos claro que todo eso estaría a nuestro alcance tan pronto como se iniciaran las actividades de la asociación.

Seguimos todos los pasos burocráticos y presentamos toda la documentación que se exigía ante la Junta de Comunidades de Castilla-La Mancha. Y llegó el momento de la reunión para presentar el proyecto. Acudimos mi padre y yo y nos recibió una señorita en representación del Gobierno autonómico.

Además de presentar la documentación tal y como se requería, tuvimos la oportunidad de presentar el proyecto a nuestra manera: contando todo lo que nuestra familia tuvo que pasar y dando pelos y señales de la situación a la que se enfrenta una familia con un miembro enfermo de SCA7.

Quien nos había recibido tan amablemente y parecía que nos había escuchado con atención solo intervino una vez, y lo hizo para soltar una bomba: «Esto tiene connotaciones de ánimo de lucro».

Como ya puedes imaginarte, nos sentimos ofendidos y, de hecho, así se lo hicimos saber. Pero ella, a falta de un argumento mejor, y puedo decir que no parecía tonta, comparó nuestra solicitud con la solicitud que había recibido recientemente también desde Guadalajara para formalizar una asociación de bolillos.

Ni siquiera tuvo el detalle profesional de indicarnos qué era lo que sobraba o lo que faltaba en nuestra propuesta. Nosotros tampoco perdimos ni un segundo más en aquel despacho tan suntuoso y tan poco empático con las necesidades auténticas de las personas a las que quienes ocupan esos despachos se supone que deben servir.

Otro de los frentes donde pasé al primer plano fue en la relación con los trabajadores sociales. Hasta entonces había sido mi padre quien se había ocupado de ello. Mi padre hacía lo que podía, eso lo tenía claro, pero consideré insuficiente lo que recibíamos de ellos, ya que no percibía en casa ninguna mejora notable en el tratamiento de mis familiares. Sin ir más lejos, en los últimos cinco años les han correspondido cuatro trabajadoras sociales diferentes a mi madre y a mi hermana Noe. Todas ellas han sido encantadoras, pero en todos los casos he llegado a una conclusión desesperante: las empleadas tienen muchas responsabilidades y muchas tareas y les resulta imposible llegar a todas y cumplir con unos estándares de calidad aceptables. Comprendo que deben estar desbordadas y comprendo que, por conservar su situación laboral, es posible que no quieran escalar a sus superiores que las circunstancias de su trabajo no garantizan los mejores resultados. A veces, como pasa en los casos de mi madre y de mi hermana, las circunstancias requieren una atención y una dedicación plenas y constantes que las profesionales no pueden ofrecer por la sencilla razón de que tienen más pacientes que atender. Una discapacidad reconocida del 100 % presenta necesidades que una cuidadora a tiempo parcial no puede cumplir de ninguna manera medio aceptable.

Recuerdo que en una ocasión fui a pedir consejo, ayuda y asesoramiento para obtener alguna mejora en la calidad de vida de mi hermana, de mi madre y de mi padre a una de estas trabajadoras. Necesitaba ayuda y pensé que nadie podía ayudarme mejor que alguien que se pasaba su jornada laboral entre pacientes que vivían y sufrían situaciones muy parecidas a las que sufrían mi madre y mi hermana. Antes de tres minutos de conversación ya me estaba recomendando que visitara a un psicólogo. Llegó incluso a recomendarme el psicólogo al que ella visitaba. Contaba que ella lo visitaba porque había tenido un accidente de moto y le había cogido miedo a viajar en cualquier vehículo. Decía que gracias a ese psicólogo estaba consiguiendo perder el miedo y que hasta viajaba ya en transporte público. Le pregunté si viajaría de nuevo en moto en caso de que la terapia erradicase por completo su miedo y qué pasaría en caso de que se cayera de nuevo. No tardó en comprender que su ejemplo no se adaptaba en absoluto a mi caso, yo me caía de la misma moto cada día, contra eso no hay terapia que valga. Ya te lo adelanto, no te estoy destripando la historia, imagino que, si has leído hasta aquí, ya habrás comprendido que el calvario de mi familia es eterno y, además, inasequible al mejor psicólogo del mundo.

Puedo decir que nunca hemos tenido ayuda de este tipo de profesionales más allá de los mínimos que algunas situaciones les imponían. La ayuda que necesita una familia con un enfermo de SCA7 va mucho más allá de lo que un profesional podría ofrecer. Hasta en seis ocasiones he solicitado ayuda a la Cruz Roja de Guadalajara, ya sea a fondo perdido o remunerada, pero todavía estoy esperando la llamada de vuelta de las seis peticiones.

Por eso, allí donde veía que las gestiones más obvias eran insuficientes, llegaba con mi documental. Al parecer, para sorpresa de nadie, la idea de salir en un documental abría la puerta de muchos advenedizos que encontraban en ello una oportunidad para relanzar, o simplemente lanzar, su carrera. Nuestra desgracia la veían como un trampolín. Así de caprichoso es el espíritu humano cuando está sometido a las pasiones más bajas que uno pueda imaginar.

El documental me abrió la puerta de un integrante del equipo de investigación del Instituto Cajal que había realizado un estudio de la ataxia cerebelar en el que, según se publicaba en el diario *El País* el día 4 de febrero de 1988, habían curado a ratones con esta enfermedad y afirmaban: «… nos aproximamos a las manifestaciones clínicas de la ataxia cerebelar en humanos».

La entrevista no tuvo desperdicio si lo que uno quiere es conocer la trastienda de una sociedad que dedica recursos de manera desordenada y desmedida a asuntos donde ya hay fondos o donde ni siquiera se necesitan. Pero reconozcámoslo de una vez, la ataxia no genera ni votos a los partidos políticos ni beneficios a las farmacéuticas ni tampoco, por desgracia, un apoyo o un interés social masivos.

Ese «nos aproximamos» fue el tope de sus investigaciones, porque con motivo de recortes presupuestarios y falta de subvenciones por parte de las autoridades de turno, el estudio se quedó en las puertas de convertirse en un auténtico hito de las investigaciones en medicina.

No dejaba de preguntarme por qué esa circunstancia no se había comunicado a las familias, por qué no se había hecho lo posible y lo imposible para conseguir más fondos o para traspasar los avances conseguidos a otra institución que sí dispusiera de los recursos y los fondos necesarios.

Le pregunté si la investigación hubiera seguido adelante solo contando con más dinero. Su respuesta fue un categórico sí. ¿Me estaba diciendo que si hubiéramos reunido el dinero necesario habrían continuado con la investigación? Sí, justo eso era lo que me estaba diciendo. Le pregunté si habrían dado con la solución a esta enfermedad en caso de que la investigación hubiera continuado y su respuesta fue un sí. Eso es lo que más me dolió, porque posiblemente mi hermana Noe y mi hermano Ángel podrían tener una calidad de vida más aceptable. También recuerdo que le pregunté cuánto dinero hacía falta para seguir adelante con el proyecto. Me respondió con una abultadísima cantidad que he preferido olvidar como todos se habían olvidado de mi familia y de todos los enfermos de SCA7.

Quizás esté diciendo una obviedad, una perogrullada, pero ¿no es obvio que si se realiza una investigación con dinero público igual de públicos habrían de ser los avances conseguidos? Pues eso, sí, pero no.

Las gestiones, documental por delante, me habían procurado una entrevista con una persona del equipo de psicología del hospital La Paz. Llevaba años solicitando ayuda psicológica en ese hospital. Años solicitando ayuda habían dado como resultado cero consultas;

y una petición de entrevista para aparecer en un documental había dado resultado inmediato, un 100 % de éxito. Ya teníamos experiencia con ese hospital: algunos de mis enfermos recibieron tratamiento allí, aunque de manera esporádica, acaso semestral o anualmente o, lo que es lo mismo, nada de nada para lo que eran nuestras necesidades. Un buen día, dejamos de ir y ni siquiera llamaron para interesarse por los motivos de nuestra ausencia, nadie echó de menos a los míos en aquellas consultas.

En fin, entrevisté a una doctora frente a la cámara del documental y cuando finalizó la entrevista le pregunté qué debía hacer para por fin obtener la asistencia psicológica que desde hacía años venía reclamando. Aunque ya habíamos apagado la cámara, su respuesta fue muy positiva: ella misma se ofreció a darme esa asistencia, me ofreció tener sesiones conmigo. Me aclaró que lo haría a pesar de que esas sesiones estaban reservadas para enfermos. Ese comentario casi me enfermó a mí, puesto que ni mi hermana ni mi madre tuvieron jamás un apoyo psicológico profesional. Imagino cuánto les habría ayudado a sobrellevar el terrible peso de la enfermedad.

No me importaba desplazarme para cada sesión desde Guadalajara a Madrid porque al final del trayecto tenía a mi disposición durante cuarenta y cinco minutos a alguien que me escuchaba y que, además, sabía de qué le estaba hablando. Pero aquello solo duró nueve sesiones, ya que tras la novena me dio el alta como si la enfermedad de mis seres queridos hubiera desaparecido por arte de magia, por arte de psicología mágica. Cuando le insistí en que esa ayuda era no solo importante, sino necesaria para mí, me remitió al equipo de psicología de mi ciudad. Allí me dijeron que no había nadie que me pudiera ayudar con garantías en un problema de semejante magnitud. Es decir, para una psicóloga el problema se resolvía con nueve sesiones, mientras que para otros psicólogos era un tema tan grave que ni cien sesiones servirían de nada. Espero que al menos tú, lector, puedas comprender esto, porque yo hoy sigo sin comprenderlo.

Podría escribir todo un capítulo para hablar exclusivamente de mi trávesía por el desierto deshabitado de los psicólogos profesionales. Siempre que me he visto al borde del precipicio he intentado acudir a uno, pero comoquiera que siempre ha coincidido con que algún familiar pasa por un momento especialmente delicado, solo he podido sentir impotencia, y eso conduce, al menos en mi caso, a la rabia, la rabia contra la vida. La SCA7 nos ha regalado una serie ininterrumpida de episodios críticos durante muchos años, demasiados como para soportarlos con la cabeza ordenada. En la mayoría de los casos, los psicólogos que me han tratado me han dado el alta después de unas pocas sesiones, y cuando digo pocas estoy hablando de cuatro o cinco sesiones, no más. ¿Puede una persona con un problema normal alcanzar un equilibrio duradero y confiable? Seguramente no. Así que imagínate si yo, con el problema que arrastra mi familia, puedo recuperarme en tan pocas sesiones.

Es posible que tardara mucho en acudir por primera vez a un profesional. Esa primera vez fue en la Universidad de Psicología de Guadalajara, donde, gracias a un programa social municipal, solo tenía que asumir la mitad del gasto que suponía. Las sesiones no son nada baratas y si el paciente debe acudir mientras subsista el problema, el problema de mi familia que ya cumple treinta años me habría tenido de psicólogos durante todo ese tiempo. Un cálculo sencillo te dará una pequeña idea de la enormidad de lo que estamos hablando. Ahora, desde la distancia, comprendo que el coste de una sesión con un psicólogo fue lo que retardó tanto mi contacto con ellos.

La primera consulta la tuve con una doctora que me pidió que le explicase a grandes rasgos el motivo de mi consulta. Tras una breve charla en la que era imposible condensar todo lo que tenía que contarle, la doctora me citó para la siguiente semana. Me pidió permiso para grabar las sesiones y yo accedí. Supongo que pensaba que eso nos ayudaría a resolver antes o mejor el problema. Aunque lo he intentado, no me ha sido posible conseguir aquellas grabaciones.

En la siguiente sesión, la primera que se grabaría, ya no éramos dos en la consulta, sino tres. Mi psicóloga había convocado a otra doctora para que escuchara lo que yo tenía que decir. Nunca olvidaré lo que ocurrió aquel día. Resumí como pude la vida que me había tocado vivir y el sentimiento y la pena que tenía de ver sufrir a una persona a la que amaba locamente: mi hermana Ana Mari. Les hablé de su sufrimiento y de lo que ya sabíamos que vendría tarde o temprano. Las dos doctoras comenzaron a llorar. Entiendo que podían ser personas muy sensibles o muy empáticas. Eso o es que el caso de mi familia es verdaderamente excepcional incluso para un profesional de la psicología que vaya usted a saber la de historias dolorosas que habrá escuchado a lo largo de su carrera.

En la Seguridad Social me decían que no había nadie cualificado para procurarme la ayuda psicológica que yo necesitaba, y los privados no me merecían gran confianza; necesitaba a alguien especializado en el tratamiento de enfermos y familiares con enfermedades raras. Entonces me hablaron de una señora que trabajaba en Madrid y que, al parecer, era la indicada para mi caso.

Después de contar por encima mi vida y todo lo que teníamos en casa —en ese tiempo ya habíamos perdido a Ana Mari, y mi madre y dos de mis hermanos ya habían desarrollado la enfermedad—, me preguntó cómo estaba yo.

—Mal —fue mi respuesta tan sencilla como rotunda.

—¿Mal? Tú estás fenomenal. En tu situación, hace tiempo que yo me habría colgado de ese pino —dijo señalando uno que se veía al otro lado de la ventana de su despacho.

Sus palabras me hicieron reflexionar. Las recibí como una bofetada que me hacía girar 180° y me ponía de frente a mi propia realidad. Aquella mujer comprendía la dimensión de mi problema, del problema de mi familia.

Pero comoquiera que ella era muy buena psicóloga y yo muy buen paciente, al cabo de no muchas sesiones, llegué a la consulta con una sonrisa, esa sonrisa que me ha salvado tantas veces del abismo emocional al que me he visto abocado ininterrumpidamente casi cada día de mi vida. Mi sonrisa se convirtió en una señal que la psicóloga entendió como inequívoca de mi recuperación. Sin embargo, era una señal equívoca, ambigua, difusa, imprecisa... Mi sonrisa solo era una señal de socorro. La primera víctima de una enfermedad rara como la que asedia a mi familia desde hace décadas es la sonrisa.

La enfermedad siguió agitando con violencia el suelo que pisaba mi familia. Tras la pérdida de Ana Mari, los síntomas se hacían cada vez más visibles en mi madre y en dos de mis hermanos. Cada día recibíamos una puñalada del destino y cada día el puñal se introducía un poco más en el cuerpo, en un cuerpo ya herido mortalmente.

Para entonces ya había buscado ayuda en el hospital de La Paz, en el Carlos III y en la Seguridad Social en Guadalajara; en todos los casos con el mismo resultado: un fracaso. A la vista de ese panorama me puse a buscar en internet otro tipo de soluciones, otras vías para alcanzar la solución que fuera, una cualquiera siempre que fuera una solución.

Me puse en contacto con una federación de ataxias de España cuya misión era, en teoría, apoyar y representar a familiares y enfermos de todo tipo de ataxias. Pero las teorías no siempre se certifican en la realidad. La realidad de esta federación era muy distinta: no prestación ni atención ni asistencia a todos los tipos de ataxias, aunque sí, y de forma muy acusada, a la variedad que afectaba a los familiares de los miembros de la junta directiva. Me hubiera gustado saber qué tenía que decir de esa federación la persona de la Junta de Comunidades de Castilla-La Mancha que nos dijo a mi padre y a mí que nuestra asociación tenía connotaciones de ánimo de lucro.

Estoy seguro de que la atención y el apoyo que prestan a las ataxias de las que sí se ocupan es fantástico y esencial para los afectados, pero lo mejor sería que se cambiaran el nombre para que no resultara engañoso, para que quienes nos quedamos fuera de su foco de atención no nos sintamos engañados; un engaño que nos viene por encima de todo lo demás que ya sufrimos.

Me dolió que ni siquiera fueran capaces de colgar en sus redes sociales todos los materiales —textos, audiovisuales, fotografías, recortes de prensa, entrevistas en radio y televisión— que les envié en los que se hablaba de la ataxia de mi familia y de la familia SCA7 y en los que, por desgracia, podían verse los maltratos que a veces sufren los enfermos. ¿Qué daño podía hacer a la federación publicar esos materiales en sus redes sociales? Yo entiendo que ninguno. Así que, si tuviera que definir mi relación con la federación en una sola palabra, esa sería *decepción*. Y no soy el único, puesto que hablé con otros afectados por la SCA7 y ellos sentían lo mismo. La federación luchaba por casi todas las ataxias, y los afectados por la SCA7 luchamos por la nuestra. No luchamos por lo mismo.

El siguiente paso me llevó a descubrir a FEDER, Federación de Enfermedades Raras. Contacté con ellos y me remitieron a la federación de ataxias de la que te hablaba. Les conté mi experiencia con ellos y en FEDER me dijeron que ellos no podían hacer nada más.

En uno de esos días en los que la enfermedad causa estragos emocionales en enfermos y familiares que te llevan a la desesperación y a pensamientos horrorosos, volví a marcar el teléfono de esta federación con gran enfado. Exigí atención porque me creía en mi derecho por cómo se publicitan en su página web, donde dicen que son la esperanza de las personas con enfermedades raras y sus familiares. No sé enfadarme ni hablar malhumorado, pero en aquella ocasión lo hice.

Cuando ya creía todo perdido por aquella vía, me llamó una mujer que se anunció como psicóloga de FEDER. Me ofreció ir a su consulta y acepté de inmediato. La vi como la última tabla a la que se agarra el náufrago. Enseguida pude comprobar que ella sí sabía manejar mi situación, por fin daba con alguien que estaba en contacto con otras familias con problemas similares.

Después de solo cuatro o cinco sesiones, me propusieron acudir como ponente a una charla destinada a trabajadores sociales, ese otro colectivo que, por la razón o la sinrazón que fuera, tan poco había ayudado a mi familia. Eso me brindó la oportunidad de decirles los que, a mi parecer, eran errores que cometían en el desempeño de sus tareas. Cuando finalicé la ponencia, muchos de ellos se quedaron a hablar conmigo. Incluso con algunos intercambié el teléfono. Me encantaría volver a disfrutar de una oportunidad semejante para hacer ver a los profesionales que, de un modo u otro, están relacionados con los enfermos de ataxia cómo se percibe su trabajo desde fuera y cuáles son las cosas que conviene hacer y cuáles las que conviene evitar; en fin, mostrarles esas cosas que no se aprenden en las facultades.

Me sentía bien en aquel lugar: por primera vez me veía rodeado de personas con las que tenía un nexo. Llegué a participar en una campaña —que incluía la grabación de algún vídeo— de concienciación del impacto que produce la aparición de una enfermedad rara en el seno familiar. En la campaña participaban FEDER y la Comunidad de Madrid.

Las sesiones con la psicóloga eran en Madrid, pero me merecía la pena ir porque siempre salía mejor de lo que llegaba. Y eso que yo ya llegaba con una sonrisa a aquellas instalaciones tan deslumbrantes donde me recibía un retrato de la reina Letizia con una dedicatoria para la federación.

Para quien no haya acudido nunca a un psicólogo, se puede decir que es algo así como hablar con un amigo y sacar de dentro todo lo que se lleva acumulado y hay que expulsar. Y, como si en verdad fuera tu amigo, el psicólogo intenta darte consejos, más o menos acertados, para afrontar los problemas que te acosan. A diferencia de lo que se haya podido ver en infinidad de películas, ahí no hay divanes ni pastillas alucinógenas. Nada de eso. Es algo más informal, tanto como dos sillas y una conversación. También tengo que decir que si alguien evita a toda costa ir a ver a un psicólogo por el qué dirán, por si alguien lo tachara de loco, está muy equivocado. Quien visita a un psicólogo solo necesita una ayuda que ninguna otra persona puede brindarle.

Tenía las sesiones cada dos o tres semanas, pero cada vez era mayor el lapso entre sesión y sesión. Y un buen día, la llamada para la siguiente sesión no llegó. No llegó en esa semana ni en ese mes ni en ese año. Nunca más volví a recibir esa llamada. Mi caso quedó archivado como si aquel paciente que pasaba dos horas en el coche para que alguien lo escuchara durante cuarenta y cinco minutos hubiera reparado su vida en tan solo unas sesiones. Por lo visto, FEDER ya no podía dedicarme más tiempo ni más recursos. Tal vez si la reina, para quien la federación sí tenía tiempo y recursos, hubiera visitado los hogares de las familias que realmente necesitan ayuda debido a una enfermedad rara, la situación sería muy distinta para muchas personas. No es lo mismo lo que la federación pueda contarle a la reina para cubrir el expediente de unos y de otra que si ella lo hubiera visto por sí misma. Creo que puede pesar más la necesidad que tienen algunas personalidades de salir en la foto que atender a las necesidades de esas otras personas que nunca salen en las fotos. Desde estas páginas invito a la reina a que conozca personalmente el caso de mi familia. Tal vez eso haría que cualquier acción meramente promocional sonrojara a la reina en cuanto lo comparase con las necesidades reales de los afectados por una enfermedad rara.

A pesar de que hice llegar a FEDER todo el ruido mediático que logramos hacer en torno a la SCA7, una enfermedad rara, ellos no publicaron nada en sus redes sociales. Ignoro si todas esas acciones que llevan a cabo otras personas deben pasar un filtro determinado o un criterio que, por la razón que sea, lo que yo envié no pasó, pero lo cierto es que ignoraron todo lo que conseguimos durante años. Tampoco comprendo cuál es el criterio que puede dejar fuera del foco de atención de FEDER a una familia como la mía con cuatro de sus siete miembros afectados por una enfermedad rara. Creo que lo justo es que modifiquen el nombre de la asociación, porque, a simple vista, parece que representan a los afectados por enfermedades raras y sus familiares, y la triste realidad es que no es así. Quizás la SCA7 no merezca ni el nombre de enfermedad rara.

Curiosamente, lo que tanto eché de menos en España lo encontré en México. Pero luego te hablaré de ello en detalle, porque allí sí se preocupan por los enfermos de SCA7, y este es el capítulo dedicado a quienes no se preocupan por ellos y sus familiares. Aun así, te lo menciono porque en 2019 se celebró en Murcia la cumbre de ALIBER (Alianza Iberoamericana de Enfermedades Raras) y la Fundación Genes Latinoamérica, de México, estaba invitada. Ellos, a su vez, me invitaron a mí. Fue una buenísima oportunidad para reencontrarme con ellos.

En el evento se dieron cita fundaciones de distintos países para exponer y compartir sus proyectos con los demás participantes. Cuando llegó el turno de la delegación mexicana, yo me encontraba entre ellos, como si fuera uno más. Me sentía extraño cuando me di cuenta de lo cercano que me sentía a personas que habían recorrido más de nueve mil kilómetros y lo lejano que me sentía a personas que, estando tan cerca de mí, ignoraban problemas tan serios y tan importantes como los que acuciaban a mi familia.

Cuando los mexicanos finalizaron su ponencia, quien moderaba el evento —la estrella de la Alianza— me dio la palabra. ¡A mí! Mi sorpresa fue mayúscula. Yo allí no representaba a nadie y menos entre personas que sí representaban los intereses y las necesidades de miles de enfermos y familiares de enfermos. Y así lo dije cuando hablé. Dije que solo era un acompañante con mucha implicación en el tema, eso sí, pero nada más. Tal vez por eso mismo se hacía más indispensable que explicara mi presencia allí y en ese momento.

Conté el caso de mi familia. Conté detalles, aunque no todos los que hubieran dado al auditorio una idea más completa de la situación de mi circunstancia familiar. El evento no giraba en torno a la familia Romero Chicharro, eso era evidente para todos, incluido yo, por supuesto.

Cuando el resto de los participantes finalizaron sus respectivas exposiciones, llegó la hora de la pausa para tomar un tentempié. Pues bien, si me habían sorprendido cuando me cedieron la palabra, no me sorprendieron menos cuando se me vino encima una avalancha de personas de varias delegaciones para interesarse por el caso de mi familia. Que se les había hecho corta mi charla, que querían saber más detalles, que les parecía un caso verdaderamente excepcional… En fin, solo puedo decir que, en los dos días que duró el congreso, viví la maravillosa e irrepetible experiencia de ver que el problema de mi familia les importaba de verdad a personas que estaban en disposición y con capacidad para hacer algo por nosotros.

Sin embargo, como todos los sueños, aquel también terminó. Cuando el encuentro concluyó, volví a ser el Nuko invisible, o casi, de siempre, incluso para quienes trabajan duro para mejorar el mundo de las personas afectadas por enfermedades raras. Muy pronto comencé a pensar de qué había servido todo eso. A mí, de no mucho, desde luego, porque, aunque después de mucho tiempo aún recibo mensajes de esas asociaciones, en realidad, ninguno es de apoyo.

La presencia de la Fundación Genes Latinoamérica en España provocó un revuelo considerable en los medios de comunicación, y hasta conseguimos celebrar una reunión multitudinaria en Guadalajara. A raíz de ello recibí una llamada del Ayuntamiento. El alcalde tenía gran interés en conocer a mis amigos mexicanos y también en conocer el problema y la situación de mi familia. De hecho, nos recibió en las mismas dependencias del ayuntamiento.

Nada más verme, el alcalde celebró tener delante al «mejor portero de fútbol sala que ha dado la tierra», aunque, claro, yo no estaba allí por ese motivo y lo mismo habría dado que yo hubiera sido el primer alcarreño en pisar la Luna si te digo la verdad. Pero esa primera sensación se concretó enseguida en una preocupación sincera. Se mostró muy empático con la situación de mi familia y me dijo que aquella conversación no podía ser la última entre nosotros, que aquello no se iba a quedar ahí, que me ayudaría en todo lo que estuviera en su mano. Tampoco faltaron en el encuentro numerosas fotografías con nosotros, que si en el despacho, que si en el balcón, que si en la plaza del ayuntamiento… La reunión se puede resumir en fotos y palabras.

En cambio, la reunión dejó muy buen sabor de boca a mis amigos mexicanos. Se sentían partícipes de una victoria. Lo cierto era que con su presencia habían conseguido allanarme el terreno y me habían ayudado a conseguir un acercamiento con el alcalde que me lo presentaba casi como un aliado. Pero, como decía, yo ya sabía que la reunión no pasaría de ser más que fotos y palabras. De hecho, las palabras prometidas por el alcalde nunca se tradujeron en actos. Tampoco tuvimos más palabras. Me había prometido que antes de Navidades, y nos reunimos con él en octubre, me llamaría para otro encuentro, esta vez informal. Lo que no especificó fue a qué Navidades se refería. Hoy, varias Navidades después, todavía sigo sin saberlo. Lo dicho, políticos, fotos y palabras.

Mientras tanto, la vida seguía y la enfermedad seguía deteriorando a los míos: la vista, la destreza, la capacidad motora… Llegaban los andadores, que enseguida sustituíamos por sillas de ruedas, que enseguida sustituíamos por sillas de ruedas adaptadas a discapacidades severas…

Mi padre tomó la decisión de buscar una residencia de mayores para mi madre y yo estuve a su lado como apoyo incondicional. Recorrimos toda Guadalajara de centro en centro. Créeme, son lugares horribles en los que, tarde o temprano, muchos de nosotros acabaremos. Sin embargo, los miramos como si no fueran con nosotros, como si allí solo fueran a alojarse personas extrañas, ajenas, desconocidas. Creo que sería un ejercicio altamente beneficioso para todos que quienes nos sentimos lejos de una residencia las visitemos para tomar consciencia de cómo son en realidad. Veríamos enseguida que lo más adecuado es que se conviertan en lugares alegres, con zonas verdes y las instalaciones y las atenciones necesarias. Si no, cuando queramos darnos cuenta, solo estaremos en condiciones de acudir allí como potenciales residentes.

Fue un trabajo penoso, terriblemente penoso. Ambos teníamos un sentimiento de culpabilidad inabarcable. Casi ni nos atrevíamos a comentar los lugares por los que íbamos pasando.

En un principio, buscamos una plaza pública, pero lo que nos ofrecían era fuera de la capital, y eso que argumentamos que en la familia había otras dos personas discapacitadas y que debíamos estar unidos frente a la adversidad. No podíamos aceptarlo, ya que nuestra idea era estar con mi madre a diario.

Conocimos una residencia que, comparada con el resto de las que habíamos visto, nos pareció bastante mejor. Estaba en Guadalajara capital, se veía limpia y no se respiraban olores malos o extraños y disponía de un equipo humano que nos pareció precisamente eso, humano. Eran personas cercanas que transmitían buenas vibraciones. Aunque, no nos engañemos, no dejaba de ser una residencia para mayores. Por desgracia, en aquel momento no había plazas libres, pero nos comunicaron que en cuanto quedase alguna libre, sería para mi madre. Pero eso sí, de forma privada, por supuesto.

Aunque por el bien de mi madre era nuestro objetivo, finalmente, llegó el día y, con mucho dolor, mi padre y yo tuvimos que dar a mi madre la terrible noticia. Sus lamentos y sus llantos se convirtieron en los míos. El coste de la plaza privada en esa residencia es de 2300 euros al mes. Un gasto que afronta mi padre. Además, como en un centro así es imposible que dediquen a un enfermo de SCA7 las atenciones que requiere, mi padre también contrató a una persona externa para hacer compañía a mi madre, que se suma a la que le hacemos mi padre y yo a diario.

Llegó un momento en el que mi padre comenzó a asustarse debido a que, aunque pasaron incluso años, aquella plaza privada no se convertía en pública. Algo que nos habían asegurado que ocurriría tarde o temprano. Mientras tanto, ese gasto mensual llegaba puntual como un zarpazo a la cuenta corriente de mi padre.

Ambos fuimos a buscar soluciones, alguna vía por la que esos gastos no siguieran devorando los ahorros de mi padre. Pero curiosamente fueron esos ahorros que mi padre había acumulado durante largos años de trabajo y ajustes en el presupuesto familiar —de los que todos en mi familia hemos sido testigos y diría que hasta víctimas— los que impedían que se adjudicara una plaza pública a mi madre. Mi padre conocía bien el futuro que le esperaba a su familia y durante años controló con mano de hierro el gasto familiar. No quería derrochar nada que en el futuro pudiera hacerle falta a alguno de los afectados por la SCA7 que él ya conocía a raíz de los análisis de Santander.

Llegó la solución mágica de parte del hombre que hablaba en nombre de Bienestar Social: «Ángel, divórciate de tu mujer y al día siguiente tendrá la plaza pública». Si quieres, pon tú mismo los comentarios a esta propuesta, yo prefiero no hacer ningún comentario. Pero ya puedes entresacar un útil consejo: si has conseguido tener unos ahorros a fuerza de trabajo, tesón, sudor y privaciones…, no lo dudes, gástatelos antes de que lo haga tu Gobierno en tu lugar.

Tras casi cuatro años afrontando este gasto, llegó la ansiada plaza pública, pero en otra residencia. Yo no era partidario del cambio, pero tampoco era mi dinero el que estaba en juego y veía muy claro que ese ritmo acabaría por arruinar a una persona con 80 años que ya no tiene margen de maniobra. Así que cambiamos a mi madre de residencia. Mi padre dejó de pagar una factura económica y mi madre comenzó a pagar una factura física. En solo un mes, mi madre experimentó un claro empeoramiento.

Después de uno de esos confinamientos de dos semanas a los que sometían a todos los ancianos por el COVID, que fueron los mayores damnificados por el virus, ya que pagaban las consecuencias de cualquier positivo que diera un auxiliar; por fin llegó el día en el que podíamos visitarla. No dábamos crédito a lo que estábamos viendo. Dejamos a una madre y nos encontramos con otra. Mi madre se encontraba totalmente rígida en una silla, igual que una tabla, era imposible que su cuerpo se adaptara a la forma de la silla. Estaba pálida, nerviosa y con clarísimos síntomas de abandono, como luego nos confirmó. Estaba del todo descuidada por quienes se supone que debían atenderla y cuidarla. Además, su capacidad de hablar se había deteriorado notablemente debido a que nadie se preocupaba de hablar con ella durante ese tiempo y ya resultaba difícil entender bien lo que decía. No soy capaz de imaginar lo que debieron ser para ella los días del COVID, allí metida, sin una atención mínima y digna y sin que nadie nos avisara de sus circunstancias. No quiero pensar que para el personal fuera normal la situación en la que tenían a mi madre, porque eso va mucho más allá de saturación de competencias y responsabilidades y está peligrosamente cerca de la negligencia profesional más lacerante.

Pedí responsabilidades a la directora del centro y a la médica que, supuestamente, le hacía el seguimiento. La primera no me hizo ni caso. Puedes llamarla sinvergüenza y no errarás. La segunda me dijo que el deterioro de mi madre se debía al avance de la enfermedad. A mí me iba a contar esta señora cómo progresa la SCA7... Envié fotografías y vídeos de mi madre a un médico geriatra y me dijo que, a su entender, no había duda de que el estado de mi madre se debía a un error en la medicación.

La residencia está ubicada en una ladera con bastante pendiente, sin árboles, sombras o bancos a su alrededor, al lado de un polígono. Ya te podrás imaginar que no es la mejor disposición para ancianos que tienen ya difícil dar un paseo sobre llano, como para darlo en pendiente. Solo pido que el iluminado que proyectó la construcción de la residencia tenga que utilizarla algún día y le entren unas ganas irreprimibles de salir a pasear.

Así que, en lugar de sacar a mi madre de paseo, nos conformábamos con salir a un patio interior que estaba, más bien, descuidado, por no decir abandonado: sombrillas rotas, sillas de plástico comido y debilitado por el sol, malas hierbas aquí y allá…, incluso era normal ver gatos merodeando por allí. Pero lo que ya no pude soportar ni comprender era que una rata de gran tamaño se paseara tan tranquila cerca de la silla de ruedas de mi madre. Lo grabé en vídeo con el teléfono móvil; la experiencia y la cantidad de golpes recibidos de las instituciones me habían enseñado que de todo lo que uno diga casi nada se creerá o, si se cree, será malinterpretado. Ahí tengo los vídeos para quien quiera verlos.

Amenacé al centro con hacer pública aquella grabación y solicité inmediatamente el traslado de mi madre a otro centro. Tardó en llegar, pero por fin llegó. Conseguimos volver a la residencia anterior, donde reside actualmente.

Pero, ya se sabe, la alegría dura poco en casa del pobre: cuatro meses después de conseguir esa plaza pública en la residencia que mi padre y yo consideramos mejor que el resto, nos comunicaron de la propia residencia que se privatizará y que desaparecerán las plazas públicas. Entonces solo tenemos dos opciones, aceptar la nueva residencia que nos adjudiquen o volver a hacer frente a ese enorme coste que conlleva la plaza privada. Sí, lo has adivinado, mi madre se queda en la residencia aunque la privaticen y los ahorros de mi padre sigan menguando a pasos agigantados. Grandes negocios estos de las residencias de mayores.

Con todo, teníamos otro frente abierto y no menos peliagudo, por cierto. Mi hermana Noe, con 41 años, me comunicó su decisión de ingresar en un centro en busca de una mayor comodidad y de salir de casa, puesto que su situación en el hogar era ya insostenible. No era lo que ella prefería, pero comprendía que solo así podría tener la atención que se merecía y una vida, dentro de las circunstancias, digna.

Yo sabía desde hacía bastante tiempo que ese momento llegaría antes o después. Saberlo no era algo tampoco muy meritorio, sino más bien de lógica. Desde que vi que ese momento llegaría me di a la tarea de buscar alternativas a una situación que me partía el alma y que era crucial solucionar cuanto antes y lo mejor posible.

Llevaba un tiempo investigando distintos centros para dar con uno en el que la vida de mi hermana fuera más confortable que la que llevaba en casa. En un principio, me lancé a mirar centros privados, porque, aunque me duela decirlo, lo público está muy poco cuidado y veo poco interés por que esa actitud cambie en quienes tienen el poder para cambiarla.

La verdad es que no resultó sencillo encontrar en el sector privado un lugar que cubriese las necesidades de mi hermana, y era más difícil aún en Guadalajara, donde, al menos que yo sepa, no existe ningún centro así. La factura mensual de estos centros supera casi siempre los 4500 euros al mes. Y eso solo incluye los servicios básicos. En otras palabras, eso se estaba convirtiendo en un obstáculo de envergadura.

En esas, visité un centro público en Guadalajara. Lo recuerdo desde que era niño; los chicos del barrio lo llamábamos —mal llamado— Los Minusválidos. Nadie se atrevía a acercarse mucho allí, pero veíamos muchas sillas de ruedas en sus proximidades. Se decía que allí residía una actriz famosa que tuvo un accidente y se quedó parapléjica. Quién me iba a decir a mí que años después tendría que atravesar esa puerta que tanto miedo me daba cuando era niño para pedir asilo para uno de los míos. Cuando crucé la puerta, el miedo infantil no se disipaba del todo de mi mente.

Aunque creas lo contrario, entrar en ese centro no es algo apto para todos los públicos. Nada más entrar te tiembla todo, y eso que siempre he sido bastante aficionado a las películas de terror. Ves casos difíciles de describir y otros hasta difíciles de mirar. También ves otra parte diferente; la mayoría de los enfermos que pude ver se encontraban mucho mejor que mi hermana, mientras que solo una pequeña minoría parecía encontrarse igual o peor incluso que mi hermana. Quienes formaban parte de esa mayoría que se encontraba en mejores condiciones se movían con libertad, veían, salían por sí mismos del centro, iban a comprar, a bares, hablaban entre ellos, utilizaban el móvil e internet, fumaban, reían, participaban en talleres, iban a conciertos, gastaban bromas..., en fin, tenían un alto grado de autonomía. Enseguida vi que mi hermana quizás podría disfrutar como veía que lo hacían ellos, aunque con más limitaciones por sus circunstancias. Mi hermana ya no podía hacer ninguna de todas esas cosas y de otras muchas que resulta ocioso detallar y que tu imaginación podrá añadir más fácilmente. Lo primero que pensé fue que si alguien necesitaba una plaza en aquel centro, esa era mi hermana. Lo segundo que pensé fue que, si mi hermana conseguía esa plaza, todas aquellas personas le brindarían la mejor acogida, con comprensión, con su compañía y su alegría y sus ganas de vivir.

El interior del CAMF (centro de atención a personas con discapacidad física) deja mucho que desear. Creo que su condición de público explica, en gran medida, sus carencias. No digo que necesite grandes obras, que seguramente las necesitará, pero que tenga rota la cadena del baño y nunca la cambien o que tengan oxidada la barra donde se agarran para intentar levantarse o que haya armarios destartalados no parecen desperfectos que requieran grandes inversiones. No creo que sea muy difícil ni muy costoso mantener un mínimo de dignidad con la que obsequiar a los residentes. No era un centro que me gustara especialmente para mi hermana, te mentiría si te digo otra cosa, pero menos me gustaba verla sola en su casa, con las persianas bajadas y sentada en una silla durante horas, sin hacer nada y sin tener cerca a nadie con quien hablar o a alguien que le aliviara en alguna medida el peso de su enfermedad.

Pero todo esto lo hice sin contar todavía con mi hermana, pues a pesar de haber estado investigando la manera de conseguirle una plaza ahí, jamás me atreví a proponérselo a ella. Solo sabía que si llegaba el momento, yo debía estar preparado. Y esa preparación me vino bien, porque un día, inmersa en su desesperación y su desamparo, me pidió que recabase toda la información que pudiera de ese centro. Como yo ya había hecho los deberes, sin más dilación le expliqué todo lo que yo sabía. Debió de gustarle lo que escuchó, porque me pidió que fuese un paso más allá y que fuese avanzando por si, llegado el caso, decidiera ingresar.

Así lo hice. Presenté la solicitud y visité el centro en varias ocasiones; quería familiarizarme con sus instalaciones y los recursos de que disponían, así como, en la medida de lo posible, con su personal. Con esas visitas conseguí relativizar, por fin, esa especie de miedo, ese cosquilleo que sentí al cruzar la puerta en mi primera visita. Insisto en que todos deberíamos visitar estos centros de cuando en cuando y mientras nuestra salud no nos obligue a mirarlos como futuros residentes.

El personal me atendió y me informó sobre cómo proceder en estos centros. Se trata de centros de ámbito nacional y hay un total de cinco en toda España. Existe un listado de espera a nivel nacional que se rige por diferentes baremos como, entre otros, el grado de discapacidad, la unidad familiar, la pensión que pueda tener el candidato… La valoración de todos sus parámetros y circunstancias determinan la posición del interesado en la lista de espera. En circunstancias normales, la obtención de una plaza se debe a la defunción de un residente, por lo que acceder a uno de estos centros es algo lento. Por ese motivo presenté la solicitud para que comenzaran a tener en cuenta a mi hermana lo antes posible.

El tiempo pasaba y el único cambio que se dio es que ofrecieron a mi hermana una plaza temporal, por unos dos meses. Rechazamos el ofrecimiento, ni se me ocurrió planteárselo a Noe. Mi hermana no podía desprenderse de las personas que en ese tiempo la atendían y la cuidaban en casa para luego volver a la misma situación y, además, tener que buscar otras personas, con lo delicado que resulta encontrar personal capaz y con la disposición necesaria para afrontar un trabajo así. Tampoco veía la necesidad de estar jugando con sus sentimientos durante ese tiempo para que tuviese que volver al punto de partida, no le veía ningún sentido a esa propuesta.

Según nos dijeron, la pensión que recibe Noe por su discapacidad y la unidad familiar le restaban muchos puntos y su posición en la lista de espera no era muy buena. A veces pienso en la frialdad con que se trata a las personas a través de etiquetas y categorías sin tener en cuenta casi nunca los detalles, los aspectos que, precisamente, nos hacen humanos y por los que mejor se nos distingue a las personas de los expedientes en un archivador. La unidad familiar a la que se referían consta de una hermana fallecida por la misma enfermedad que ella sufre, su madre y otro hermano desarrollando la misma enfermedad y su padre con 80 años y tres anginas de pecho con imposición de descanso por prescripción médica. Estoy seguro de que la unidad familiar de quien establece o la de quien comunica el baremo no se parecen en nada a la envidiable unidad familiar de Noe.

Un día me llamaron desde el centro; querían mantener una reunión con nosotros para hacernos llegar una propuesta, quiero pensar que el ruido que emitíamos en los medios pudo condicionar esta llamada. La idea era asignar a mi hermana una de esas plazas temporales que nos habían ofrecido antes, pero con alguna condición. El objetivo era prorrogar esas estancias temporales en sucesivos plazos de dos meses hasta convertirla en definitiva. Debido a la enfermedad degenerativa que sufre mi hermana, se le concedería sin problemas, ya que existía el precedente de otras dos personas que consiguieron la plaza fija en las mismas condiciones que ella. Aunque una de ellas se presentó en el centro por su propio pie y ya llevaba allí dos años. Decían que hasta ella sola se hacía la cama. Algo de lo que mi hermana, debido a su deterioro, ya no tendría ni el recuerdo.

Esa situación cambiaba mi perspectiva, no sé si con más voluntad que acierto, pero quise entender que mi hermana, en sus circunstancias, podría quedarse en el centro el tiempo que necesitase.

No pienses que por ser un trámite era un *mero trámite*, porque yo, que solo buscaba lo mejor para mi hermana, no sabía nunca cómo acertar y sentía por ello un dolor interno y muy difícil de explicar. Cada cosa que pensaba era negativa o me conducía por un camino de incertidumbres nada esperanzadoras. Lo único que sabía era que quería la mayor integración y la mayor vida social posibles, que se sintiera parte de este mundo, y para eso resultaba evidente que debía salir de entre las cuatro paredes de su tenebrosa casa.

Una dificultad derivada de la situación era la conversación en la que debía comunicarle cuáles serían sus siguientes pasos. Solo se me ocurrió soltárselo como si hubiera ganado un premio. Le describí todos los beneficios que podría reportar a su vida el cambio. Obvié las desventajas, naturalmente, ella ya vivía en franca desventaja respecto de cualquier persona que hubiéramos conocido ella o yo. No necesitaba más desventajas. Pero no la engañaba, porque yo estaba convencido de que su vida podría dar un cambio importante a mejor, y eso era lo que yo deseaba para Noe.

Alejé de mí toda idea que pareciera o pudiera interpretarse como una presión sobre ella. Antes al contrario, me ofrecí a apoyarla en todo lo que necesitara, especialmente, a resolver cualquier duda que pudiera asaltarla y alejar de ella cualquier pensamiento que pudiera agravar la presión psicológica que debía estar sufriendo a causa de su situación.

Como las hubiera tenido cualquier otra persona en su situación, tuvo mil y una dudas, pero las fui resolviendo y, con el paso de los días, terminó pidiéndome que formalizara su ingreso. Estoy seguro de que para ella fue una decisión trascendental y dolorosa. Me imagino que su preciosa casa, aun con ser casi una cárcel, era su refugio, donde ella se sentía a salvo de las complicaciones que el mundo exterior reserva para personas que, como ella, parten con todas las dificultades imaginables.

Para mayor tranquilidad de todos, antes de formalizar el ingreso, quise cerciorarme de que las palabras que había escuchado en la última reunión eran las que yo recordaba y tenía por buenas. Así era. Respiré tranquilo. De hecho, debido al protocolo COVID tenían nada más y nada menos que dieciocho habitaciones vacías. Respiré aún más tranquilo. Ya tenía claro que, sí o sí, mi hermana obtendría una plaza definitiva en mucho menos tiempo del que nos temíamos.

Aquellos fueron días de muchas y variadas sensaciones. Nuestra Noe estaba diferente. Sus miedos habían desaparecido y su carácter se benefició notablemente de ello. Sentí hacia mi hermana una conexión tan fuerte y tan intensa como no recuerdo haber sentido antes con ella. Noe necesitaba mucho cariño y todos los mimos posibles. Mi padre y yo nos dimos a la tarea, aunque yo le iba a la zaga, puesto que mi padre, en esas lides me gana, siempre me ha ganado, por goleada.

Dimos todos los pasos con la mayor calma y después de la más profunda reflexión, siempre pensando en ella, en conseguir para ella la mejor situación posible. Además, le comunicábamos cada paso dado con la mayor dulzura y el mayor cuidado para que tuviese en ella el mejor efecto posible. Ni me imagino cómo debió de sentirse el día en el que le comuniqué que habíamos conseguido esa habitación para ella. Noe, siempre queriendo huir de sus problemas, se vio abocada a vivir en un lugar que no habría elegido como primera opción porque, tal vez, era su mejor opción.

Tener tan de cerca la SCA7 hace que la vida te dé lecciones que jamás querrías aprender. No quería que el día anterior a su ingreso fuera como el que pasó mi madre la víspera de su ingreso en la residencia de mayores. Tengo un mal recuerdo de aquel día, todavía veo a mi padre empujando la silla de mi madre en la plaza de Ciruelas mientras se iban haciendo más pequeños a medida que se alejaban de la casa y se aproximaban al coche para meterse en él y nunca más volver al lugar donde a mi madre le encantaba ir a tomar el aire. Nadie fue a dar un beso a mi madre, nadie fue a abrazarla, nadie le dio ánimos, ni una sola persona fue a despedirla. Para evitar precisamente eso, intenté que Noe tuviese un día bien diferente a aquel de mi madre e hice todo lo posible por que estuviera rodeada de cariño, así que para ello llamé a alguna amiga.

El último día, como quien dice, *en libertad*, nos entregamos por completo a facilitarle el traslado, y no solo en el plano físico, ya que pasamos la tarde anterior etiquetando su ropa y sus cosas con el número 630, que era el número que le asignaron; sino también en el plano psicológico. Entre dos amigas suyas —Cristina y Merce—, mi padre y yo conseguimos hacerle pasar una tarde en la que hasta algunas bromas tuvieron cabida.

Al día siguiente, el día del ingreso, cuando fui a recogerla, mi padre ya se encontraba con ella. Cargué las maletas y nos dispusimos a hacer uno de los trayectos más largos que he hecho en toda mi vida en coche, y eso que solo había una distancia física de apenas quinientos metros, pero el ambiente que se respiraba era sobrecogedor. Ya me olía algo así, de manera que preparé una canción, la que creo que es la preferida de Noe, para suavizar y contener las emociones: *Por mi tripa*, de Pereza. Y así fue; el que se presentaba como un momento terrorífico se convirtió en un trayecto lleno de alegría. Incluso Noe comenzó a cantar la canción y a reírse. Mi padre no podía creerlo, no entendía lo que estaba pasando en el coche, pero, aun así, también se relajó.

Como ya sabes, a Noe le cautiva la música, pero hay un grupo que le fascina por encima de todos los demás: Pereza. Siente verdadera fascinación por los componentes de la banda, Rubén y Leiva, pero por este último siente verdadera pasión. Le ha perseguido por toda la geografía española e incluso ha traspasado fronteras para ir a uno de sus conciertos, como el que disfrutó en Londres. Aunque sus sentidos se van atrofiando, su oído lo conserva en perfectas condiciones.

No quiero repetirme contándote cómo ha tratado la vida a Noe. Yo siempre he intentado hacer menos difícil su día a día, pero, no sé cómo lo hago, el caso es que siempre acabo metiendo la pata y lo que pudiera pensar que sería positivo para ella, acaba siendo una discusión. Eso me pasa por meterme donde no me llaman.

A pesar del riesgo que conllevaba intentar nada debido a esos antecedentes que comento, me arriesgué e intenté darle una alegría. De nuevo lo hice sin consultar nada, pues no quería que perdiera la gracia.

¿Qué fue lo que se me ocurrió? Sencillo: empezar a mover todos los hilos a mi alcance para ponerme en contacto con Leiva, a quien yo llamo Espantapájaros cuando hablo con Noe. Qué quieres que te diga, yo creo que se le da un aire.

Mi trabajo fue efectivo, aunque no inmediato. Mi mensaje, me consta, le llegó por varias vías. Yo solo pretendía ir un día con Noe al lugar donde tomaba café y regalarle una sonrisa a mi hermana, a quien la vida le proporciona muy pocas oportunidades de sonreír. Me conformaba con un encuentro en un banco de un parque, cinco minutos, una foto, un beso y para casa. Su respuesta no fue negativa ni positiva, simplemente no respondió a ninguno de los mensajes que le hice llegar: nos ignoró.

Pero yo no ignoré que me ignorase y seguí trabajando para conseguir ese encuentro. No me preguntes cómo, yo ya ni lo recuerdo, pero un día me llegó una llamada del programa *Volverte a ver* de Tele 5, que, curiosamente, yo nunca llegué a ver y no sé muy bien cómo les llegaría la propuesta. El caso es que íbamos a conseguir reunir a Noe con Leiva en un plató en un programa presentado por Carlos Sobera. El argumento del programa era reunir a personas para dar sorpresas, nada que ver con *First dates*, o quizás sí...

Lo cierto es que me llamaron varias veces y en la última, que se convirtió en una entrevista por Skype, me pidieron hasta las tallas de mi hermana y la mía por si llevábamos al plató ropa que pudiera causar algún efecto visual extraño en las imágenes. Ellos mandarían un tocadiscos a casa de mi hermana y la citarían en el lugar de rodaje sin que supiera a quién se encontraría.

Estaba seguro de que sería un día que quedaría marcado en la vida de Noe y podría recordar y presumir una y otra vez.

No sé qué es lo que ocurrió, pero, al final, cuando ya estaba todo preparado, alguno de los elementos debió de fallar —el lector sabrá adivinarlo— y jamás se produjo el encuentro planeado. Nunca llegué a contarle a Noe mi plan con la esperanza de que algún día se produjera ese encuentro y le produjese la sorpresa que durante años estuve buscando, aunque confieso que mis esperanzas ya se desvanecieron hace mucho tiempo.

Nunca fue mi intención salir en televisión, aunque, por la experiencia que tengo con famosos, parece ser que es lo único que los mueve: promocionarse. Yo había soñado con un simple encuentro personal en el que los dos hubieran podido intercambiar algunas palabras. Mi insistencia era constante, entre otras razones, por una muy simple: quería que le viese la cara antes de que se quedara ciega. Si esa gente supiese tanto bien que pueden hacer con tan poco esfuerzo, no cesarían de regalar sueños. Pero eso solo ocurre cuando tienen corazón.

Ni mi padre ni yo confiábamos en que Noe estuviera más de una semana en el centro. Y eso tirando por lo alto. Sin embargo, cuando ya había transcurrido un mes desde su ingreso, nos pareció que estábamos ante una nueva Noe. Lo que fueron miedos y preocupaciones se convirtió en risas y carcajadas. Fue increíble y, sin duda, alentador. Esa angustia que nos agobiaba a mi padre y a mí después de cada visita durante los primeros días se fue disipando hasta desaparecer casi por completo, pues siempre queda uno tocado de ese tipo de visitas. Y en gran medida se les debe a muchos de los trabajadores del centro, que no escatimaban en bromas a Noe. Hasta nos decíamos *te quieros*, ella a mí en inglés, cosa que jamás habíamos hecho.

A los dos meses de su ingreso recibí notificación oficial de que le habían concedido una prórroga por otros dos meses. Justo como me habían explicado que sucedería. Transcurridos dos meses más, recibí un nuevo comunicado. Esta vez no era una prórroga, más bien al contrario, mi hermana Noe debía abandonar el centro. Lo que nos hicieron ver como algo posible se había esfumado, se había quedado en nada. Me quedé paralizado, no supe reaccionar, no sabía a quién acudir, a qué acción recurrir.

Llámalo destino o como prefieras, pero ese mismo día me crucé por la calle con una amiga de mi hermana Ana Mari que es abogada, una chica con un gran corazón que conocía la situación familiar. Recientemente, había defendido un caso similar al de Noe, justo en el mismo centro, y lo había ganado. Su recomendación fue clara: no debíamos ir a recoger a Noe al centro el día que se acababa el plazo de su residencia. Sin duda, era una decisión difícil de tomar por desagradable. Y se tornó más difícil aún cuando la trabajadora del centro me dijo que nosotros veríamos qué hacíamos con la afectación emocional que eso pudiera tener en Noe, pero que, fuéramos o no a recogerla, ellos la pondrían en la puerta de la residencia con las maletas el día señalado. En aquella conversación telefónica, mi hermana estaba a su lado.

Daba un poco igual lo que pensáramos que era lo mejor, porque a los pocos días nos llegó una carta del Ministerio de Derechos

Sociales y Agenda 2030, firmada por su subdirectora, en la que nos comunicaban que Noe debía dejar el centro una vez consumida la última prórroga.

Al día siguiente llamé a la firmante de la carta para concertar una cita con ella lo antes posible. Como ya podía suponer, a una *personalidad* semejante no le llega directamente la llamada de un ciudadano cualquiera, y eso que están ahí al servicio de los ciudadanos...

Con todo, insistí hasta que conseguí que me atendiera su secretaria. Le dije que salía hacia Madrid en ese momento con el único objetivo de reunirme con su jefa. Ella intentó disuadirme; me dijo que su jefa no me recibiría. Pero yo insistí, le dije que ya estaba en el coche y que me plantaría en la puerta del ministerio, que dormiría y comería allí mismo hasta que la buena señora que había firmado la sentencia a mi hermana me recibiera. La secretaria, entre la espada y la pared, se mantuvo serena y hasta simpática. Me dijo que no me aseguraba nada, pero, ya que lo tenía tan claro, que lo intentase.

Así lo hice, me presenté allí y esperé todo lo que a la subdirectora le pareció oportuno hacerme esperar, pero finalmente conseguí que me recibiera.

Sí, como ya te puedes imaginar, aquella reunión fue humillante.

Antes de darme los buenos días ya me anticipó que se encontraba en una reunión y que tenía poco tiempo para atenderme. Si nunca te has reunido con un político te diré que esa artimaña siempre la utilizan, al igual que la de decir a su secretaria o secretario que interrumpa la reunión con cualquier pretexto que te hacen pensar que es urgente e importante para poder finalizar tu encuentro cuando se les hace incómodo. Pues bien, como te decía, me recibió y yo comencé a contarle todo lo que tú ya sabes, intentando resumirlo al máximo, eso sí. Mientras sacaba de mis adentros todas las penurias de mi familia, me sentía como si estuviera hablando a un adolescente aislado del mundo por unos grandes auriculares con la música a tope, porque el mismo caso me estaba haciendo. A esa señora le daba igual mi argumento, solo deseaba que me callara para soltar su discurso preparado. Para no aburrirte, te lo resumo a continuación.

Aquella conversación fue como cuando corrijo el examen de un alumno que no sabe las respuestas y me contesta con argumentos que nada tienen que ver con las preguntas que le hago. Hubo partes de la conversación que me asombraron más que otras como cuando le escuché decir que el CAMF era un centro estatal y ellos no tenían las competencias ni la obligación porque estos centros habían quedado como secuelas del pasado, pero realmente las competencias eran de las comunidades autónomas y de los ayuntamientos.

Perplejo me quedé, resulta que la persona que firmaba la notificación de la no continuidad de mi hermana en el centro no tenía la competencia necesaria para hacerlo. Desde la presidencia de la Junta de Comunidades de Castilla-La Mancha y desde mi Ayuntamiento me habían dicho que ellos no podían hacer nada. Me estaba quedando claro que yo sabía más que ella de su propio trabajo.

También me dijo que los CAMF —hay solo cinco en España— es lo que quedaba de residuos —esta horrorosa palabra la utilizó en varias ocasiones—. Me contó que Europa les estaba diciendo que este modelo residencial —y no solo se refería a los CAMF, sino a cualquier centro residencial— no es el que deberían tener y que el objetivo era no mantenerlo y menos aún ampliarlo. Me pregunto qué pensarían de esta afirmación los miles de personas que se verían implicadas en esta decisión que dejaba caer esta persona.

A mi súplica de búsqueda de una solución me dijo que quizás podría haber alguna posibilidad de encontrar una plaza en un pueblo de Cáceres. Y se quedó tan ancha la señora, como si desplazase hasta allí un mueble que no necesita el cariño y la cercanía de sus pocos seres queridos. Cada vez me quedaba más claro que para estas personas somos simplemente números.

De la reunión se levantó y se marchó en dos ocasiones coincidiendo, curiosamente, con la incomodidad que le causaba con mi petición de respuestas a las preguntas que le planteaba y que era incapaz de contestarme por su desconocimiento de un tema que debería conocer por el cargo que ostenta. Al menos eso era lo que yo creía.

Comencé a notarla un tanto nerviosa, y creo que se debía a dos motivos. Uno era que, claramente, no manejaba con soltura el tema del que estábamos hablando. El otro era que había sobrepasado los diez minutos que me había concedido, todo un hito. En aquel momento sentí que comenzó a perder las formas con el ánimo de que me marchara de allí cuanto antes y, en ese momento, fue cuando yo saqué el fusil para disparar las preguntas que no habría hecho a una persona empática, competente y educada. Ella contrarrestó mis preguntas diciendo que mi hermana no tendría plaza en Guadalajara debido a que había personas por delante de ella en la lista. Tampoco supo decirme cuántas ni en qué se basaban los baremos para posicionarlas. Insistí en que me diera las bases de esa baremación y los porcentajes por los que se rigen. Pero solo supo decirme que se basaban en el grado de discapacidad —mi hermana ya tenía entonces el 100 %—, la unidad familiar —no hace falta que te explique la situación de la nuestra, ella ni quiso escucharme— y la pensión de discapacidad. Noe tenía una pensión, sí, pero estábamos dispuestos a renunciar a ella a cambio de que recibiera la atención que necesitaba y merecía. El problema aquí no es el grado de discapacidad que se le reconozca a una persona, sino que dentro del 100 % hay, a su vez, distintos niveles de calidad de vida, y la de mi hermana Noe iba progresivamente a peor, alejándose así del 100 % que tienen reconocido otras personas que, por descontado lo tienen muy difícil, pero, también por descontado no son situaciones comparables ni de lejos con la de Noe.

También te digo que la estancia en estos centros no es gratuita. Su precio es el 75 % de la pensión de Noe. Yo estaba de acuerdo con ella y jamás le pedí que hiciera algo que no fuera legal, como ella me decía que habían hecho sus antecesores y por lo que ahora tenían juicios y demandas. No, no quería eso ni por asomo. Le expliqué que me gustaría que fuese ubicando a todas esas personas que demandaban una habitación para tener una calidad de vida que merecen debido a que en el CAMF de Guadalajara no habían hecho admisiones desde antes de la pandemia y me constaba que, desgraciadamente, se habían producido bajas y había un número considerable de habitaciones vacías. Aquí acabó la conversación, se levantó de la mesa y, según se marchaba, me decía que había personas por delante de mi hermana, como si se tratase de una rabieta de niña inmadura que quisiera quedar por encima de mí y haber ganado esa batalla. Los que tanto nos venden por la tele sobre la lucha por la inclusión de personas desfavorecidas estaban robando a mi hermana cualquier posibilidad de tener una vida digna.

Sé que esta señora comió y durmió tranquilamente, como cualquier otro día, porque para ella fue un día más en la oficina. No puedo decir que yo tuviera la misma sensación, puesto que salí noqueado, besando la lona como se suele decir. Me tuve que sentar unos minutos cabizbajo y apoyar la cabeza sobre las manos, y así quedé, mirando al suelo. En ese momento, recibí la llamada de la directora del segundo documental que estábamos grabando con un equipo de gente profesional y maravillosa (Sara, Raquel, Manu, Antonio, Galiano, Nacho, Aurelio…); un documental en el cual tenía depositadas grandes esperanzas para, entre otras cosas, desenmascarar a este tipo de personas que se apoderan de puestos de trabajo que no les corresponden. En aquella conversación se puso punto final a la grabación del reportaje. Reconozco que no estuve hábil, pagué mi rabia con quien no debía.

Lo que desconoce esta señora política por su inexperiencia es que el último lugar donde queremos que residan nuestros enfermos son los centros que ella dirige. Solo acudimos a ellos cuando las circunstancias hacen que no encontremos otra alternativa.

Me sentí pisoteado y maltratado. Creo que no escuchó, que no quiso escuchar, ni una sola palabra de lo que le dije. Si lo pienso bien, fui más educado con ella de lo que se merecía. Salí de allí acelerado y hasta con la mirada turbada, pero lo que sí tenía claro es que en aquel mismo instante comenzó una batalla cuerpo a cuerpo con la monstruosa Administración para conseguir la plaza definitiva y más que merecida, se mire por donde se mire, para Noe.

En ningún momento de la reunión me preguntó por el estado de mi hermana, ni siquiera conocía la enfermedad o sus consecuencias, solo importaba la tabla de medir.

De hecho, para intentar entenderlo yo mismo, no vaya a ser que me haya vuelto loco, he reunido toda la documentación que tengo sobre Noe y sus circunstancias para quien quiera comprobarlo. Ahí tengo la resolución de calificación del grado de discapacidad: el 100 %. Tan rotundo y tan nítido como eso. Ese grado lo tiene desde hace años, pero la enfermedad es degenerativa, es decir, que cada día está peor que el anterior, pero ese 100 % se queda estancado. También está ahí el certificado de su ceguera, así como el historial de su paso por el hospital La Paz, en el que se explica con detalles su estado actual.

Sin embargo, ninguno de esos documentos resultó suficiente para que mi hermana obtuviera una plaza definitiva en el CAMF, ya que cobraba una pensión por discapacidad. Incluso llegamos a renunciar a la pensión, porque es más importante que ella reciba la atención profesional que precisa, pero nos decían que eso no lo podíamos hacer.

Porque soy como soy, que no me gusta hacerme daño con los recuerdos, pero después de todo, prefiero no olvidar. Entre toda esa documentación también he incluido todas las resoluciones negativas que nos iban llegando —entre ellas la resolución del primer juicio pedido en el juzgado de lo social n.º 3 de Madrid, en el que la jueza no vio importante que mi hermana asistiera a la vista—, súplicas al defensor del pueblo y otras peleas variadas, entre ellas una denuncia que no tuve más remedio que presentar contra un trabajador del centro donde estaba mi hermana. Esa ocasión sí que fue de traca. El tipejo este, por no llamarlo canalla, sinvergüenza, desalmado, miserable o gentuza, entró en la habitación de mi hermana junto con otra empleada del centro. Le fueron con la historia de que tenía que firmar un papel para que pudieran entregarle oficialmente unas fotografías. Allí no había ninguna fotografía, tan solo la comunicación formal de la resolución que ponía fin a su estancia temporal en el centro. El tipejo pretendía valerse de la ceguera absoluta de mi hermana para que firmara, aunque fuera con un garabato, pues ya no puede firmar como lo hacía por su falta de visión y la dificultad para controlar el movimiento de sus manos, su salida del centro así, por las buenas. Al final, el impresentable se salió con la suya (o con la de sus jefes) y consiguió que Noe firmara.

Sinceramente, no creo que el miserable actuara por su cuenta, lo más lógico es que siguiera las instrucciones de algún miserable siguiendo la cadena de mando desde los miserables de arriba del todo hasta los miserables de abajo del todo. La cadena de mando no entiende de moral, de vergüenza, de integridad, de honestidad. No entiende ni falta que le hace. La cadena de mando está pensada para arrollar todo a su paso, incluidas las personas. Y a veces recurre a artes poco o nada respetables. Si quieres saber más sobre este incidente, busca en internet «Ciega y en silla de ruedas, el Ministerio le niega un centro», en un reportaje del diario *El Mundo*. No hubo ninguna consecuencia de aquel percance, tampoco recibimos el apoyo de ningún partido político que abogara por la justicia.

Con todo, me pregunto si esa condición de ruindad moral es alguno de los baremos por los que se rige la Administración para asignar un puesto de trabajo determinado a tal o cual persona. ¿Acaso ser una persona abyecta da más puntos en la Administración? ¿O tal vez buscan a los menos empáticos para desempeñar, precisamente, los cargos y los puestos de trabajo en los que más necesaria es la empatía? Y yo me pregunto, ¿dónde es más necesaria la empatía que en un centro en el que residen, o lo pretenden, personas que se enfrentan a la vida en circunstancias y condiciones de desventaja, a veces decidida y declaradamente severa como en el caso de mi hermana? Solo de recordar el día en el que la ingresamos me hierve la sangre. Por circunstancias que no vienen al caso y que se escaparon a nuestro control, ese día del ingreso llegamos tarde, aproximadamente una hora y media tarde. Ya habían dado las comidas y el hombre que nos recibió como si fuéramos una mala noticia, curiosamente, el mismo que le hizo firmar aquella carta a Noe, nos dijo que ese día ya no podría ingresar debido, justamente, a que los residentes ya habían comido y que, por lo tanto, ya no podrían dársela a mi hermana, que nos volviésemos a casa y regresáramos al día siguiente. ¿Qué pasaba, es que los residentes se habían comido toda la comida que había disponible? Por fortuna, en ese centro también trabajan personas coherentes, profesionales y, sobre todo, humanas que hicieron entrar en razón a aquella persona tan *amable*.

En fin, para cuando ocurrió aquello del intento de firma de la salida *voluntaria*, yo ya había tomado la decisión de hacer noches en la puerta del centro. Y hasta me surgieron aliados que me arropaban y se unían a la iniciativa. Hasta surgió la idea de hacer una cadena humana para conectar el CAMF con el Ayuntamiento.

El error que cometí fue hacer caso al consejo inicial de los nuevos abogados que llevaban el caso, que siempre recomiendan lo mismo: haz o deja hacer y luego reclama. Menuda estrategia, me río yo de su estrategia. Entiendo que lo dicen para curarse en salud y, por qué no, para ganar un cliente. Si no hay hecho que denunciar, qué falta hace un abogado, ¿no? Debí dejarme llevar por mi instinto. Ese no me ha engañado casi nunca, y no quiere hacerme cliente a costa de mi sufrimiento y el de los míos.

Mi teléfono sonaba a todas horas. La mayoría eran de medios de comunicación, pero también me llegaban llamadas de buitres carroñeros de distintos partidos políticos. ¿Cuándo inventarán los filtros inteligentes para llamadas no deseadas? También se pusieron en contacto conmigo del Ayuntamiento anterior para brindarme su ayuda, cosa que nunca hicieron cuando gobernaban, a pesar de conocer de primera mano el caso. El anterior alcalde, médico de profesión, había atendido, y no con mucho acierto, a Ana Mari en alguna ocasión en el hospital. Cuando pasó la tormenta mediática me crucé en la misma acera con este señor, que días antes me escribía un wasap en el que decía que estaba dispuesto a realizar las gestiones necesarias desde su calidad de senador para ayudarnos. Desconocía que tenía la habilidad para girar el cuello como los búhos para evitar mirarme a la cara, le debió doler. Ni corto ni perezoso le llamé por su nombre y le saludé, pero ya no tenía tiempo para saludarme y preocuparse por mi caso, porque desde hacía un tiempo el caso de mi familia ya no era noticia mediática, ya que yo había bajado los brazos. No pasaron ni treinta segundos cuando me topé con el jefe de Gabinete de Prensa del alcalde; también iba con prisa. Curiosamente, ambos salían de un espectáculo benéfico que comenzaba en el teatro Buero Vallejo y al que yo acudía apurado. El Orfeón Joaquín Turina actuaba y me habían invitado a presenciar el acto porque querían hacer otro espectáculo similar para recaudar fondos para mi asociación, esa que jamás me dejaron crear. Acudieron más de mil personas a esa preciosa obra navideña. Ellos no asistieron, pero se encargaron de salir en la foto y marcharse; se ve que les importaba más bien poco. No sé qué tipo de personas son ni cómo se escoge a quienes se meten en política y suben hasta ocupar cargos con alguna clase de poder; pero sean del color que sean, te puedo decir que no se ganan mi respeto. La primera vez que me cruce con alguno que pretenda ayudar de corazón sin querer ponerse medallas, prometo dedicarle un capítulo entero de mi próximo libro en el que narraré cómo yo mismo le colocaré esas medallas en la pechera.

Otro alardeaba de que, desde su partido, por su afinidad, habían hablado con la ministra de Igualdad, puesto que ellos trabajaban para luchar por este tipo de casos de desamparo. Siete meses más tarde me volví a encontrar con este tipejo, que me preguntó si mi hermana estaba bien en el CAMF, Noe ya llevaba 5 meses en su casa. Me consta que esta señora recibió la información por diferentes vías, pero tenía que pelear por casos más importantes que el de una chica de cuarenta años discapacitada y ciega a la que abandonaban a su suerte. Ella trabajaba para la igualdad; aunque no sé yo qué concepto de esta palabra tiene esta señora ni a quién se refiere cuando la utiliza. Los que buscan la inclusión de los desfavorecidos están excluyendo a mi hermana de tener una vida digna. También llegó el caso a manos del propio presidente de la Junta de Comunidades de Castilla-La Mancha, pero curiosamente tampoco podía hacer nada; pues, al parecer, era algo que quedaba fuera de su alcance, es decir, no podía desenredar de ninguna manera el problema de una persona de la comunidad que presidía. Tampoco podía hacer nada por ayudarnos ni darnos alguna solución la subdelegada del Gobierno de España en la provincia de Guadalajara. Me gustaría saber de todos y cada uno de ellos y ver dónde tienen internos a sus familiares mayores o enfermos y comprobaría esos baremos que los hacen tan transparentes.

Naturalmente, todo el ruido que estábamos haciendo con el caso de mi hermana se había convertido en una incomodidad para quienes gobernaban y, al mismo tiempo, en un filón para quienes deseaban gobernar a continuación. Todos demostraron lo hienas que pueden llegar a ser los de su condición.

Llegados a este punto, no me digas cómo surgió, porque yo no lo provoqué, ya que este señor no me merece ninguna consideración, el alcalde quiso reunirse con mi padre y conmigo. Ya hacía mucho que había perdido la confianza en aquel alcalde, más o menos desde que su prometida llamada navideña comenzara a retrasarse.

Esta reunión se produjo al día siguiente de la que mantuve en el ministerio. Te puedes imaginar que no tenía grandes expectativas para este nuevo encuentro con el terrorífico gigante de la Administración.

A la reunión asistimos la trabajadora social de Noe; el alcalde; el jefe del gabinete de prensa municipal; el concejal delegado de Concejalía de Bienestar Social y Mayores; mi padre y yo.

Acudí a la cita con desgana y, además, con la elegancia que merecía la ocasión, en pantalón corto, zapatillas y camiseta, aunque ya te digo que es raro verme a mí de esa guisa.

No me voy a extender lo que se habló en este encuentro, solo te diré los temas que se llegaron a tocar.

Mi hermana se encontraba confinada por la pandemia en el CAMF y viviendo la terrible cuenta atrás de su desalojo, ya que a la siguiente semana debía abandonar el centro.

Nos dejaron bien claro desde un principio que ellos no podían hacer nada a ese respecto, puesto que el centro dependía del Estado. En otras palabras (que nadie quiso decir, pero que yo escuché bien altas y bien claras): la reunión no tenía mucho sentido, solo era una impostura que, por algún motivo que solo los políticos pueden explicar y comprender, debía celebrarse sí o sí.

Recuerdo la respuesta de mi padre a la pregunta lanzada por el alcalde. Ni corto ni perezoso, el alcalde se preguntó, nos preguntó qué podía hacer él. Mi padre contestó elegante pero expeditivo: «Jamás me ha gustado alardear y presumir, pero no me queda más remedio que hacerlo. Tengo una familia como podría decir que no hay otra en España… de desgraciados, y usted, como alcalde, me tiene que considerar como desgraciado de primera división y coger el teléfono y defender a una familia alcarreña con trece familiares afectados por una enfermedad». A mí me dejó sin habla. A ellos, no.

Las alternativas que se pusieron sobre la mesa fueron, entre otras, ingresar a Noe en otro CAMF —Extremadura o Andalucía—; ingresarla en una clínica privada de Alcalá de Henares cuyo coste sobrepasa los 4500 € al mes; utilizar el hospital de día del CAMF de Guadalajara, cuyo servicio estaba cerrado en aquellos momentos y en el que tampoco había plazas; ingresarla en una residencia de ancianos... Solo eran soluciones inventadas, porque no tenían competencias en ninguna de estas tres opciones. Solo eran conjeturas, pero nadie se había dado cuenta de que faltaba lo más importante, la opinión y la presencia de mi hermana. En ningún momento ninguno de los allí presentes preguntó por su estado de salud ni por su estado anímico, ni siquiera nos expresó su intención por conocerla.

Uno de los allí presentes se atrevió a reprochar mi actitud de queja que mostraba por la inoperancia de la Administración, puesto que me estaban ofreciendo una plaza en Cáceres o Córdoba, cosa inventada por él, puesto que a mí jamás nadie me había garantizado esas opciones. Mi pregunta de si él llevaría a cualquiera de esos dos centros a su madre no obtuvo respuesta. Quizás contestaría que sí, quizás aquel buen hombre no podía entender lo que sufre una persona con corazón.

También quisieron dejarnos claro lo afortunados que éramos por estar en aquel despacho, ya que, en una ciudad con más de cien mil habitantes, era imposible atender a todos. Ya no se acordaba de que fue él quien se puso en contacto conmigo por primera vez. Francamente, querido alcalde, creo que yo también podría encontrar entre cien mil convecinos a alguien con quien pasar un rato agradable antes que estar en ese despacho.

Yo sabía de antemano el resultado de la reunión, y por eso no me sorprendió escuchar cosas como: «Me siento impotente»; «Es duro no poder hacer nada» y otras frases similares. Señores, imagínense entonces cómo nos sentimos nosotros desde hace tres décadas.

Yo solo pedí encarecidamente al alcalde que me ayudara a actualizar el expediente médico de Noe, puesto que yo encontraba trabas por todos lados, y a que me esclareciera la forma de baremar, ya que nadie me daba una contestación clara.

Al finalizar la reunión, el alcalde pidió a todos los allí presentes agilidad y colaboración con urgencia para buscar y encontrar soluciones inmediatas.

Salimos de aquel despacho juntos todos los presentes y, cuál fue mi sorpresa, el concejal delegado de Concejalía de Bienestar Social y Mayores se abrazó a una señora que andaba por los pasillos del ayuntamiento, la misma que nos quitó la esperanza de fundar una asociación. Dios los cría...

Tiempo después supe que esa ayuda que nunca nos brindó el Ayuntamiento sí se la brindó a un fin muy parecido: otras enfermedades minoritarias. La ayuda consistió en la cesión de terrenos municipales en las que ubicar instalaciones para el tratamiento de esas otras enfermedades. Supongo que entre ambas decisiones —negarnos cualquier ayuda y aprobar semejante ayuda para otros— solo hay una diferencia: esas instalaciones para el tratamiento de esas otras enfermedades raras tendrían como clientes a algunas personas de cierta relevancia mediática, aunque no sean de Guadalajara. Cosas que pasan, si te alcanza una enfermedad como esta de mi familia, lo tienes más fácil si eres famoso y tu imagen le interesa a la sociedad.

Con el paso de los días, yo me fui apagando; a su vez la opinión mediática ya olvidaba que a la familia se nos habían incrementado los problemas. Nadie volvió a llamarnos, nadie volvió a darnos soluciones, nadie volvió a reunirse con nosotros, ni siquiera los que tienen la obligación de hacerlo porque cobran por ello, algunos de ellos estaban presentes en aquella reunión.

En una feria de logística que duraba tres días en la que estaba por motivos de trabajo me encontré con el máximo representante de mi ciudad hasta en tres ocasiones; las mismas tres que me dijo que mantendríamos una charla antes de finalizar la feria. A mis compañeros ya les hacía hasta gracia cuando pasaba cerca de mí y volvía a decírmelo, llegaron hasta a hacer apuestas y hasta le grabaron diciéndome una vez más la misma cantinela.

Mi hermana volvió a casa y nadie ha vuelto a interesarse por ella porque ningún periódico, radio o televisión habla ya de ello, pero lo cierto es que la situación está peor que cuando empezamos esta lucha. Desde hace muchísimos años, la situación de mi familia se puede resumir en que hoy es mejor que mañana y hoy es, déjame decirlo con todas las letras, una puta mierda de día.

Y comoquiera que uno no es Superman, entré en un estado al que los médicos se refieren como ataque de ansiedad o depresión. Yo tengo mi forma particular de verlo, para mí era como estar en un paredón frente a una jauría que te lanza piedras sin cesar, cada una más grande, picuda y filosa que la anterior. Tú estás ahí, sujeto al paredón y sin poder moverte, las piedras no dejan de llegar y la ayuda, en cambio, nunca llega. Solo pedía justicia para un caso en el que cualquier persona que lo analice con el detenimiento suficiente fallará a favor de mi hermana, pero lo único que recibía a cambio eran pedradas desde todas direcciones.

Ahora, desde la distancia que nos regala el tiempo, me miro en aquella situación y me considero un superviviente, qué puedo decirte. Nuria, mi pareja, estaba embarazada y ya faltaba poco. Por mi parte, yo debía seguir trabajando —déjame que te diga que jamás en mi vida he tenido una baja laboral por circunstancias de este calibre y, créeme, no han sido pocas—, porque las facturas hay que pagarlas; seguía visitando a mi madre y a mi hermana, y las veía a diario o casi en las durísimas circunstancias por las que estaban pasando; el teléfono no paraba de sonar y debía atender a personas que hubiera preferido no conocer, pero con quienes tenía que hablar para ver si conseguía esa ayuda que tanto necesitaban los míos.

Otra de estas me llegó de la mano de una cadena de televisión con gran audiencia. Me llamaron para *sacarnos* en el programa matinal. Hasta querían la exclusiva y la querían ya, para el día siguiente. Cuando todo estaba preparado lo cancelaron porque había una noticia visceral que dar: la muerte del perro Banana a manos de los asaltantes del piso donde vivía. Sí, así fue, puedes creer cada una de las palabras de esa frase, aunque te suponga un esfuerzo doblegar tu lógica. ¿Qué le vamos a hacer si hay noticias que aumentan más la audiencia que un caso de malos tratos de la Administración para con una persona desvalida y necesitada?

Mientras tanto, en el fragor de la lucha por una plaza definitiva en la que nuestra victoria se presentaba como algo más lejano en cada mirada, a mi hermana se le retiró la sonrisa y se le instaló en la cara un gesto de eterno cabreo con la vida y con el mundo; algo, por otra parte, comprensible. Perdió el poco ánimo que se le había insuflado con la plaza temporal y la esperanza —pequeña pero esperanza— de convertirla en definitiva. Y, por si fuera poco, entre tanto menosprecio y tanto vacío, tenía que escuchar que se referían a ella como «okupa». No me extraña nada que su reacción fuera tan acusada. Antes de juzgarla, pregúntate cómo habrías reaccionado tú si te hubieras visto en las suyas.

Por supuesto que entendía a Noe, y yo, en su situación y de haber podido, me habría marchado por la puerta el mismo día en el que empezó el acoso. Por desgracia, en sus circunstancias, aquella no habría sido la mejor decisión. Así que cada vez que hablaba con ella intentaba no sacar el tema o, cuando salía, quitarle importancia. Yo me callaba lo que pensaba para no ahondar en la amargura que mi hermana sentía y rezumaba. Aquella situación, como cabía esperar, pudo con nosotros y nos dejó mermas importantes y daños permanentes.

Aquel episodio no fue la pérdida de una batalla por conseguir una plaza fija en el CAMF de Guadalajara para Noe, no, qué va, fue una demostración de la ineptitud de personas sin formación ni ningún tipo de escrúpulos a los que estamos sometidos; personas a las que no les importa lo más mínimo la gravedad de nuestros problemas. Ya ha pasado más de un año de todo aquello y nadie ha sabido guiarnos o darnos unas pautas, y no ya para tener una plaza en el CAMF, pues Noe sería la primera que no querría volver. Estamos esperando a que cualquiera que he citado en este capítulo nos muestre un camino con menos piedras por el que la familia pueda seguir su marcha. Cuando termino de escribir este libro, mi hermana se encuentra viviendo en casa y para que esté atendida son necesarios 5000 € al mes; ese es el alto precio que hay que pagar por ser una familia honrada, humilde y trabajadora… hasta que se agoten los ahorros.

Mañana te podría pasar a ti.

12

Esto no va a quedar así

No puedo entender a quien cree que guardar silencio y no mover un dedo es la mejor solución. Íbamos todos en la misma barca, pero remábamos en direcciones diferentes. Esto no va a quedar así.

Diario de Nuko

Muchas veces me he preguntado qué tipo y qué cantidad de reveses tiene que darle la vida a una persona antes de que reaccione. Es posible que, lastrados por convenciones sociales o familiares que son difíciles de explicar y más difíciles todavía de creer, haya personas que nunca reaccionen ante el mayor cúmulo imaginable de desgracias. Es posible que la educación recibida, o la no recibida, desactivara en su mente los mecanismos por los que otras personas reaccionan en un momento determinado en medio de una tempestad.

Sea como fuere, lo cierto es que en medio de la tempestad que sacudía a mi familia y que la llevaba hasta el fondo de la sima marina más profunda, nadie en mi entorno parecía reaccionar. Y es que, por mucho que se intente, toda reacción puede quedar sumergida en un mar de agotamiento y de incomprensión cuando se reacciona y se lucha en soledad. En esa situación, bajar los brazos puede parecer la única opción. Como decía, probablemente, la explicación de esa inacción se encuentre en las raíces de convenciones educativas y sociales que, de manera incomprensible, aún regían la vida de muchas personas al inicio de este siglo XXI.

Yo, aunque miembro de una familia en la que esas convenciones eran la ley no escrita y transmitida de generación en generación que todos temían y que todos cumplían sin mayor reflexión, quise romper la dinámica y decidí sentirme aludido por lo que nos estaba pasando. No iba a quedarme cruzado de brazos.

Mi reacción no fue inmediata, como es lógico. No reaccioné cuando conocí los primeros síntomas de la invasión de mi familia por la enfermedad. Tardé aún algún tiempo en emprender todo tipo de acciones, lo que fuera que se me ocurriera, con múltiples objetivos: desde pedir ayuda a instituciones y entidades públicas y privadas hasta reclamar la atención ciudadana en medios de comunicación de todo tipo y alcance, pasando por iniciar contactos con asociaciones de enfermos y familiares de enfermedades raras tanto nacionales como de otros países. Recuérdame que más tarde te hable de México, ya que una parte de mí se quedó a vivir allí.

De todo el tiempo que le dedicaba a pensar en la enfermedad y sus consecuencias para mis familiares —que era el 90 % del tiempo— y, quién sabe, tal vez para mí también, dediqué una buena cantidad de horas a dar vueltas y más vueltas a la búsqueda de soluciones e ideas que aliviaran o paliaran en alguna medida el sufrimiento de mi familia y nos proporcionara ese mínimo de bienestar que toda persona merece.

Intenté averiguar si había en curso o se iniciaría pronto alguna investigación sobre esta patología tan cruel pero tan olvidada.

Pero comprobaba una y otra vez que si algo no es rentable para las compañías farmacéuticas, no se ocuparán de ello. Cualquier persona puede entender que una empresa no inicia o mantiene una actividad que le supone un gasto si antes no es capaz de entrever un beneficio, por pequeño que sea, al final del camino. Mejor aún si es antes del final, por supuesto. Cualquier persona puede entender, pero una sociedad no lo puede entender, y un familiar de un enfermo o el propio enfermo lo entienden aún menos.

Duele ver que la enfermedad que sacude lo que para ti es todo en la vida solo es una mota de polvo en los expedientes de instituciones y entidades públicas y privadas. Duele ver cómo muchos integrantes de los equipos sanitarios ni siquiera tienen la empatía mínima para con el enfermo y sus familiares. Duele ver que esta enfermedad, a pesar de la proliferación cada vez mayor de casos, sigue con la etiqueta de rara, por pura estadística, y de rara pasa a olvidada. Lo que para unos son personas, para otros son números. Como pasa con otras enfermedades marginales y marginadas, en el caso del SCA7, las estadísticas no cuentan víctimas, las estadísticas producen víctimas.

Te contaba antes, hablando del caso de mi madre, que lleva años sin visitar a los especialistas de su enfermedad. Puede que sean especialistas en su enfermedad, pero no son especialistas en el trato humano. Desde la última vez que mi madre acudió a la consulta de un médico especialista, ninguno de quienes la atendieron en su día se ha vuelto a interesar por su proceso, pero ni siquiera desde un punto de vista frío y profesional. Ni siquiera eso. Supongo que querrán seguir llamándose especialistas, pero digo yo que sería más razonable que lo hicieran si realmente se especializaran en el seguimiento cercano de las personas afectadas. Pero ni siquiera por intentar acceder a sus familiares o a su descendencia para procurar aleccionar acerca de las consecuencias que puede tener una enfermedad hereditaria para que sean conscientes del riesgo que conlleva tener descendencia. En definitiva, para salvar vidas. Todo lo demás es teoría, y la teoría está muy bien, pero las personas y su sufrimiento están mucho mejor que las teorías y merecen una práctica y una atención.

Desde que la red de internet ha puesto a nuestra disposición incontables redes sociales y medios de comunicación abiertos, universales, multidireccionales y omnímodos, he rastreado cientos de portales y páginas web en busca de información, en busca de respuestas, en busca de alguien comprometido con esta enfermedad aunque estuviera en el rincón más apartado del mundo. He enviado infinidad de correos electrónicos a institutos de investigación, hospitales, doctores de todo el planeta..., pero jamás recibí una sola respuesta coherente o verdaderamente esperanzadora entre las muy pocas que llegué a recibir. He solicitado audiencia con médicos, profesionales del sector e investigadores de toda España. Algunos contestaron, aunque sin llegar a más con ellos, mientras que otros interpusieron a miembros de su equipo para excusar su desatención.

Te sorprenderá que, sin embargo, he tenido reuniones presenciales y charlas periódicas con un icono de la investigación de la SCA7, el mexicano Dr. Magaña y reuniones por Zoom con el prestigioso investigador polaco de la Clínica Mayo de Florida, el doctor Wszolek, quien me ha llegado a proponer que mi familia se desplace a su clínica para ser los primeros europeos en participar en un estudio.

Entre tanto, a ti, como familiar de enfermos de SCA7, solo te queda ver cómo se marchitan en soledad y desamparo y cómo se apagan sus vidas irremediablemente. Los enfermos más afortunados cuentan con algún familiar cercano que los cuida y les ofrece protección y compañía.

Como pasaría en la cabeza de cualquier persona, en la mía, esta injusticia suponía un peso que lastraba el resto de mis pensamientos y, por tanto, el resto de mi vida. Lo notaba en acciones pequeñas y en proyectos grandes, en momentos grandes y en instantes insignificantes. Siempre estaba presente, siempre con su peso y su sombra gigantesca y terrorífica sobre cada aspecto de nuestras vidas.

Como también le pasaría a cualquiera, yo no podía soportar ni un minuto más quedarme de brazos cruzados esperando que el desenlace, el inevitable desenlace, se desatara en cada miembro de mi familia afectado. Tenía que hacer todo lo posible y todo lo imposible por cambiar el final de esa película de terror en la que era coprotagonista forzado.

Solo tuve noticia de una investigación que se llevara a cabo en España (a cargo de un equipo de investigadores pertenecientes al Instituto Cajal, del Consejo Superior de Investigaciones Científicas, CSIC); pero eso fue todo, al menos que yo averiguara cuando busqué y busqué pensando ilusamente que alguien más tomaría en serio esta enfermedad. Tampoco conseguí que ningún experto nos diera alguna pauta que una familia con cuatro miembros afectados de un total de siete pudiera seguir para enfrentarse de la manera más eficaz posible a la enfermedad.

Comprendo que, por masiva que sea la enfermedad en mi familia —masiva no, mayoritaria—, en el conjunto de la sociedad se considere excepcional. No deja de resultarme curiosa la diferencia de atención que merecen una enfermedad como la SCA7 —con más de 8000 casos contabilizados en toda España a fecha de 2021— y, sin ánimo de ofender a nadie, la meningitis, con solo unos cientos de casos anuales. Una simple búsqueda en Google revela la enorme y, por supuesto, merecida atención que recibe. La diferencia de atención mediática y por parte de las instituciones es enorme entre una enfermedad y otra. La explicación es clara, rara o menos rara, la meningitis es contagiosa. Me pregunto cuántos miles de afectados directos —no cuento aquí a los miles de familiares afectados indirecta pero terriblemente— es necesario contabilizar en una enfermedad para que las autoridades sanitarias —ni siquiera pienso ya en instituciones o empresas privadas del sector— dediquen atención y medios técnicos, económicos y humanos a paliar los síntomas, a prevenir los casos y a contribuir a una vida digna para los enfermos y los familiares.

La ataxia cerebelosa, en todas sus variantes, afecta a un colectivo que parece más minoritario de lo que realmente es. La escasa proyección en los medios de comunicación es un factor que debe tenerse en cuenta para comprenderlo mejor.

La falta de respuestas que trascendieran la cortesía o las buenas intenciones y la búsqueda infructuosa y frustrante de ayuda en todas las puertas a las que llamé provocaban en mí sentimientos de impotencia y de rabia que no era capaz de canalizar y mucho menos de asumir. El tiempo de mis familiares se agotaba día a día, al mismo ritmo que su calidad de vida y su bienestar.

Ya te contaba que los daños colaterales en los familiares son inabarcables en su variedad y en la potencia con que golpean a cada uno. Es evidente que cada persona afronta de una manera distinta lo que la vida le pone delante, pero todo aguante y toda paciencia tienen un límite. Cuando ese límite se rompe, las consecuencias pueden ser imprevisibles, incontenibles e ineludibles. En mi caso, cuando se rompió ese límite, precisé apoyo psicológico. ¡Qué menos!

Necesitaba alguien con quien desahogarme y que, al mismo tiempo, me ayudara a comprender lo que estaba viviendo, lo que mi familia estaba viviendo. Pero no tardé en darme cuenta de que aquella relación con profesionales de la psicología se parecía mucho más de lo que yo quería admitir en un principio a la relación que se pueda tener con un amigo postizo al que se le paga para que escuche todo lo que uno tiene que soltar por la boca, todo lo que llevaba dentro. Aquel desahogo no me desahogaba, porque no resolvía —ni se acercaba a hacerlo— los problemas de orden psicológico a los que cada día nos enfrentábamos en mi familia.

Para mí, el mundo se había dividido en dos: mi familia y el resto del mundo. A un lado, enfermedad, sufrimiento, aislamiento, incomprensión, desatención, marginación... Al otro, buenas palabras, buenas intenciones, descortesía, desprecio, desaire, olvido... Por medio, un alto muro que, de una forma o de otra, debía saltar para encontrar la ayuda que necesitábamos.

La forma que ideé para ese salto fue rodar un documental. En él contaría todo lo que estaba pasando en mi familia y todo lo que no estaba recibiendo de las instituciones públicas a las que, en teoría, debería ocupar y preocupar un caso como el de mi familia y tantas otras afectadas por esta estrafalaria enfermedad.

La de rodar un documental era otra batalla, muy distinta, eso sí, que manteníamos día a día con médicos y personal sanitario que no tenían ni una pizca de sensibilidad, pero otra batalla, al fin y al cabo. En esta, los soldados, y no siempre aliados, eran actores, directores, productores, cámaras, contactos intermediarios...

Si vuelvo la mirada atrás, me sorprende que, a pesar de la envergadura del enemigo al que me enfrentaba, no me arredraba y no veía disminuir ni un ápice mi energía y mi determinación. Lo que otros hubieran llamado —y tal vez lo hicieran en su momento— cabezonería, yo lo veo, más bien, como la decisión firme e irrevocable de luchar a muerte contra la propia muerte. Decidí no dejarme llevar ni por anticuadas convenciones sin sentido ni por las esperanzas vanas e ilusas que subyacen bajo la inacción más irritante ni por ningún tipo de fe religiosa. Allí y entonces había que hacer algo y a ello me entregué con todos los recursos de que disponía, y entre ellos cuento la poderosa arma del amor de hermano y de hijo que fue para mí el motor de cada idea que tiraba de mí hacia adelante y con fuerza.

Un documental podía parecer una excentricidad o incluso un gesto desesperado, porque venía de recibir negativas y malas noticias o ninguna noticia, que son las peores noticias. Nosotros las recibíamos de médicos especialistas, psicólogos, fundaciones, asociaciones de enfermedades raras, federaciones de asociaciones de enfermedades raras, políticos, representantes de centros médicos, y me disponía a enfrentarme con otra fauna con la que tampoco tenía mucho que ver y a la que tendría que empezar a conocer desde el primer momento si quería conseguir unos resultados mínimamente aceptables.

Llevé mi historia hasta oídos que yo, iluso de mí, había considerado dignos y a la altura del proyecto y de la causa, pero que se demostraron prepotentes y altaneros. Supongo que me había persuadido a mí mismo de que fuera del ámbito sanitario no resultaría complicado encontrar personas con una empatía mayor para con la causa y el fin que regían mis emprendimientos. Me equivocaba una vez más. El caso es que a esas alturas me había equivocado tantas veces que ya solo podía pensar que me encontraba cada vez más cerca de acertar.

El desinterés y las desconsideraciones que tuve la fortuna de sufrir, si bien eran menos dolorosas que las de las personas relacionadas a cualquier nivel con el ámbito de la salud, no dejaban de doler por ello. Considero que aquellos rechazos y aquellos desaires fueron una fortuna porque los tomo como una valiosísima enseñanza sobre el ser humano. Cada desdén arrojaba luz sobre mi camino. A veces el único camino para encontrar a la persona adecuada es cruzarse antes con unas cuantas que, de ningún modo, lo son.

A modo de ejemplo y para ayudarme con la explicación, te contaré una de aquellas ocasiones en las que el caso de mi familia le importó un pimiento a alguien que podría haber supuesto un gran apoyo.

Le conté mi historia y mi idea para darle una forma audiovisual a un conocido mío que es hermano de una actriz bastante conocida en el ámbito nacional. Se la conté con la esperanza de que se le ocurriera contársela, a su vez, a su hermana. Ahora entiendo mejor que ese, probablemente, no era el camino más fácil ni el más válido ni el más efectivo para conseguir mi propósito. Sin embargo, no dejaba de ser una opción más, que, para alguien como yo, sin contactos en ese mundo del que hoy ya puedo decir que es una selva llena de fieras, era la mejor opción disponible. Su respuesta, que fue más bien una reacción y bastante airada, me dejó en el ridículo más absoluto y contundente que recuerdo. No lo entendí: yo ofrecía una historia de gran calado humano con un potencial y unas posibilidades increíbles y él me ofreció su peor cara y sus peores palabras. Por decoro, por respeto a mis familiares y a todas las personas afectadas directa o indirectamente por enfermedades raras y olvidadas y por respeto a tus oídos, amigo mío, prefiero no transcribir aquí lo que me contestó. En el lugar que ocuparían esas palabras en este libro, prefiero consignar mi más sincero agradecimiento por la lección que me dio y gracias a la que hoy estoy mucho más capacitado para identificar farsantes y actitudes hipócritas, algo que, desde aquel mismo instante, me ahorró no pocos tropiezos y disgustos.

Otro de los beneficios inmediatos de aquel triste desprecio es que sirvió de combustible para mi inagotable intención de hacer llegar la historia de mi familia a la mayor cantidad posible de personas. Aquel día aprendí que nada ni nadie conseguiría doblegar mi voluntad inquebrantable de ayudar a mis familiares y a todas aquellas personas para quien mi lucha pueda suponer algún tipo de mejora.

Una vez que aprendí a identificar desde lejos a este tipo de personas, tuve que aprender a identificar a quienes ocultaban la misma actitud bajo un disfraz eficazmente hipócrita. Unos recurrían al argumento de los costes, otros a la falta de tiempo para acometer un proyecto como el que proponía, y otros, en fin, recurrían a los dos argumentos y, puede que alguno más cuando yo ya había dejado de escuchar excusas.

Mi obsesión cumplía tres años, pero, aunque lo había hablado con muchas personas, no le había dicho nada a nadie de mi familia.

Ya decía antes que en mi familia regía la ley del silencio, según la cual, si algo no se menciona no ocurre, no sucede, no es realidad, no existe…; y así se acaban todos los males que pueda llevar asociados. Ya. Seguro que sí.

Lo cierto es que no necesitaba el consentimiento de ninguno de mis familiares para pedir ayuda contra la enfermedad, pero sí que me hubiera gustado contar con su apoyo. El de mi madre siempre lo tuve, siempre lo he tenido y siempre lo tendré. Además, mi madre no solo me apoya en todo lo que me propongo y en cualquier circunstancia, sino que también me alienta a no cejar en mi empeño. También sé que, muy probablemente, sería la única que lo hiciera si se me ocurría contar mi propósito a todos en casa.

En cierto momento de mi lucha por encontrar a la persona ideal para hacer realidad ese documental que, por el momento, solo existía en mi cabeza, se produjo una reunión de antiguos compañeros del instituto donde estudié. Ya sabes cómo son esas reuniones: reencuentros deseados, muy deseados, sorpresivos, esperados, reencuentros con una versión más antigua de uno mismo…, reencuentros, al fin y al cabo.

Con todo, ninguno de todos esos reencuentros pudo sorprenderme más —y, claro, no fui el único sorprendido— que el que se produjo con Gerardo Moreno. Gerardo abandonó Guadalajara en 2.º de BUP y se trasladó a vivir a Valladolid.

El encuentro con este antiguo compañero dio para que se produjera una segunda visita a la ciudad. Muy poco tiempo después y en compañía de Leti, su pareja, nos visitó de nuevo. Habíamos quedado en una terraza para tomar un refresco y, como se suele decir, contarnos nuestras vidas. Llegué tarde a la cita porque había estado atendiendo a mi madre, bastante afectada ya por la enfermedad en esa época. Precisamente por lo que me retrasó, comencé a contarles un poco más sobre mi familia y el terremoto infinito que sacudía nuestros días desde hacía tantos años.

Gerardo y Leti se quedaron perplejos. Yo casi había olvidado lo que se experimenta de no saber nada sobre la SCA7 a saber mucho sobre ese monstruo. Les hablé también de mi desesperación, de mis depresiones, de mi incapacidad, en fin, para digerir y gestionar tan tremenda situación. Les hablé de la salud de los míos y dejé caer también, como ya había hecho en tantas ocasiones, mi intención de dar a conocer al mundo todo eso a través de un documental. Gerardo me dijo que, tal vez, él podría ayudarme. Después de las experiencias que había tenido y viniendo de quien venía el ofrecimiento, lo atribuí a su intención de ayudarme más que a una verdadera capacidad de hacerlo. Por lo tanto, no le di mayor importancia a sus palabras y me quedé con el cariño con que llegaron a mis oídos.

Poco tiempo después recibí una llamada de Gerardo. Al parecer, formaba parte de un grupo de teatro y era un gran amante del cine, dos circunstancias que le proporcionaron muchos contactos en ese mundillo. Me explicó que en Valladolid tendría lugar una cita cinematográfica con motivo del estreno de un documental a la que acudirían actores y directores entre los que se encontraban unos conocidos suyos. Me dijo que esa sería una buena oportunidad para exponer mi idea ante ellos. Por supuesto, no me aseguró nada, pero me dijo que no le extrañaría que a alguno de ellos le enganchara la idea lo suficiente como para implicarse en su producción.

Si ya me conoces un poco —y seguro que sí si has leído hasta aquí—, podrás imaginarte que metí en una bolsa de viaje un buen montón de fotos que mostraban instantes efímeros de la profunda y complicada historia que era la vida diaria en mi familia y me planté en la cita cinematográfica vallisoletana.

Cuando finalizó la proyección del documental en el teatro Zorrilla, la mayoría de aquellas personas prominentes en ese mundillo, pero perfectos desconocidos para mí, se reunieron en un bar cercano para hablar del documental, de sus proyectos…

Gerardo me soltó como quien suelta una bomba en uno de los corrillos que aquellas personas habían formado en torno a dos o tres mesas altas sobre las que apoyaban las bebidas. Todos ellos parecían conocerse y tener vínculos de amistad y yo solo era un avergonzado desconocido que interrumpía su reunión.

Supuse que tendría, como mucho, unos cinco o diez minutos para intentar llamar la atención de alguno de ellos antes de que se preguntaran qué hacía yo allí y quién era para poner en pausa sus relaciones sociales.

Pero la vida, que traza una línea recta y serena mientras nosotros nos empeñamos en recorrerla compulsivamente haciendo eses, me guardaba una nueva sorpresa; esta vez agradable.

Comencé exponiendo mi proyecto a dos de los diez que formaban el corrillo. Los nervios me tenían atenazado: me costaba enlazar las ideas y me expresaba atropelladamente. Ni dos minutos después, todos los integrantes del corrillo habían dejado de hablar entre ellos y me prestaban toda su atención. Desde ese momento ya no pude dejar de hablar, derroché todo tipo de detalles sobre la situación que me había llevado allí con la intención de llevar a aquella audiencia improvisada a mi terreno, al terreno donde mis familiares, sin saberlo, esperaban cualquier ayuda que hiciera su problema, nuestro problema, más visible para así reclamar más atención de quienes verdaderamente podían ayudarnos.

Sentí un respaldo y un calor humano que, por lo desacostumbrado, me cuesta describir, cuando comenzaron a hacerme todo tipo de preguntas. Aquel no podía ser un interés fingido o de compromiso, pues a mí no me debían nada y a Gerardo supongo que tampoco. Una mujer, la más joven del grupo mostró un interés que consideré honesto y sincero, y otro del grupo incluso me dijo que quería hablar conmigo después sobre la historia que había contado. De la nube a la que me subieron sus palabras me caí de golpe en cuanto aquel hombre, nominado a los Goya por alguno de sus trabajos, empezó a expresar en términos económicos el proyecto.

La chica que mostró interés en mi historia me dijo que antes de embarcarse en mi proyecto debía terminar uno en el que se encontraba inmersa. Eso quería decir que en unos pocos meses más mi proyecto tenía su primera oportunidad de nacer.

La suya no fue la única inyección de moral que recibí por aquellas fechas. De los cientos de correos electrónicos que llegué a enviar a los contactos dentro del mundillo que iba recopilando aquí y allá, recibí respuesta de uno de los que menos podía esperarla. Había escrito al afamado guionista y director de cine Marcel Barrena (director de *100 metros* y *Mediterráneo*, entre otras) y me pareció interesado en hacerse cargo de mi proyecto, lo que me pareció una actitud muy valiente. Aunque quizás solo se quedara en eso, en una actitud, en lo que yo quise interpretar en aquel momento, porque lo cierto es que después ya nunca más me insistiría en asumir la dirección. Es comprensible que un profesional de su categoría esté siempre inmerso en mil y un proyectos y no sea fácil encontrar el hueco necesario en una agenda ya repleta. Lamentablemente, para ello debía esperar cerca de tres años, el tiempo que él consideraba que se demoraría en completar los proyectos que en ese momento le ocupaban. Le dije que no podía esperar tanto tiempo, que la historia de mi familia ya había esperado demasiado. Se mostró muy comprensivo y muy positivo; no ahorró en mensajes de ánimo y de apoyo. Estaba convencido de que lo conseguiría e insistió en que no tirase la toalla. La sencillez, la amabilidad, los consejos, la comprensión y, en definitiva, la humanidad que Marcel me demostró supusieron el mejor respaldo con el que podía contar en aquel momento.

La vida me ha persuadido de que las casualidades no son sino herramientas con las que va colocando en su sitio justo cada cosa. Tiempo después, durante una de mis visitas a México pude ver un cartel que anunciaba la proyección de una de las películas de Marcel

(100 metros) en el cine del hospital de Ciudad de México donde acudí a entrevistarme con un investigador.

Siempre he considerado que debo la escritura de este libro a dos factores. Uno de ellos fue Marcel, que no se cansó de animarme a ir preparando la materia prima de lo que más tarde y de su mano sería el guion del documental que perseguía realizar. El otro factor fue el COVID-19, el único que consiguió encerrarme en casa durante dos meses, lo que para alguien como yo, tan amante de la naturaleza y el deporte al aire libre, es poco menos que un milagro.

Aquella joven directora que conocí en Valladolid me confirmó su decisión de tomar las riendas del proyecto. El comienzo se demoró más tiempo de lo que se habló en un principio, pero estaba seguro de que era eso lo que debía hacer, así que esperé hasta que llegó el momento.

Fijamos una serie de pautas sobre cuál sería mi cometido en el proyecto. Por supuesto, además de contar mi historia y estar siempre junto a ella, debía encargarme del trabajo de producción. No solo lo consideré algo obligado, sino también un reto que me disponía a disfrutar. A estas alturas ya te habrás dado cuenta de que los retos son mi mayor motivación. Y este lo era en un mundo del que desconocía casi todo lo que se puede desconocer. Eso quiere decir que yo no tenía ni idea de lo que podía suponer ocuparse de ese trabajo. La ignorancia es atrevida, por lo que debe estar dispuesta a acercarse peligrosamente a montañas de trabajo y de responsabilidades. En ocasiones llegó a ser una locura absoluta, porque todo aquello era nuevo en mi vida. No vale solo con ser valiente. Una vez más lo comprobaba. Tuve que alquilar cámaras con sus correspondientes equipos completos para poder realizar las grabaciones con un mínimo de calidad. Como no conocía a nadie en ese mundillo, me desplazaba a Madrid para conseguir los equipos de grabación, que, por cierto, no eran nada baratos.

Otra de las tareas con las que tuve que enfrentarme consistía en solicitar y, por supuesto, conseguir como fuera, permisos para grabar. Casi siempre lo hacía con el ayuntamiento correspondiente, con todo lo que eso supone de lastre burocrático.

Tuve que reunir personal voluntario que, además, contara con experiencia para realizar las grabaciones tal y como proyectaba mi directora. En esa tarea sí que tuve la fortuna de aplicar mis conocimientos en la gestión de grupos de viaje y de equipos de trabajo. Esa fortuna me ayudó a reunir un gran equipo humano para lograr el objetivo.

Por fin llegó el día que tanto había esperado. Recogí a la directora en la estación del tren y nos reunimos con el resto del equipo. Ella comenzó a desempeñar su función de directora y distribuyó tareas, dictó pautas, estableció procedimientos.

A pesar de su despliegue, resultó ser una persona silenciosa. Ninguno sabíamos muy bien qué pasaba por su cabeza. Simplemente, nos dejábamos llevar por sus indicaciones.

En total pasamos unos dos meses de grabación. Buena parte de ese tiempo lo pasamos con mis padres. Para mi madre, que ya vivía en la residencia de mayores, fue toda una aventura. Acostumbrada como estaba ella a recibir muy pocas visitas, escuchar aquella algarabía a su alrededor cuando ya había perdido la vista suponía un acontecimiento memorable. Aunque solo fuera por verla acompañada y disfrutar de la juventud revoloteando a su alrededor, a mí me parecían bien todos los esfuerzos que derrochamos. Se sentía viva por primera vez en muchos años y yo lo notaba. Podía hablar con otras personas de fuera de la familia y no fue a dar con cualquiera, porque todos allí se mostraron muy cariñosos con ella y le demostraban su admiración y su consideración, algo que ya le costaba ver en miembros de su propia familia que no tenía tan cerca como podíamos estarlo mi padre y yo.

El proceso de la grabación fue una experiencia enriquecedora en lo personal. Consiguió unirnos a parte de la familia que, de otra forma, posiblemente seguiríamos separados por la enfermedad de unos y la incomprensión de otros. Al parecer, airear estos asuntos que a otras generaciones anteriores tanto asustaban fue lo que rompió barreras entre unos y otros. No puede haber comprensión sin diálogo. Ese documental era el diálogo que tanto necesitábamos unos y otros.

El documental también nos devolvió sonrisas que creíamos perdidas en tiempos remotos que jamás volverían. Recuerdo un momento en que mi madre se desternillaba de risa. Conservo ese momento en una grabación de vídeo como un tesoro.

Aunque creíamos que el documental era la puerta a algo, en realidad era solo el primer paso, el primer escalón. Para amplificar su eco en la mayor cantidad posible de personas e instituciones, decidimos crear una página en la red social Facebook para ir publicando cada día los avances del proceso de grabación.

Con el correr de los días, la página iba creciendo en publicaciones y en seguidores de todos los rincones del mundo que nos alentaban y nos apoyaban en todo momento. Muchos, incluso, nos agradecían la iniciativa.

Si miraba a mi hermana Noe, otra protagonista importante en el documental, veía brillar en sus ojos la ilusión y la felicidad que crecían en su interior gracias a la ingente cantidad de preciosos mensajes de apoyo y ánimo que nos llegaban de todas partes y por cualquier medio.

En el rodaje participaron mis padres, Noe, actores y hasta una bailarina, Flaviana. Realmente, vivimos unas jornadas inolvidables. El esfuerzo y el trabajo nos llevaron a completar la grabación. Ya solo quedaba ver el resultado después del montaje. Cada día abría el correo esperando encontrarme con algún avance del documental, pero los días pasaban. Y los meses también. Y todos venían con las manos vacías, sin noticias del documental. Con todo, intentaba ser paciente, pues comprendía que la fase de posproducción sería un trabajo casi inabarcable para una sola persona, por muy experta que se creyera nuestra joven directora en esas tareas. Inquieto pero paciente, así me recuerdo en aquellos días.

Todo el trabajo de promoción que había supuesto la publicación masiva en Facebook de cualquier pequeño avance que conseguíamos durante el rodaje dio sus frutos en cuanto a la expectativa que creó en nuestros seguidores. Entre ellos, obviamente, se contaban las personas más cercanas a mi familia: amigos, vecinos, conciudadanos... Me paraban por la calle para preguntarme por el documental, pero no tenía nada para ellos. Era una situación que me resultaba angustiosa y me hacía sentir bastante mal. Yo era el primero que esperaba resultados y, sin embargo, no tenía una buena respuesta ante la falta de ellos. Pero no solo eso, también me llegaban mensajes de interés de otros rincones del planeta.

Como ya había experimentado en situaciones similares en las que los resultados no llegaron o no llegaron en la forma en la que uno podía esperarlos, me dispuse a poner en marcha un plan B que, inconscientemente, había pergeñado hacía tiempo. La idea era grabar un vídeo corto y potente con el que pudiera llegar a mucha gente. En él explicaría, sin entrar en muchos detalles, el caso de mi familia y algunas pinceladas sobre la enfermedad.

Ya llegaba el mes de diciembre, pero las noticias del documental seguían sin llegar. Con ese panorama decidí contactar con dos amigas profesionales del mundo audiovisual: Marta García y Raquel Triguero. Nada más contarles mi propuesta, respondieron afirmativamente. Dada su brevedad, el rodaje solo nos ocupó un día y Marta consiguió montarlo en menos de cuatro días, por lo que en menos de una semana había hecho realidad ese pequeño sueño.

El resultado fue magnífico. Con muy pocos medios, pero con muchas ganas y con toda la pasión imaginable consiguieron proporcionar un altavoz para nuestro caso.

En algo más de siete minutos de vídeo y con la participación de mis padres, Noe y yo obtuvimos un vídeo que ha recorrido el mundo entero. Su título: *La ataxia de Ana*. Si tú no lo has visto, aún puedes hacerlo, teclea en YouTube: La ataxia de Ana.

El vídeo es fuerte, es un impacto directo en las emociones del que lo mira. Pero la claridad con la que exponemos en qué consiste la enfermedad SCA7 y sus consecuencias en mi familia lo hacen tremendamente interesante. Cuando lo mires, podrás hacerte una idea, aunque sea mínima, de lo que mi familia lleva viviendo desde hace ya más de treinta años. Por supuesto, no te quedes con eso, pues el de mi familia, aunque para mí es el más importante, solo es un caso entre otros muchos que todavía no tienen voz, que siguen sufriendo el mismo desamparo y la misma indiferencia que hemos padecido en mi familia por tanto tiempo.

Soy consciente de que es un contenido muy duro para quienes estén sufriendo de cerca una situación similar, pero quienes así se encuentran también comprenderán que un vídeo como este es necesario, pues solo con acciones así podremos hacer saber a la sociedad la gravedad del mal al que nos enfrentamos. Sin dar visibilidad de este tipo no conseguiremos avanzar nunca. Si tienes la enfermedad en sus primeros pasos, ten por seguro que no se quedará ahí y solo la lucha de toda la familia SCA7 unida conseguirá que no llegues a la situación que se muestra. Esto depende solo de nosotros, porque nadie más nos va a ayudar.

Por fortuna, el vídeo se difundió como la pólvora en redes sociales y llegó a rincones que jamás habría podido imaginar. La publicación con el vídeo en nuestra cuenta de Facebook recibía miles de visitas y mi teléfono no paraba un segundo de emitir notificaciones y mensajes. En su mayoría se trataba de mensajes de aliento, que suman y alientan, pero no resuelven. También llegaban mensajes ofreciendo ayuda directamente y de personas que se ofrecían para sumarse a cualquier acción en la que su participación pudiera marcar la diferencia.

Lo que no habíamos conseguido de ninguna otra manera nos lo trajo el vídeo: no tardaron en llegar las llamadas de prensa, radio, televisión… La prensa local se constituyó desde el primer momento en nuestro mejor altavoz. Allí encontramos páginas y páginas donde mostrar al mundo nuestro mundo de oscuridad y desesperanza en busca de una esperanza y una luz.

No se quedaron ahí los efectos del eco del vídeo y la cola que trajo: también llegó a oídos de la prensa de tirada nacional. El diario *ABC* nos dedicó un reportaje a doble página y a todo color el domingo 20 de enero de 2019: «La rara enfermedad de los Chicharro que "se lleva todo por delante"».

En medios radiofónicos también contamos con voces que nos apoyaron de manera decidida e inapelable. Ese fue el caso de José Gavira, el que presentara las noticias de Antena 3, ahora conductor del programa de gran audiencia *Pasaba por aquí* en Castilla-La Mancha Radio. La sede desde la que se emitía el programa estaba en Toledo. Hasta allí me desplacé para realizar la entrevista en persona el 8 de mayo de 2019.

Antes de ir, me preguntaron por canciones de mi gusto para ambientar la conversación que mantendríamos ante los micrófonos. Les hice llegar la lista de canciones, pero ellos me tenían reservada una sorpresa: José Gavira finalizó la entrevista con una canción de Mikel Erentxun, ya sabes, la banda favorita de mi hermana Ana Mari. Concretamente, se trataba de la misma canción con la que comenzaba, diecisiete años antes, la entrevista que José Antonio Abellán nos hizo a Mikel y a mí; su título: *Mañana.* Seguro que este bonito gesto arrancó una sonrisa en el rostro de Ana Mari, que nos estaría observando desde donde quiera que esté.

Después de la entrevista me quedé charlando unos minutos con Gavira en su despacho. Le comenté mi asombro por haber utilizado aquella canción sin que la hubiera incluido en mi lista. Le expliqué lo importante que era para mí ese tema por lo que te comentaba antes. Gavira me dijo: «Corre, mira mi vello. Tengo la piel de gallina». En ese momento no lo comprendí del todo, pero me lo explicó enseguida. Me dijo que había leído en algún medio que Erentxun había visitado a mi hermana Ana Mari. Al parecer, no leyó nada de la canción en sí. El caso es que buscó a este cantante en Spotify y, aunque parezca increíble, solo aparecía esa canción, por lo que no tenía donde elegir. Ambos convinimos en que aquella melodía para finalizar la entrevista fue la que tenía que ser. Como vengo diciendo, Ana Mari nunca deja de enviarme señales.

Gracias a la repercusión que tuvo el vídeo llegamos a algunos medios, y gracias a la repercusión que tuvo que algunos medios nos prestaran su atención en forma de páginas o minutos de radio o televisión, en muy poco tiempo, nuestra familia y nuestro caso quedaron expuestos a la mirada de muchas personas. Recibimos muchas preguntas comprometidas, nos vimos sometidos a una gran presión y vivimos todo aquello con la incertidumbre siempre presente de saber si lo que estábamos haciendo era lo más apropiado.

En casa no todos teníamos la misma opinión. Aunque mis familiares habían participado en esas acciones para difundir nuestro caso, eso de airear los problemas familiares nos pasó factura por nuestras visiones tan diferentes del mismo asunto. Se generó entre nosotros una pequeña fisura, cierto distanciamiento. A mí me desembocó en un tremendo dolor y una enorme frustración que venían a sumarse a una depresión para dejarme sin fuerzas, ganas ni motivación para continuar luchando. Me estaba dejando la piel por conseguir que se supiera de nosotros, por sacar a la luz nuestro caso y, sobre todo, por dar a conocer la nula atención de instituciones y organismos públicos o privados sobre el mal que nos aquejaba desde hacía décadas.

Todo mi esfuerzo y toda mi ilusión se vieron arrojados al agujero negro de la incomprensión. Ese camino a la depresión estuvo jalonado de reproches que no era capaz de comprender, y menos aún viniendo de quien venían. En ese momento se estaba transformando en mi freno, aun sabiendo que yo hacía lo correcto, por evitar enfrentamientos. A veces, lo correcto no va de la mano de lo tranquilo, lo sosegado o incluso lo pacífico. A veces hay que asumir el riesgo de romper una paz bajo la que subyace una tensión insoportable para alcanzar una nueva situación intensa pero en paz y con la tranquilidad de, al menos, haberlo intentado.

Estábamos más cerca que nunca de conseguir una visibilidad que jamás se había logrado. Con todo el esfuerzo que había costado y lo desperdiciamos.

Estuve semanas aislado. No quería saber nada de nadie. Me encontraba débil, sin ilusión y sin ganas de nada. Probablemente como una consecuencia más de ese estado de ánimo, en esa época sufrí una lesión de rodilla que me apartó de la labor docente que en ese tiempo ejercía y que se había convertido en mi tabla de salvación.

Precisamente en esa conjunción de circunstancias recibí una llamada de Antena 3 Televisión. Me ofrecían unos minutos en un programa de máxima audiencia en el que daría a conocer a toda España mi testimonio. Por la situación en la que me encontraba, rechacé la propuesta. Sentía que no me encontraba en condiciones de representar a un buen nivel aquello por lo que tanto había luchado. Sentí en ese mismo instante de la negación que estaba desaprovechando una oportunidad única que, con toda probabilidad, no volverá a pasarme por delante.

Aquello fue la gota que colmó el vaso de mi aguante. Durante un tiempo me olvidé de todo. Prefería mantenerme al margen de la lucha que yo mismo había comenzado y a cuyo final, desgraciadamente, estaba asistiendo.

En casa ya no contaba más que con el apoyo de mi madre. Siempre mi madre. El resto de la familia se me puso enfrente, enfrente de todo esfuerzo por encontrar ayuda, enfrente de todo aquello que yo creía que podía ayudarnos. No entendía de qué manera podía constituir una amenaza o un daño para mi familia que buscáramos ayuda por cualquier medio a nuestro alcance. Aunque lo he intentado, hoy sigo sin entenderlo. En contra de lo que siempre había reprochado en mis mayores, adopté la misma postura que ellos. Seguí la técnica del avestruz, escondí la cabeza para no ver ni oír y esperar así que los acontecimientos se fueran sucediendo.

Llámalo casualidad, destino o como prefieras, pero en aquel estado de cosas, por fin, recibí noticias de la directora del documental.

Poco después de aquella conversación, ella me envió la primera y única versión del documental que, por supuesto, no ha visto ni verá la luz. Lo visioné para confirmar si estaba en lo cierto o me equivocaba en mi idea y en mi tenacidad al perseguirla. Debo reconocer que el documental no me movió de la silla, no me transmitió lo que yo esperaba y confiaba que transmitiera a quien lo mirase. Me atrevo a decir que a la directora tampoco le causó el efecto esperado. Supongo que tampoco quedó muy satisfecha con el resultado, a pesar de todo lo que aportamos y nos implicamos todos los que, de un modo o de otro, intervinimos.

Ese documental se convirtió en una grabación para el recuerdo familiar que, dentro de un tiempo, me gustará volver a mirar para reencontrarme con la ilusión que me motivó a rodarlo.

Como es fácil de imaginar, mi estado de ánimo estaba bajo mínimos. Cero resultados, cero ilusiones, cero fuerzas. Después de un periodo tan largo luchando por conseguir algún tipo de mejora para mi familia, me veía sumergido de lleno, y sin apenas haber tomado aire para aguantar, en un estado depresivo en el que todas las ideas y todos los proyectos que me venían a la mente eran para los demás cuentos de hadas en los que las soluciones a los problemas llegaban casi sin buscarlas. Tal vez, la falta de ayuda de quienes una vez creí que eran mis amigos fue lo que convirtió todas las ideas en ilusiones y sueños sin sentido.

Sentía una rabia gigantesca por el desprecio con que se trataba la SCA7 en España. Aunque lo intentaba, no entendía cómo después del ruido mediático que conseguimos armar, nadie experto, profesional y capaz de hacer algo se hubiera puesto en contacto con nosotros. Nuestro caso, que podía haber servido para apuntalar una carrera profesional, al parecer, no interesaba a nadie. Ni siquiera llegamos a captar la atención de un político populista que viera en nosotros una foto efectista para su campaña electoral.

Formulé mi propia teoría: a nadie relacionado por motivos profesionales con la medicina parecía interesarle lo más mínimo nuestro caso. Verlo en los medios tenían que haberlo visto, en uno o en otro o en varios, en un momento o en otro o en todos... Comprobaba, muy a mi pesar, que, para la mayoría de la sociedad, el ombligo propio es tan grande que impide a las personas ver los problemas del vecino. Me daba cuenta de que nadie en mi país se estaba ocupando de esta enfermedad ni de la investigación ni de darle el tratamiento que se merece por parte de los profesionales.

Pero una vez más, la vida, en su infinita inescrutabilidad, le daría un giro a la trama de mis días y me dibujaría un nuevo horizonte en el que aparecía con rotundidad y nitidez México. Aquello me insufló de una energía y unas ganas de vivir de las que ya no me creía capaz. Pero déjame que te cuente en detalle. Voltea la página y vamos a México para contarte sobre el terreno.

13
Lo de México

¿Cuándo fue la última vez que le disteis
a vuestra madre un abrazo, una caricia
o unas palabras de agradecimiento?

Diario de Nuko

La vida está hecha de conexiones entre lo que hacemos y sus consecuencias, lo que no hacemos y sus secuelas, lo que decimos y sus resultados, lo que callamos y sus causas… Y en aquel momento de tensión entre lo que mi familia sufría y mi familia callaba, y todo lo que ese choque hacía bullir en mi interior se creó la conexión que más tarde interpreté como la decisión de visitar México por segunda vez. Ya no puedo hablar de decisión, para mí es ya el resultado de una actitud, de una forma de ver, entender y vivir la vida. Y para mí esa forma es actuar, actuar y actuar. Se acabó para siempre el silencio, la pasividad, los temores al qué dirán, las especulaciones negativas, los pesimismos. Ya es hora de entender que el hecho de que no vayamos a salir vivos de esta vida no es motivo suficiente para pasársela sufriendo si puede evitarse.

Recuerdo con precisión el día en que vi esta conexión explotar ante mí y confirmarse como un paso más en mi decidida búsqueda del mayor bienestar posible para mi familia mientras la enfermedad no se los lleve para siempre. Fue en Facebook el día 18 de marzo de 2019. Su título: «No puedes andar, ni controlar tu esfínter, ni tragar… Acabas ciego y sin poder mover un músculo, pero en todo momento eres consciente de tu deterioro. ¿Hay algo más cruel?», y adjuntaban el vídeo *La ataxia de Ana.*

Enseguida comprendí que, de alguna manera, me estaban hablando a mí. Ese día comenzó mi viaje a México.

Llevaba un tiempo sin hacer caso a la página de Facebook del documental, que era la única vía por la que podía estar en contacto con personas a quienes importara siquiera un poco el trabajo que estábamos haciendo. Como ya te he contado, no eran pocas las personas de otros países las que se ponían en contacto conmigo para darme aliento en mi pelea: Francia, Suecia, Finlandia, Alemania, Ecuador, EE. UU., Brasil, Argentina, México, Venezuela, España… Parecía que querían encontrar en mí las respuestas que no les daban en hospitales o asociaciones; demasiada responsabilidad para alguien que buscaba lo mismo que ellos: el bienestar de sus seres queridos.

No soy muy asiduo de las redes sociales y aquello ya me venía largo si lo miraba desde el desánimo en el que me encontraba sumido. Si entraba a consultar notificaciones y mensajes cuando tenía la esperanza de que eso fructificara algún día en cualquier tipo de ayuda para mi familia y esa posibilidad ya se había agotado, no encontraba ningún otro motivo para dedicar tiempo a una fuente de contactos de la que ya no podía esperar nada y a quien ya no podía ofrecer nada.

Un día que entré a curiosear me encontré con un mensaje privado que me hizo revivir viejas y queridas ilusiones. Ya sabes que yo no soy yo si no busco hasta debajo de las piedras un motivo por el que ilusionarme y sonreír. El mensaje fue como bañarme en una piscina de loción calmante después de recibir los picotazos de todos los mosquitos de mi ciudad.

El mensaje, un punto de luz en la más absoluta oscuridad, parecía indicarme el camino. No lo dudé y me puse en marcha hacia el punto de luz. No sabía lo que allí encontraría, ni cuánto tiempo tardaría en llegar, solo sabía que aquel punto de luz era lo que me salvaba de la más completa oscuridad.

El mensaje venía firmado por la Fundación Genes Latinoamérica. Hasta ese momento no había oído hablar de esa fundación. Ni siquiera sabía con precisión dónde estaba radicada, tan solo que estaba en Latinoamérica. Más tarde supe que su sede está en México.

Las palabras que leí me tocaron el corazón. Alguien en el mundo estaba dispuesto a hablar conmigo de esta enfermedad. Me daban las gracias por la valentía de exponer el caso de mi familia y me explicaban que les había servido de apoyo y, a la vez, para comprobar que ellos tampoco estaban solos, que existían más casos de SCA7 fuera de sus fronteras. Siempre me he imaginado este encuentro como el que deben tener dos personas que se han perdido en el desierto y han vagado durante mucho tiempo hasta que, finalmente, se encuentran y pueden planear juntas seguir adelante, ahora con más esperanzas, con más posibilidades.

Con cada intercambio de mensajes nos emocionábamos más y más. Me explicaron que trabajaban directamente con pacientes de SCA7 y que existía una comunidad llamada Tlaltetela, que reunía a un número altísimo de afectados. Gracias a esa comunidad se había creado una unidad básica de rehabilitación exclusivamente para pacientes de SCA7. Todo lo que me contaba me sonaba a música celestial. Por lo visto, había estado buscando ayuda y consuelo en el lugar equivocado.

Aquellos mensajes que tenían nombre de fundación también tenían nombre de persona: Ofir Martínez, el pulmón de un grandioso equipo humano. Por su trato, por su humanidad, por su empatía y por una conexión especial con ella que reavivó en mí todas las conexiones que las desilusiones habían desconectado, Ofir se me hizo una persona muy querida.

El roce de los mensajes nos llevó a escribirnos como si compartiéramos una vieja amistad cultivada durante años, cuando poco antes ni siquiera nos conocíamos. Puedo decir sin duda ninguna que después de tantos años conociendo a personas con las que, con motivo de la SCA7, llegué a tener relación de un tipo u otro, nunca me encontré con alguien que estuviera al nivel humano en el que Ofir parecía desenvolverse con una apabullante soltura natural. Ni familia ni amigos ni mucho menos los profesionales médicos me hicieron sentirme tan escuchado como me sentí con Ofir. Saber escuchar, después de todo, es la base de las mejores relaciones, tanto si es entre personas como si es entre personas e instituciones u organismos oficiales.

Todos los traspiés y sinsabores que le conté de nuestra experiencia familiar encontraban consuelo de pronto en los oídos y las palabras de Ofir. Hablando con ella y escuchando sus experiencias, me sentía como si, de repente, pudiera respirar. Ni cien sesiones con un psicólogo me podían hacer mayor bien que charlar media hora con ella.

Muy pronto, Ofir me explicó la razón por la que se creó la fundación: una lucha a favor de los enfermos de enfermedades raras. Ella tenía una buena razón, buena y muy cercana: su simpático y travieso nieto Santi sufre la enfermedad conocida como Cornelia de Lange. Este síndrome es una dolencia genética que hasta hace poco era una auténtica desconocida. Debe su nombre a la pediatra holandesa Cornelia Catharina de Lange, que, en 1932, estudió el caso de dos niñas con graves deficiencias mentales y de crecimiento. Ambas niñas compartían rasgos malformativos similares. Sus síntomas principales son alteraciones en el desarrollo, crecimiento y funciones que puede afectar a diversas partes del organismo y en diferentes grados de gravedad.

Ambos encontramos enfrente a una persona deseosa de compartir experiencias, pero también de escucharlas y acogerlas para, en la medida de lo posible, servir de alivio a la otra parte. En ese contexto, los dos nos desahogamos, aunque debo reconocer que yo fui más egoísta que ella, puesto que mi necesidad de escuchar palabras de aliento parecía muy superior a la suya. Por la razón que fuera, mi trayectoria y mi relación con la enfermedad que aqueja a mi familia eran, y son, más directas, más intensas, más profundas y, déjame decirlo así, más eternas.

He de confesarte que en este largo periplo que he pasado intentando buscar desahogo en alguien que comprenda lo que uno lleva dentro, casi siempre me he topado con mujeres, muchas de ellas madres de enfermos, con las que he conseguido empatizar, abrirme y llorar; parece que los hombres somos demasiado machotes y duros como para expresar sentimientos y debilidades.

Era yo quien solía escribir más a menudo. Esto se debe a que lo hacía en los momentos más solitarios que, además de ser los más difíciles, eran, para mi desgracia, los más frecuentes. Sus respuestas eran un bálsamo reparador que me administraba con verdadera impaciencia hasta que sentía sus efectos calmantes e inspiradores. Escucharla hacía que mis sentimientos se templaran, que mi rabia interior se apaciguara y que mis expectativas, sin ser claramente mejores, se vieran más luminosas y esperanzadoras. Siempre desde la presencia que ha tenido el ejercicio físico en mi vida, puedo decir que sus palabras eran como mis barritas energéticas: me hacían sentir más fuerte frente a las adversidades, que eran muchas y realmente desfavorables.

Nos comunicamos por videoconferencia unas cuantas veces. En una de ellas, Ofir me comentó que unos días después viajarían a Tlaltetela, una población azotada y maltratada por la SCA7.

La visita tenía como finalidad llevar despensas (así se refieren los mexicanos a llevar alimentos y productos de primera necesidad) y comprobar de primera mano las necesidades más urgentes que pudieran tener. Se trataba de personas desamparadas y cuya única ayuda llegaba a través de la fundación y de acciones aisladas y, la verdad, muy poco frecuentes.

No tardé en darme cuenta de que, con sus visitas, las personas de la fundación regalaban algo más importante que las despensas: les regalaban cariño y atención básica, cosa que mi familia jamás ha recibido, por eso sé de la importancia que tiene. Los enfermos recibían atención diaria en la UBR (unidad básica de rehabilitación). No todos tenían esa fortuna, porque había enfermos que no tenían medios para llegar a aquel lugar. Allí pasaban las mañanas hasta después de la comida. Además de esa manutención, recibían refuerzo anímico —tan importante para una persona que se ve frente al infierno de la SCA7—, terapia de rehabilitación, logopedia, psicología y, lo que tiene más mérito, toneladas de cariño.

Me propusieron conectarme con una videollamada con las personas de la fundación que se desplazarían a Tlaltetela para que pudiera ver por mí mismo lo que para ellos era, prácticamente, un día cualquiera en sus vidas. Conocería a estas personas y su trabajo, pero conocería también a otras personas que, como mis familiares, luchaban contra la SCA7. La primera sensación que me produjo la propuesta fue miedo. Para mí sería un choque irresistible enfrentarme a la misma situación que por desgracia tenía tan cerca de mí, solo que aumentada hasta el infinito por el número de casos, por su gravedad y por las condiciones en las que aquellas personas hacían frente a la enfermedad —sensiblemente peores que aquellas con las que contaron mis tíos, mi madre y mis hermanas—. Supuse que me causaría una impresión enorme ver a todas aquellas desafortunadas personas, así como ver que, en otros escenarios, sí hay quienes se vuelcan con ellas y sus problemas. Temí no poder afrontar algo así. Me sentí superado tan solo por las expectativas que se abrían ante mí sin que yo pudiera hacer nada para evitarlas y mucho menos para asumirlas.

No respondí en el momento. Debía pensarlo. Y lo pensé. Llegué a la conclusión de que tenía más que ganar que perder, así que accedí aceptar su propuesta. Me conectaría con ellos durante su visita.

Para que mi propio contexto no jugara en mi contra, elegí el escenario que acostumbro a emplear cuando mi mente necesita centrarse en pensamientos oscuros o difíciles para erradicarlos o superarlos. Marché a la pequeña casa que tengo en el pueblo donde nació mi padre, Ciruelas, en Guadalajara. El humilde jardín que tengo allí hace las veces de jardín zen, ya que me permite reflexionar y tomar distancia de las cosas de la vida para entenderlas y poder así asumirlas. En ese jardín tengo una gran piedra en el centro y allí me siento a dejar que mis pensamientos se agiten a mi alrededor hasta que puedo dominarlos y encauzarlos para las mejores causas. Allí sería capaz de soportar que las personas que vería en mi teléfono celular me recordarían sin remedio a mi tío Nano, a mi hermana Ana Mari, a mi madre…

Sentado sobre mi roca me conecté. A pesar de todo, recuerdo que estaba supernervioso. Me sentía como cuando me enfrentaba a un examen final, y eso que aquella situación no tenía nada de examen ni de final. Al otro lado de la línea me encontré una oleada de emoción, alegría, sonrisas y expectación que se llevó por delante cualquier resto de nerviosismo que quedara en mí.

Después de una intervención de las personas de la fundación que estuvo llena de preguntas de todo tipo, tuve la oportunidad de conocer a los enfermos a los que habían ido a visitar. Como ya me había anticipado mi inquietud, en ellos encontré el reflejo de mis familiares. Sentí crecer en mí una emoción difícil de contener.

Creo recordar que eran catorce enfermos. Se encontraban en distintos grados de progreso de la enfermedad, por lo que algunos solo tenían dificultades para hacerse entender, otros intentaban fijar los ojos en el teléfono que tenían delante y por el que me veían, pero la enfermedad apuntaba su mirada a otro sitio cualquiera. La mayoría mostraba movimientos incontrolados y hasta dificultades para mantener la postura erguida. A este lado estaba yo, con todo el tiempo y todo el cariño del mundo, para escuchar de su propia voz la experiencia que los atormentaba.

En un esfuerzo titánico por mantener a raya la emoción solo lloré por dentro y no mostré a mis interlocutores el torrente emocional que se me llevaba por delante. En cambio, me mostraba fuerte, animado. Yo debía ser su fuerza. Pero me equivocaba: ellos eran quienes me daban ánimos a mí y me agradecían todo lo que estaba haciendo desde España para visibilizar la enfermedad. Me sentí gratamente desautorizado a quejarme por mi mala suerte. Todas aquellas personas me estaban haciendo ver lo que en mi entorno nadie era capaz de ver y mucho menos de valorar o de juzgar siquiera adecuado. Quienes nunca me apoyaron y yo mismo recibimos una lección de humanidad durante aquella videollamada. Si mi madre hubiera podido verme en aquellas y conocer lo que sentí en ese momento, habría sonreído porque ella sí que entendía y valoraba lo que yo estaba haciendo por dar a conocer el grave problema al que nos enfrentábamos desde hacía tantos años y… tan en silencio.

Cada palabra que me llegaba a través del teléfono era una palabra de agradecimiento, de apoyo, de aliento. En un momento, que por fortuna para mí fue fugaz, me sentí presionado para conseguir algo que no sabía si estaba en mi mano. Pero enseguida me di cuenta de que no me estaban pidiendo nada que no hubiera hecho o intentado ya. Y, sobre todo, me di cuenta de que estaban pidiendo ayuda a alguien que, con mejor o peor suerte, sí quería y sí podía hacer algo al respecto. En un momento determinado, al otro lado de la línea se juntaron cerca de treinta personas entre enfermos, personal del centro de rehabilitación y personal de la fundación. De entre todo lo que pude oír, lo que más me marcó —tanto que ya no pude escuchar nada más— es lo que me dijo uno de los enfermos: «Échale ganas, Nuko». En aquel mismo instante habría colgado el teléfono y habría dejado salir el llanto que ya apenas si podía contener. ¡Cómo no aceptar el reto y la presión que pudiera suponer!

Cuando finalizó la llamada rompí a llorar como suelo hacer las cosas, como suelo afrontar mis proyectos personales, como suelo querer a las personas: sin límites, a lo grande, con el corazón.

Después de un tiempo que no sabría medir, conseguí calmarme y calmar mi espíritu. Cuando ya respiraba con normalidad y podía pensar una sola cosa a la vez, caí en la cuenta de que en ese preciso momento comenzaba mi viaje a México.

Es justo reconocer que esa primera vez que pensé en la posibilidad de visitar a aquellas personas que había conocido a través de la pantalla de mi teléfono celular no estaba en uno de mis mejores momentos. En el fondo, aún me sentía deprimido, desanimado, desilusionado... De la lucha contra el terrible enemigo que es la SCA7 no sale uno indemne, por supuesto, y hasta la persona más positiva y animada que puedas conocer tiene un límite y un aguante.

Hay ocasiones en que, después de pensar sobre mi vida y las experiencias que he atravesado, llego a la conclusión de que habría sido un buen psicólogo. Sé escuchar y sé hablar con las personas para ayudarlas a ver y a expresar su fuerza frente a sus problemas. Soy de esas personas a las que sus allegados, y no solo ellos, les cuentan sus problemas para desahogarse porque en ellas encuentran alivio y confortación; lo que da lugar a que se sientan mucho mejor después. Pues algo así me habría venido bien a mí en esa época. Pero simplemente me diagnosticaban depresión una y otra vez.

Tampoco creas que te dan más detalles. Ni te dicen cuándo pudo comenzar ni mucho menos cuándo podría acabar. De hecho, el primer día que te ven una sonrisa en la cara llegan a la conclusión de que su trabajo ha dado sus frutos y que gracias a ellos has salido del bache. Igual que empuñar un pincel no te convierte en pintor, una bata blanca, aunque sea de cuerpo entero, no puede cubrir la ignorancia y el engreimiento ni puede otorgar la excelencia.

Pero incluso en ese estado depresivo del que partía, no todo el terreno era yermo, pues empezaba a germinar en mí una idea a la que muy pronto le concedí la categoría de posibilidad. Una posibilidad de la que ni siquiera había llegado a valorar las consecuencias que pudiera tener una aventura semejante.

Tomé una decisión y luego fui naturalizándola, entendiendo que de esa decisión debía nacer un acto, algo tangible, una experiencia vital. Supongo que si rasco en la superficie de la memoria puedo llegar hasta el momento en que nació realmente esa idea que ya veía como posibilidad. Yo diría que, de alguna manera, tomé esa decisión muchos años atrás. La situación que entonces vivía mi familia y su postura frente a la enfermedad me provocaban un miedo cerval a adoptar un enfoque distinto. Temía que eso me distanciara de mis familiares más directos, y que ese distanciamiento se diera, además, en momentos difíciles en los que nos necesitábamos los unos a los otros como nunca.

En aquella época ya tan lejana, vivía escondiendo mi pena y el horror que me producía la enfermedad familiar y todos los problemas que traía consigo. Desde luego, yo no era un enfermo que estuviera sufriendo la enfermedad en carne propia, pero ver sufrir a la mayoría de tus familiares más directos y acarrear las circunstancias de las que ellos mismos no pueden hacerse cargo era lo que me había tocado en ese espeluznante reparto. Me cabía, además, la responsabilidad de hacer algo por quienes no podían hacerlo, con la dificultad añadida de que, al hacerlo, me enfrentaría a quienes de entre mis familiares sí podían hacer algo y a los enfermos, pero preferían no hacerlo por… quién sabe qué prejuicios. Todavía hoy no entiendo qué puede tener de malo intentar por todos los medios buscar ayuda para un familiar enfermo —en realidad, como sabes, no uno, sino cuatro familiares—. ¿Cómo va a ser peor buscar ayuda que no buscarla?

Llegué a proponer a un psicólogo que me buscase algún centro especializado en el que pudiera internarme por un tiempo para que me ayudaran a volver a encontrar el camino que había perdido. También estuve buscando por internet lugares de meditación, incluso en Tailandia. Si lo piensas un poco, verás enseguida que me sentía a la deriva, estaba perdido sin alguien que, desde fuera y con la cabeza más despejada, me diera alguna pauta que seguir. Además, estaba solo, muy solo, porque quería estar en esa situación debido a que recibía reprimendas por algunos de mis comportamientos derivados de una situación que nadie conocía ni podía imaginar, algunos porque no querían acercarse, pero sí se atrevían a criticar. Nadie veía mi dolor ni mi desesperación, pero todos veían mis faltas y errores.

El tiempo me ha permitido entender que era necesario verme en una situación en la que me ahogaba en mis propios gritos y lamentos sin más audiencia que yo mismo. No, no podía vivir ni un solo día más en la que para mí era la mayor de las miserias. Fue en esa situación cuando la tensión que recibía por todas partes hizo germinar en mi mente la idea de dar visibilidad al problema con que la vida había cargado la mochila de mi familia.

Por extraño que pueda parecer, mis carreras por el campo y el insomnio que siempre he sufrido —y aún hoy sigo sufriendo, tanto que necesito dos pastillas diarias para medio conciliar el sueño— ha sido un gran aliado, pues el tiempo de sueño del que me privaba lo empleaba en planificar y hacer realidad distintos proyectos de muy diferente naturaleza y en mis carreras los ordeno y les doy sentido. Desde abrir un bar hasta reformar un casino y darle la vida que había perdido, pasando por rodar un documental que fuera un grito en medio del silencio del que se rodea la SCA7 o tomar la decisión contra viento y familia de peregrinar por instituciones, empresas privadas, artistas, cantantes, futbolistas, gente conocida, organismos oficiales y todo tipo de destinos poco o nada milagrosos intentando que se obrara el milagro de que alguien con capacidad de hacer algo por nosotros prestara atención al caso de mi familia.

Además, era algo tan integrado ya en mi vida que lo toleraba como algo natural. Cuando llegaba la hora de dormir, mi mente comenzaba a despertar a un nuevo mundo de ideas en el que todo toma otro cariz, otro aspecto, tal vez el que realmente tienen las cosas, pero la vida del día a día nos impide ver con nitidez. Cuando salgo a correr por los caminos del pueblo de mi padre, todas esas ideas vuelven a mi cabeza y las ordeno. Insomnio y salir a correr han ido de la mano durante años para que hoy puedas leer este libro.

No podría explicar la inspiración que acude a mí en esos momentos de vigilia ni con qué claridad puedo llegar a ver los problemas más preocupantes. Pues resulta que en uno de esos intentos de conciliar el sueño comencé a plantearme seriamente la posibilidad de visitar México por segunda vez. La primera vez fue por otro motivo bien distinto: el legado maya de Chichén Itzá, descubrir playas paradisiacas, en fin, disfrutar de un sueño. Sin embargo, esta segunda visita me despertaba poco a poco más ilusión. Si puedes imaginar, aunque sea superficialmente, lo que podía significar aquel viaje en mi lucha —en nuestra lucha— contra la SCA7, comprenderás al momento lo que me corría por dentro mientras planificaba el viaje.

No me importaba el riesgo que pudiera comportar el viaje ni el impacto emocional que a buen seguro me esperaba en mi encuentro físico con los pacientes mexicanos y los profesionales que los atendían. Pero ya me iba haciendo una idea de lo que me esperaba, y sabía que, como poco, me esperaba un zarandeo de la vida, una sacudida que me permitiría ver la misma realidad que yo estaba viviendo, pero desde otro ángulo, desde la mirada de quienes sí habían podido reunir medios y esfuerzos y enfocarlos en la lucha contra la SCA7.

Debo reconocer que, por desgracia, las noticias que llegaban en aquella época de México no eran las más positivas que cabía esperar. Eso no ayudó en nada, pero tampoco pudo impedir ninguna cosa que yo ya hubiera decidido llevar a cabo.

Cuando hice saber a mis ya amigos de la fundación mi intención de visitarlos, creo que no me tomaron muy en serio. Sí, les hacía mucha ilusión mi idea, pero no podían disimular cierto escepticismo. No debían ver muy normal que alguien a nueve mil kilómetros de distancia se movilizara gracias a solo unos pocos mensajes, llamadas y videoconferencias. Te parecerá una obviedad, pero en este punto tengo que decir que mis amigos mexicanos todavía no sabían quién era yo. Bien mirado, diría que recorrí distancias muy superiores a esos nueve mil kilómetros cada vez que acudía a casa de mis abuelos a ver a mi tío Nano, o al hospital a ver a mi hermana Ana Mari ingresada de urgencia o, ya más tarde, a ver a mi hermana Noe en la residencia o a mi madre en la suya. También cuando decidí abandonar el silencio en el que el conjunto de la familia me tenía secuestrado hasta que averigüé cómo salir para empezar a hablar para pedir ayuda. Cada uno de aquellos pequeños viajes se me antoja ahora mucho más difícil de recorrer que uno que no me imponía tanto, aunque estuviera hecho de miles de kilómetros, porque eran kilómetros de ilusión y esperanza frente a unos pocos kilómetros llenos de baches emocionales dificilísimos de sortear sin pérdidas o daños. Así veía yo mi viaje a México, como una ilusión kilométrica. Y tras esa idea me escudé preparado para soportar los momentos más difíciles de resolver que pudieran presentarse.

Mis amigos mexicanos solo empezaron a creerme cuando me puse pesado con mi idea. No me conocían, no sabían bien quién era yo, pero ya empezaba a dejarme ver, a dejarme conocer. Como resulta lógico, los dirigentes de la fundación leyeron todo lo que cayó en sus manos sobre el caso de mi familia y sobre todo lo que unos y otros, pero principalmente yo, habíamos intentado para darle visibilidad socialmente a la enfermedad en España.

Mi agenda de trabajo dejaba una ventana ideal para hacer ese viaje que se concentraba en el mes de agosto.

Por supuesto, para evitar problemas y malas vibraciones, no informé a mi familia del viaje. Lo último que necesitaba era recibir mensajes negativos y de desaliento. Una sola palabra negativa habría sido un equipaje demasiado pesado que habría puesto seriamente en peligro el viaje. Por ese motivo, únicamente se lo hice saber a un grupo reducido de personas de las que solo me cabía esperar apoyo y comprensión. La primera en saberlo fue Nuria, mi pareja. Le comuniqué mi decisión con bastante delicadeza y con mucho miedo. Su opinión era fundamental para mí, pues un solo pero me habría hecho cambiar mis planes. Por supuesto, en Nuria solo encontré apoyo y ánimo para seguir adelante con mi idea. No me puso objeción alguna, aunque es justo reconocer que le daba miedo que me marchara solo a un lugar donde no conocía a nadie y del que no llegaban siempre buenas noticias.

También se lo hice saber a una psicóloga de FEDER (ya te he hablado de ellos) con la que, a petición mía en forma de súplica, llevaba ya unas cinco sesiones. Ella también me apoyó en la decisión.

Compartí mi plan con un amigo íntimo del que recibí la misma respuesta. Nadie más lo supo, ni mis padres, a quienes les dije que el viaje era a Croacia y que lo hacía, como había hecho otros, como parte de mi trabajo como guía turístico.

Con la decisión tomada y en firme, reservé los billetes para viajar a México. Mientras esperaba la fecha del vuelo, mi mente, siempre incansable, se dedicó a plantearme todo tipo de situaciones e hipótesis que, caprichosa ella, me había ocultado hasta ese preciso momento. Llegué a pensar incluso si lo de los mexicanos no sería una secta disfrazada de fundación. Sembré de dudas sus nombres y sus rostros. Dudas que para nada eran razonables. Pero lo que por encima de todo generó mi mente fueron preguntas sobre lo que allí me encontraría, qué clase de personas, cómo sería la relación con ellos, si podría o no sentarme a hablar largo y tendido con el doctor Jonathan Magaña, uno de los puntales básicos sobre los que se sostiene la escasísima investigación sobre la SCA7. Ese era yo: un saco de dudas y preguntas, pero ninguna respuesta.

Llegó el día 11 de agosto de 2019 y yo llegué al aeropuerto de Barajas, desde donde saldría el vuelo que me llevaría a Ciudad de México. Quise documentar gran parte del viaje con fotos, vídeos y hasta un diario en el que anotaría todo lo que fuese aconteciendo. El diario no lo conservo porque las mudanzas y yo no nos llevamos muy bien, pero el hecho de apuntarlo me ha permitido recordar todavía hoy la mayoría de las anotaciones.

Recuerdo que el primer vídeo que grabé, allí mismo en el aeropuerto de Barajas, fue haciendo una declaración de intenciones que no dejaba dudas: «Marcho a México para encontrarme con personas que, en la lucha contra la SCA7, hablan el mismo idioma que yo, ya que en mi país no he encontrado a nadie. Estoy seguro de que va a ser una experiencia maravillosa. El tiempo lo dirá».

Ya en el avión, conseguí zafarme de cualquier pensamiento negativo y de toda duda no razonada ni razonable. En su lugar, decidí concentrarme en la oportunidad que me estaba regalando la vida para poder saber algo más sobre la enfermedad, interactuar con personas en mi situación, recibir respuestas de profesionales que nadie en mi país había sido capaz de ofrecernos y, en fin, traer buenas noticias para mi familia en el equipaje de vuelta.

Cuando bajé del avión y como cada vez que voy a un aeropuerto de los que califican como peligrosos, llevaba bien agarraditas mis maletas. No sabía lo que me encontraría al otro lado de la puerta corredera que se veía a lo lejos y que daba al vestíbulo de llegadas internacionales. En el peor de los casos tendría que subir a un bus que me llevase a un lugar a seis horas de Ciudad de México. Y eso con la que estaba cayendo por allí: había escuchado noticias que llegaban a España y en las que se mencionaban casos de personas que habían aparecido ahorcadas en puentes. La verdad, prefería que viniera alguien a buscarme.

Todos los temores que pudieron volver a ensombrecer mi ánimo cuando desembarqué y mientras recorría el pasillo hasta la salida a la terminal se disiparon cuando en la sala de espera de llegadas internacionales pude ver desde bien lejos a Manuel, que ya me esperaba sujetando un cartel que me llamaba a gritos: «NUKO», y al lado de mi nombre, el logo de la Fundación Genes. En ese momento, volví a confirmar que la idea del viaje era la idea correcta y precisa. En ese instante comenzaba mi periplo por el país mexicano. Afortunadamente, el primer asunto que me causaba un poco de respeto quedaba superado.

Yo tenía muy claras algunas cosas con respecto a mi estancia allí. Pero, al parecer, ellos las tenían también muy claras y supieron imponerlas mejor que yo. Manuel me indicó que la fundación había puesto a mi disposición una de sus casas para alojarme durante mi visita. A pesar de que le pedí que me llevara al hotel más cercano al hogar de las personas a las que visitaríamos pronto, no me hizo ni caso. De esa manera, me encontraba poco después en el garaje de la casa de Ofir, la persona que tan amablemente me había abierto las puertas de la fundación y de su obra tan humana y tan necesaria. Nada más verla, solté las maletas y corrí a darle el abrazo que su actitud y su buen hacer merecían.

Junto a ella me esperaba David Cerero. Tras una breve charla, salimos a cenar los tres.

Era como si nos conociéramos de toda la vida. Tal vez por eso me sorprendió tanto lo que me encontré al llegar al restaurante: catorce personas de la fundación que se habían congregado allí para darme la bienvenida. ¿Quién era yo para tener tal acogida? ¿Cómo podía despertar tanta expectación? Sentí miedo y preocupación porque me parecía que lo más probable sería que los decepcionara.

Fue una cena inolvidable. En el grupo que formamos había médicos, psicólogos, voluntarios y amigos de la fundación. Todos se mostraban deseosos de hablar conmigo y, sobre todo, de escucharme. Nunca me había sentido así. En España estaba acostumbrado a que nadie me escuchara o que quien lo hacía lo hiciera por compromiso o cortesía, pero no por un verdadero interés o una auténtica intención de comprometerse y ayudar.

Conocí a un matrimonio, Lili y Carlos, que se mostraron especialmente halagadores conmigo. Me sentí abrumado. Poco después conocí el motivo que los había unido de manera decidida y comprometida con la fundación: habían perdido por una enfermedad similar a su hija Charlotte con tan solo 15 años. Me sentí halagado por tenerlos a mi lado. Este matrimonio me atrapó.

Mis anfitrionas, Ofir y Mirus, me tenían preparada una agenda que ni la de un ministro, aunque no sé si eso es mucho decir... Bueno, bromas aparte, lo cierto es que no dejaron libre más que el tiempo imprescindible para descansar un poco cada día, como quien dice.

Al día siguiente teníamos prevista una visita al CRISVER (Centro de Rehabilitación e Integración Social de Veracruz). Allí nos entrevistaríamos con el doctor en genética César Cerecedo, experto y apasionado de la lucha contra la SCA7.

Pero antes de vernos con él, Ofir, en su tenacidad, me tenía reservada una sorpresa, consiguió que el doctor que dirigía el centro, Emilio, nos recibiera. La conexión fue inmediata. De su boca conocí aspectos de la enfermedad que a mí, con la experiencia que por desgracia acumulaba acerca de la SCA7, me resultaban prácticamente desconocidos. Su amabilidad y su profesionalidad me daban la razón: en España no se estaban haciendo las cosas bien si el único fruto que daba una búsqueda exhaustiva y prolongada en el tiempo eran desconsideraciones, descortesías, desaires y otros *des* que prefiero omitir.

Casi sin haber procesado todos los conocimientos que el director me había regalado, ya me encontraba reunido con el doctor Cerecedo, de quien me habían hablado maravillas.

A diferencia de lo que encontré en otras personas dedicadas a lo mismo en España, en César Cerecedo hallé sencillez, empuje, humanidad, empatía, comprensión y preocupación por el sufrimiento ajeno. Recuerdo que pensé: «Después de todo, parece que no es tan difícil tratar a las personas como… personas». Así fue como me trató este doctor, como a una persona que vive rodeada de sufrimiento y dolor. Abocetó en unos folios el origen de la enfermedad y sus características más importantes. Toda aquella información, sumada a la que me había proporcionado el director del centro, encendía una luz en la oscuridad desde la que miraba yo la enfermedad. El conocimiento es poder. Desde luego, la realidad no cambiaba delante de mí por arte de magia solo por saber más sobre la enfermedad, pero acceder a ese conocimiento y, sobre todo, hacerlo de la mano de alguien que entiende lo que es el sufrimiento y empatiza con él te proporciona un punto de vista que te ayuda a superar dificultades y a sobrellevar situaciones complicadas.

Me explicó el procedimiento que seguían con las personas afectadas por SCA7. Lo que más me llamó la atención fue que preparan psicológicamente al paciente durante un tiempo antes de informarle de que tiene la enfermedad. Eso me trajo el amargo recuerdo del supuesto profesional de la medicina que se lo soltó de golpe a mi Ana Mari cuando era solo una adolescente. Para ese señor tengo otro *des*: desvergüenza.

Y, aunque uno nunca puede estar lo bastante preparado para recibir una noticia así, solo se lo comunicaban cuando apreciaban en el paciente cierta apertura, cierta receptividad. Después de la noticia, y con más razón si cabe, la atención psicológica seguía. Eso me demostraba que el fin no era soltar la mala noticia y abandonar al paciente a lo que su mente quisiera dictarle. Además de eso, desde el centro también se dispensaba atención psicológica a los familiares de los pacientes. Cuánto bien me habría hecho recibir una ayuda semejante. Tal vez así podría haber ayudado más y mejor a los míos y a mí mismo.

Conocer aquel servicio para los familiares me hizo ver que era el momento más adecuado para comentar con ellos la forma en que le habían hecho saber el diagnóstico de su enfermedad a mi hermana Ana Mari. No podían creerlo. No podían entender cómo alguien que había estudiado Medicina por tantos años para ayudar a la gente, llegado el momento lo hiciera con esa falta de talento natural. Tendría que esforzarme mucho para pensar en alguien con menos tacto que aquel individuo. También me insinuaron que no deben ni pueden hacerse las pruebas a menores de edad que no tengan síntomas, circunstancia que ocurrió en mi familia con mis dos hermanos menores. Me sentí acompañado y arropado por mis recién conocidos amigos mexicanos. Cuánto mejor le habría ido a mi familia si hubiéramos caído en sus manos.

Llegué a pensar que solo me contaban lo bueno y que, además, lo hacían ver más atractivo y valioso de lo que era en realidad. Pero estaba muy equivocado. Cada nueva cosa que demostraban, no ya con palabras, sino con actos, me decía lo equivocada que estaba esa impresión.

Solo un detalle te dará una idea de lo que digo: el doctor Cerecedo, debido a su pasión por luchar contra esta enfermedad, había dejado por el camino seres queridos, había renunciado a dinero y a una posición mejor en otras ocupaciones menos problemáticas y mucho más lucrativas. Lo suyo era pasión y, como él mismo dijo, un reto personal. Eso dice mucho de una persona. Le veía como el médico del pueblo, de los indefensos; el doctor que nunca debería faltar en la familia SCA7.

Me enseñó el centro y las instalaciones con las que contaban. Ponían a disposición de los pacientes: piscinas con dispositivos y mecanismos empleados en rehabilitación, servicio de oftalmología, psicología, rehabilitación... El circuito de rehabilitación del que disponían contaba con rampas, caminos empedrados y otras dificultades de diversos grados, puentes... Todo rodeado de una vegetación preciosa, en un enorme jardín. No podían creer que yo no pudiera creerlo. Pensaban que en España las cosas serían infinitamente mejores que allí. Si ellos supieran...

Durante la conversación, sus preguntas sobre la situación en España solo me arrancaban respuestas que los dejaban atónitos. No comprendían cómo no se llevaban a cabo investigaciones sobre los enfermos y su árbol familiar para evitar transmitirla. Habría sido tan fácil salvar vidas...

Mientras el doctor me enseñaba el centro, Ofir se las arregló para incluirme en una visita que tendría lugar al día siguiente a la UBR de Tlaltetela. Qué poco tenía que ver este centro con el de Veracruz. Era más humilde y no contaba con los mismos medios técnicos que el otro, pero contaba con una capacidad humana increíble. Los enfermos acudían temprano, seguían la terapia de logopedia, las sesiones de fisioterapia y la atención psicológica y, casi lo más importante: las sesiones de convivencia. Allí podían aparcar la soledad que sufrían en sus casas, comían juntos en el centro y luego les facilitaban transporte para volver como habían hecho para que llegaran.

Nada más bajarme del coche del Dr. César en el mismo *parking* de la UBR, tuve una fuerte impresión, tenía delante de mí a algunos de los enfermos con los que mantuve la videollamada. Fue realmente emocionante. Tanto que, aunque César me acompañó hasta la entrada, no pude reprimir un llanto que me sobrevino y se llevó todas las fuerzas que creía que tenía.

Solo en el cielo y en las copas de los árboles encontré la fuerza necesaria para recomponerme y reconstruir esa imagen de hombre fuerte de voluntad inquebrantable que, de algún modo, había crecido en todas aquellas personas que tenían noticias de mí. Fui consciente de la enorme diferencia que puede haber entre dos interpretaciones de la misma realidad. Pero pensar en que ellos me veían como un hombre fuerte me hizo reunir la fuerza suficiente para, al menos, parecerlo.

César comprendió el impacto emocional al que me estaba enfrentando y dejó que me tomara el tiempo necesario para recuperarme. Otro detalle más de la calidad humana de las personas que me estaba encontrando en México. Qué afortunados quienes pueden poner su desgracia en manos tan humanas y tan comprensivas. Me alegré por ellos, pero también sentí pena y rabia por los míos al ser consciente de lo lejos que estaba esta empatía de la insensibilidad que muchos de los supuestos profesionales de la medicina en España me habían demostrado tantas y tantas veces.

La UBR era un edificio modesto de planta baja donde había espacio para un pequeño gimnasio provisto de viejos aparatos y colchonetas, mesas donde comían y se relacionaban y otras áreas donde mantenían sus consultas de logopedia y psicología. No era la única UBR para enfermos de SCA7, había otras unidades similares en otras poblaciones. Me pregunto si tan difícil sería tener algo así en España, era uno de los primeros pasos que hubiera dado con la creación de la asociación que no me dejaron fundar por tener connotaciones de ánimo de lucro. Pobre ignorante.

Hacía días que los enfermos a quienes iba a visitar y a conocer, por fin, físicamente, tenían noticia de mi visita. Estaban deseosos y expectantes por conocerme, lo que aumentó aún más mi inseguridad y mi temor de decepcionarlos.

La presentación fue muy emotiva. Según me los presentaba —y César los llamaba por su nombre, un detalle que no parece tener la importancia que realmente tiene— sentía el impulso irrefrenable de abrazarlos y devolverles así una pequeña parte de todo el cariño que ya percibía que me dispensaban. Todos ellos se encontraban sentados, ya que ninguno podía mantenerse en pie. Diría que solo uno de los que en ese momento me presentaron conservaba algo de visión, el resto no parecían ver nada. Lo noté cuando me abrazaba a ellos, porque entonces su contacto se hacía mucho más intenso y parecían sentir un soplo de aliento. Por la experiencia con mis familiares afectados, tenía muy presente lo que un enfermo siente cuando, aun después de perder la vista y el control de todos los músculos, recibe un abrazo lleno de cariño, de comprensión y de compañía.

Curiosamente, ese abrazo tuvo efectos casi mágicos. A ellos pareció reconfortarles y a mí darme las fuerzas que ellos suponían que yo tenía. Eran ellos quienes alimentaban mi fuerza y mi valor. Si se lo hubiera dicho, no me habrían creído, pero así fue como lo sentí.

Todos parecían esperar que algo sucediera. Pronto comprendí que me correspondía a mí hacer que sucediera. Las circunstancias me habían colocado en posición de pronunciar unas palabras. La petición muda añadía presión a mi estado de ánimo, pero su atenta escucha y su agradecimiento me añadían fuerza y valor. Qué admirable resulta que alguien que ve rápidamente deterioradas sus facultades físicas sepa convertirse en un acicate para personas que no están pasando por lo mismo y que están más sanas que ellos. Parece como si la enfermedad desvelara a quien la sufre una fuente inagotable de ganas de vivir y, sobre todo, una habilidad excepcional para capacitar a otros para enfrentarse con sus propias desgracias. Cuanto más nos acerca la enfermedad a la muerte, más ganas de vivir sacamos de donde no parecía posible hacerlo.

Después mantuve reuniones con los enfermos. Ellos querían saber sobre mí tanto como yo quería saber sobre qué había hecho con sus vidas la enfermedad. Recuerdo especialmente a Toño, de quien, por su expresión y su mirada desenfocada, estaba claro que ya había perdido la vista por completo.

—Nuko, tú no tienes la enfermedad, ¿verdad?

—No, Toño, yo no la tengo.

—Entonces…, ¿para qué has venido desde España?

Me dejó sin palabras. Toño había sido *jockey*, pero la enfermedad lo desmontó del caballo para condenarlo a la silla de ruedas.

No supe cómo explicarle que lo que, en parte, me había llevado hasta allí fue la esperanza de encontrar la manera de tratar a mi hermana Noe. Hasta entonces, todo intento de acercamiento por mi parte a mi hermana para facilitarle la vida había terminado mal. El cambio de carácter que provoca la enfermedad en la persona que la sufre deriva muchas veces en un trato personal con el que es muy difícil convivir. Mi hermana siempre terminaba despachándome de malas maneras y con palabras gruesas. No creo que yo hiciera nada para merecer reacciones como esas, pero también entiendo que desde su punto de vista todo se percibe de un modo distinto. Trato de ponerme en su piel, pero es imposible. Hago todo lo que puedo por ayudar, pero solo logro sacar toda su ira hacia mí. Entonces… escapo. Y lo hago con la sensación de que hago todo mal.

En aquellas personas, en quienes ya no veía sino maestros de la vida, encontré lo que no encontraba fácilmente en los enfermos que conocía en España, encontraba ánimos, ganas de vivir, humor y una ausencia absoluta de rencor por las pérdidas personales. Rubén, un chico de treinta años que no paraba de gastar bromas y al que la SCA7 ya había robado la vista, se dolía de que sus amigos ya no iban a visitarlo, pero enseguida mencionaba que no les guardaba rencor. Es difícil de asimilar un grado de comprensión tan elevado. A Carlitos, de poco más de veinte años, la enfermedad le había apartado de su pasión: el fútbol. Me preguntaba si conocía a Zidane, por quien sentía admiración, quizás porque fue de los últimos jugadores que pudo ver antes de perder la vista.

Me dolió un poco llegar a la conclusión de que el mismo camino de aprendizaje de la vida que yo había *cursado* a fuerza de golpes, disgustos y episodios crueles y dramáticos, otras personas lo habían superado con la ayuda de profesionales verdaderamente humanos que los habían acompañado en su difícil travesía del único modo que ahora soy capaz de comprender: del modo más humano posible.

En México encontré una unión frente a la enfermedad que en España se me antojaba imposible. El apoyo humano en el tránsito por la enfermedad había retrasado sus efectos, había conseguido, incluso, alguna pequeña mejoría en sus condiciones de vida. Resulta que solo había que ponerse y acompañarlos. ¿Tan difícil era? Ya tengo claro que un profesional de la medicina no merece esa etiqueta de profesional si no tiene matrícula de honor en humanidad.

Pero mi aprendizaje de la vida no terminaba con aquellos maestros que encontré en el centro de rehabilitación. Quería seguir aprendiendo. Por suerte, tuve la oportunidad de hacerlo en las visitas que realicé de la mano de César a los hogares de otros enfermos de la región.

Aquellos hogares fueron también grandes escuelas para mí. Recuerdo especialmente la casa de una familia que tenía varios miembros afectados: la madre y dos de sus hijas. No me imaginaba encontrar un caso tan similar al de mi familia.

Salió a recibirnos un chaval que tendría unos trece años. Era muy silencioso y estaba muy atento a todo. No recuerdo que hablara en todo el tiempo que estuve allí, y eso que el doctor lanzaba preguntas al aire que solo él podría contestar, pero que no contestaba porque era tan solo un niño y debía guardar las formas y el respeto por lo que hablaran los mayores.

La casa era muy humilde: techo de chapa, estructura de madera fina, sin paredes que dividieran el espacio en habitaciones, es decir, todos vivían en una gran habitación, una cortina hacía las veces de puerta del baño...

Nada más entrar, ese olor... Me sentí transportado a casa de mis abuelos, cuando mi tío Nano ya no salía de casa. Conocía muy bien el ambiente que se forma en una casa cuando una persona necesita atención y cuidados para todas y cada una de sus necesidades, y, además, no es fácil airear los colchones cuando se necesitan en todo momento para que el enfermo no esté de cualquier manera.

Tres colchones y tres personas ciegas postradas en ellos sin apenas poder moverse concentraban toda mi atención. A la madre casi no se le entendía lo que hablaba, y a las dos hijas nada de nada.

Desde detrás de la cortina que era la puerta del aseo nos hablaba la hija sana. Se estaba arreglando porque tenía que irse a trabajar para... mantener mínimamente todo aquello.

Cuando llegó el momento de marcharnos, el chaval que nos había recibido salió a acompañarnos hasta el coche. Tampoco dijo nada. Le pregunté a César por él, y su respuesta me sorprendió: «Él está sano».

Comprendí en ese momento que ese chico era otro Nuko, alguien de quien hay que dar por sentado que, por no tener la enfermedad, está sano y, por lo tanto, es fuerte para afrontar y sobrellevar todo lo que pase a su alrededor. Me vi reflejado en él y recordé intensamente cómo me sentía en los años en los que, con su edad, asistí atónito y apabullado al declive de mi tío Nano.

Me fui de allí sin hablar con ese chico. Todavía hoy no me lo perdono. Poco después me marqué el objetivo de hablar con él quizás para ahorrarle algunos quebraderos de cabeza o —ni yo mismo lo sé— para consolarlo, para abrazarlo, para comprenderlo para darle lo que yo no recibí en su momento de otra persona y que tanto bien me habría hecho. La pandemia solo ha retrasado mi objetivo, pero de ninguna manera he desistido de cumplirlo. Se lo debo a aquel chico, hoy ya no tan niño, y se lo debo al chico que yo fui. Asumo que darle comprensión a aquel muchacho es una forma —quizás tonta— de darle consuelo a aquel Nuko joven que tampoco entendía por qué la vida estaba haciendo eso con su familia. Desde aquí me gustaría lanzar un llamamiento a todas aquellas familias que tienen hijos enfermos e hijos sanos para que no se olviden de que los sanos también sufren por los que no lo están y necesitan sentirse queridos.

En otra de las casas que visitamos me encontré con una configuración familiar que, por difícil que parezca, superaba con creces la que acababa de visitar: cuatro hermanos enfermos y el padre y otra hermana ya fallecidos por la enfermedad. Solo la madre y una hija se habían librado del infierno de la SCA7.

Me sorprendió gratamente la simpatía que derrochaba la madre, quien años atrás había sido abandonada por su marido y al que acogería más tarde para cuidarle —debido al empeoramiento de su salud por la SCA7— hasta el día que murió. Su agradecimiento para con el doctor es digno de mención: recordaba y agradecía cada visita que había hecho el doctor a esa casa.

Después de que el doctor me presentara, me lancé a hacer lo que me hubiera gustado hacer con el chico de trece años a quien le debo una conversación y, si está en mi mano, un consejo, una enseñanza o, acaso, una comprensión y un abrazo emocional de apoyo. Le pregunté a la madre, que, como he dicho, no padecía la enfermedad, cómo se encontraba. Fue la primera pregunta que lancé, nos encontrábamos todos en el salón —en cuyo suelo de cemento y en una de sus esquinas había un pequeño altar con una virgen— y preferí realizar la primera consulta a la madre. Se extrañó mucho de la pregunta. Le expliqué que quería saber cómo vive su día a día una madre que tiene tal desgracia en su familia. No entendía por qué le preguntaba a ella, si no era la enferma, si los enfermos eran sus… Después de mirar a sus hijos rompió a llorar.

Aunque sus hijos estaban delante y nunca se mostraba vulnerable ante ellos, se abrió conmigo y me contó la desesperación constante en la que vivía sumida, el abandono que sentía, la terrible vida que le había tocado vivir, el sufrimiento que supone ver a tus hijos deteriorándose poco a poco y no poder hacer nada para evitarlo.

No pude evitar levantarme y abrazarla con todas mis fuerzas y toda la ternura que me habían despertado sus palabras. El abrazo consiguió, poco después, que la mujer recobrara un poco de calma.

Contra todo lo que pudieran esperar de mí, aunque ya les había dado una muestra de lo que yo hacía allí en su casa, la siguiente pregunta la dirigí a los tres hijos enfermos que estaban con nosotros, el cuarto hijo se encontraba en una habitación interior, por lo visto, en no muy buen estado.

—¿Cuándo fue la última vez que le disteis a vuestra madre un abrazo, una caricia o unas palabras de agradecimiento?

Los tres agacharon la cabeza y se produjo un incómodo silencio, pero no quería romperlo porque me di cuenta de que estaban reflexionando sobre su actitud y su comportamiento con su madre. No hacía falta que nadie me dijera que, inconscientemente, por la rabia contenida que sufrían a causa de la enfermedad, le dispensaban a la madre un trato duro e inmerecido.

El hijo mayor reunió el valor para hablar y reconocer ante todos que jamás le había reconocido a su madre todo el amor y toda la dedicación que les entregaba en cada pequeño acto. Dijo estar arrepentido por no haber valorado con más frecuencia su cariño y su apoyo.

No sé cuándo fui consciente de ello, pero ya es evidente para mí que esa pregunta que hice a aquellos hijos es la que me gustaría que se les hiciera a todos los enfermos en esos momentos en los que, bajo la presión de la enfermedad, dejan salir de sí lo peor.

Probablemente, mi hermana se hubiera dado cuenta de lo mismo.

Me llevé de allí un sentimiento agridulce. Me fui convencido de que había hecho un bien a aquella gente a pesar de que el método que utilicé fuera algo expeditivo. Sé que ellos agradecieron la visita: la madre por ayudarla a visibilizar el sufrimiento que el familiar entregado abnegadamente tiene que padecer; los hijos por haberles hecho ver la gran madre que la fortuna había puesto a su lado para ayudarlos a sobrellevar su desgracia.

Las visitas que realicé estaban programadas y las familias conocían mi llegada con bastante antelación. Aunque no lo hubiera sabido, eso es algo que podría haber deducido fácilmente de una de las visitas. Se trataba de una familia en la que ya habían perdido a una hija y la enfermedad estaba castigando a otra de las hijas, una niña.

Cuando llegamos nos encontramos a todos aseados, bien vestidos y con cara de felicidad. Estuvimos allí aproximadamente una hora, pero en ese tiempo pude darme cuenta de varios detalles que me remitieron inmediatamente a mi propia casa. Los diálogos que mantenían entre los miembros de aquella familia denotaban que por debajo de aquel rumor de río tranquilo y apacible corrían desbocadas aguas procelosas y peligrosas para la integridad psicológica de todos los familiares.

Cuando salimos de allí le hice saber a César que en aquella casa las cosas no eran como parecían, sino que eran mucho peores. Mi afirmación le sorprendió y enseguida me dijo que mi apreciación no era acertada. Tan solo teníamos que comprobarlo y, por desgracia, conocía una forma muy efectiva de hacerlo. Le pedí que nos alejáramos de la casa y volviéramos por la zona unos minutos después. En ese tiempo, la fuerza de esas aguas peligrosas que subyacen a las apariencias emergería con todo su vigor a la superficie y nos mostraría una imagen mucho más fiel de la auténtica realidad de aquella familia.

Odio tener razón en casos así, pero eso fue lo que pasó. Cuando volvimos a la puerta de la casa unos diez minutos después, desde la calle podían oírse los gritos que se dedicaban unos a otros allí dentro. Aunque yo ya podía suponerlo, comprobarlo me aportó un punto de tristeza por corroborar que, con matices, la enfermedad SCA7 puede arruinar la vida de cualquiera, en cualquier parte del

mundo y aunque disfrute de tratamientos y atenciones notablemente mejores y más humanas.

En una jornada posterior en la que mis guías fueron Ofir y Mirus, los dos ángeles rubios al frente de la fundación, visitamos una población en la que se concentraban varias familias que sufrían en diferentes grados la enfermedad y sus consecuencias. Pasamos por delante de una casa de la que Ofir me dijo que la habitaba una familia que tenía dos personas enfermas: madre e hija. Cuando vi que no nos detendríamos allí, que visitar esa casa no estaba en la agenda del día, le pedí a Ofir que nos detuviéramos para visitar a esa familia. No quería pasar por alto ningún hogar en el que mi visita pudiera aportar algo, aunque solo fuera cariño y comprensión, y en el que pudiera encontrar respuestas a mis preguntas más acuciantes.

Ofir lo vio bien y decidió parar allí. Llamó tocando la puerta y una voz que no nos llegaba clara parecía preguntarnos quién llamaba. Ofir y Mirus se presentaron y, de repente, la puerta se abrió. Detrás no había nadie. Salió a recibirnos una ola de calor difícil de resistir con compostura y el sonido de una radio que se escuchaba al fondo. Cuando se me acostumbraron los ojos a la oscuridad, pude darme cuenta de que a la derecha de la puerta había una cama pegada a la ventana. Sobre el colchón se encontraba la madre. A su lado, en el suelo y sobre una colchoneta de gimnasio escolar, la hija. Ambas estaban afectadas por la enfermedad y ya se encontraban en una fase avanzada.

Junto a la cama había una cuerda conectada directamente al pestillo de la puerta. Si quien llamaba era conocido, la madre tiraba de la cuerda y la puerta se abría…

Nos contó entre angustiosos sollozos y lágrimas gigantes que su hermana había ido a visitarla la semana anterior porque le habían dicho que había muerto. Eso fue lo que entendimos, porque aquella buena mujer no podía expresarse con más claridad. Ofir y Mirus le regalaron todo el cariño que pudieron en forma de abrazos.

Ofir comprobó que el frigorífico estaba tan vacío como los que se exponen en las tiendas de electrodomésticos. Aquel vacío me vació de palabras la boca y me llenó de lágrimas el corazón. Hice ver a Ofir que si hubiéramos avisado de nuestra visita, el padre de familia no habría ido ese día a trabajar y habrían llenado la nevera y adecentado la casa, por lo que no hubiéramos podido conocer la realidad de aquel hogar.-

Salimos de allí directamente a una tienda para comprar alimentos con los que llenar la nevera de aquella familia que estaba llena de vacíos y que solo tenía soledad.

Después de la jornada de visitas programadas, quisimos detenernos a la vuelta en aquella casa pintada de verde que no estaba en la agenda de ese día. Encontramos al padre de familia, que ya había vuelto del trabajo, agradecido por nuestra acción y, al mismo tiempo, avergonzado y cabizbajo. No dejaba de dar las gracias a Dios, a quien hacía responsable de que hubiéramos incluido su casa en nuestra agenda de visitas.

Me resultó conmovedor ver a aquel buen hombre, tan menudito como era, cargando con su esposa y con su hija hasta el baño, que se encontraba fuera de la casa, al otro lado de un patio, para poder darles una ducha y asearlas todo lo que una jornada a solas y absolutamente dependientes pudiera exigir.

A mi vuelta de México recibí una llamada de la fundación para comunicarme que habían conseguido una colaboración con Rotarios México para abordar un proyecto que tenía como objetivo dotar de un baño digno a todas las viviendas habitadas por familias afectadas por SCA7 que les fuera posible. Me gusta pensar que nuestra parada en aquella casa pintada de verde fue el detonante de una acción tan generosa y tan extraordinaria como la de dignificar lo que la enfermedad había convertido en algo indigno y hasta doloroso para enfermos y familiares. Aquella casa verde fue la vivienda en la que comenzó aquel bonito proyecto.

A México viajé para encontrar respuestas para un saco lleno de preguntas que llevaba. Pero me traje de vuelta mucho más que eso: me traje enseñanzas, aprendizaje, comprensión, cariño, una montaña de amigos y, sobre todo, una forma distinta de afrontar la enfermedad, de sobrellevarla y de vencerla moralmente para estar en condiciones de ayudar a los enfermos que sufren sus peores efectos.

Allí conocí a personas que ya han fallecido. Quiero mencionar especialmente a Yendy, una niña guapísima, morena y ya sin apenas vista que tan solo tenía cinco años cuando la conocí, cuya madre, Lety, es un ejemplo de lucha.

Si todos aquellos días en México fueron un baño tras otro de enseñanzas, de demostraciones de humanidad y de compasión y saber hacer frente a la enfermedad, los últimos días me depararon sorpresas que nunca olvidaré.

Viví una comida de al menos treinta personas en la que entre enfermos y personas de la fundación todo eran bromas, risas y, en fin, ganas de vivir, ganas de darle una lección a la propia enfermedad en vez de solo hablar de deterioro y de muerte. Aquella gente solo quería vivir y vaya que si aprovechaba cada minuto. Fue una comida inolvidable de la que guardo un gratísimo recuerdo en el que, si me dejo llevar, puedo escuchar de nuevo las risas y el agradecimiento de los enfermos por recibir atención, cariño y cuidado. Conservo una fotografía en la que no es posible discernir quién es ciego y quién ve, quién puede caminar o saltar y quién ya no puede hacerlo, a quién se le entiende lo que dice y a quién no, quién tiene el corazón roto y su vida truncada y quién no, quién es rico y quién es pobre, quién conduce un bonito automóvil o quién sueña con poder hacerlo, quién tiene un futuro y quién tiene ya solo un pasado.

Incluso acudí a un programa de televisión conducido por Teté Vázquez debido a que mi visita levantó cierto revuelo en la zona. También me recibieron varios alcaldes que querían conocer mi caso.

A medida que se acercaba el final de mi estancia en México, las demostraciones de cariño y de agradecimiento se hacían más frecuentes y más visibles.

Antes de emprender tan maravillosa aventura, me habían hablado de un investigador que había formado un equipo de trabajo cuya finalidad era concretar una cura para la dichosa enfermedad, que era, precisamente, el nexo que nos unía a todos los que he citado en este capítulo mexicano.

Desde luego, no contaba con que ese señor pudiera recibirme, aunque desde la fundación me dijeron desde el principio que harían todo lo posible para conseguir que me recibiera. Yo era más bien escéptico. Él era una persona reconocida a nivel mundial en el mundo de la SCA7 y a mí ni siquiera me recibía el neurólogo de turno en Guadalajara.

Mi sorpresa fue mayúscula cuando a cuatro días de mi regreso a España, Ofir me confirmó que el último día de mi estancia en México me recibiría el Dr. Jonathan J. Magaña. La visita al doctor me obligaba a dejar Veracruz y a hacer noche en Ciudad de México, pero ni ante un imprevisto así me abandonó la fundación: Ofir, Mirus y David quisieron acompañarme.

La reunión consistiría en un desayuno en algún lugar cercano al Instituto Nacional de Rehabilitación de nueve a nueve y media de la mañana.

Reservamos el hotel más cercano al hospital y nos citamos en la cafetería del propio hotel. Yo ya llevaba preparada una lista de preguntas que solo aquel hombre podía responderme. Acudimos a la cita con los nervios a flor de piel, al menos yo. Conocía al doctor por algunas fotografías y algún vídeo. Cuando entró en la cafetería mi corazón se aceleró: tenía muy poco tiempo y no podía desperdiciar ni un segundo. Tenía miedo de que aquel eminente doctor sintiera que estaba perdiendo el tiempo conmigo y con preguntas que para él debían ser rutinarias, pero que a mí hasta me ruborizaba pensarlas.

Mis acompañantes fueron muy prudentes y me dejaron intervenir solo a mí, me cedieron todo el tiempo del encuentro. A decir verdad, la comunicación fluyó desde el comienzo de la reunión y hasta advertí cierto interés genuino del doctor en mi familia. Sin embargo, mi decepción no tardaría en llegar. A los veinte minutos de comenzar la charla, el doctor la interrumpió para realizar una llamada desde su celular. Ni siquiera se disculpó por ello. No me sentó muy bien, la verdad. Me sentí como me había sentido antes en España en presencia de personas a las que, en realidad, mi caso no les importaba como yo esperaba que les importara. Sentí que el doctor Magaña había acudido a la cita, más que por otra razón, por compromiso con la fundación.

Cuando cerré la boca porque no me estaba escuchando, pude escuchar lo que hablaba por teléfono:

—Buenos días, ¿está libre la sala de reuniones?... Pues resérvala para mí, que tengo un encuentro.

Finalizó la llamada y me pidió que le acompañara al hospital porque le encantaría hablar largo y profundo conmigo, y así lo hizo mientras me enseñaba el centro. Yo jamás había visto un hospital tan grande, y eso que he visitado unos pocos. El doctor quería, además, presentarme a su equipo en el laboratorio.

Lo que allí se habló me despertó algunas expectativas que estaban dormidas desde que unos veinte años antes ya había leído que alguien había dado con la cura de la enfermedad. Ya no me dejaba llevar fácilmente por ilusiones o por ideas rompedoras. Ya se vería en su momento lo que de todo aquello se cumplía.

El doctor mostró un rostro humano que no hubiera creído a la vista solo del famoso doctor al que unos y otros habían idolatrado. Era lo más diferente que encontré jamás a las personas que en España ostentaban algún tipo de cargo de responsabilidad. Tan cercano se mostró que llegamos a hablar hasta de fútbol. Descubrí que era un apasionado del fútbol y bromeamos sobre que en una

visita que hiciera a Madrid con motivo de alguna conferencia que debiera pronunciar, jugaríamos una pachanga juntos y le llevaría a conocer el Santiago Bernabéu.

En nuestro paseo por el hospital me crucé con un cartel en el que leí que proyectaban en el propio centro una película española que yo ya había visto y por cuyo director sentía admiración, se trataba de *100 metros*, de Marcel Barrena. ¿Era una simple casualidad? El propio cineasta se quedó asombrado cuando le mostré una fotografía en la que se nos veía a mí y al doctor delante del cartel de su película. Les envió las fotos a los actores y al protagonista real y me respondió con agradecimientos de parte de todos. Me pidió permiso para compartirlo en la página de Facebook de la peli.

En la azotea del edificio se produjo el culmen de la visita. Allí estaba ubicado el laboratorio donde el equipo del doctor desarrollaba su labor. Me presentó a no menos de veinte personas y les habló por encima de la finalidad de mi visita. Todos me resultaron muy amables y muy cercanos. Pude adivinar en ellos la sensibilidad y la empatía necesarias para dedicar su tiempo y sus habilidades a la búsqueda de la cura de esta espantosa enfermedad.

En aquel momento me preguntaba si aquella investigación que se realizó en el instituto español Ramón y Cajal, que quedó abortada a consecuencia del recorte presupuestario del Estado, y de la que presumían haber estado muy cerca de lo que buscaban, hubiera servido de ayuda a este equipo para que no tuviera que empezar de cero y haber acortado así los tiempos.

Alguien del equipo me preguntó si yo sabía con certeza que no padecería la SCA7. Por un momento me quedé parado: no podía responder con una seguridad del cien por cien porque solo hacía un año que me había enterado de que treinta años antes nos habíamos hecho unas pruebas en Santander y, la verdad, esos resultados de hacía tanto tiempo no me inspiraban mucha confianza. Nunca me

quise hacer las pruebas porque no quería ver condicionada mi vida por esos resultados. Si tenía que venir, aquí la esperaría.

Mi respuesta arremolinó a mi alrededor a mis acompañantes de la fundación y a varios doctores del equipo de Magaña, que me insistían en que me hiciera las pruebas para confirmarlo con seguridad. Uno de ellos, el joven Dr. Roberto Llerena se ofreció a extraerme sangre y analizarla en el propio laboratorio. Mi respuesta fue un rotundo no.

Con la suavidad y buena comunicación que distingue al mexicano, me distrajeron con otras conversaciones, pero siempre con el objetivo de volver a insinuar el mismo propósito: extraerme sangre para realizar allí mismo el análisis, un análisis fiable de verdad. Mis acompañantes de la fundación y el propio Dr. Magaña se sumaron a la maniobra y, de buenas a primeras, me encontré con el Dr. Llerena clavándome la jeringuilla en el brazo. Algo que, a buen seguro, no habría sucedido en España estaba sucediendo en México. No solo se interesaban por la enfermedad, los enfermos y su entorno, sino que también se mostraban muy activos en la idea de conocer en profundidad cada fase de la enfermedad, incluida, por supuesto, la fase en la que el enfermo que algún día la desarrollará aún no sufre signos visibles de deterioro.

Me dijeron que recibiría los resultados unos meses después. Y ahí acabó mi reunión con Magaña y su equipo y mi visita al hospital, ya que debí salir a toda prisa al aeropuerto para no perder el vuelo que me devolvería a España.

Algunos meses después recibiría los resultados, que indicaban que yo no tenía la enfermedad. Esa fue una de las razones por las que hoy Zoe forma parte de nuestras vidas.

Me había grabado un vídeo en Barajas poco antes de embarcarme para México. Grabé otro cuando esperaba a que salieran las maletas por la cinta, ya en Madrid. Te puedo decir que no tiene nada que ver el Nuko del primer vídeo con el del segundo. Ese viaje me cambió en muchos sentidos, y todos para bien.

El trabajo y el compromiso de todas las personas que conocí allí y que menciono aquí es admirable. Ojalá estas líneas que les dedico puedan servir para reconocer y reforzar el valor de su trabajo y las actividades de esa institución, para que nunca cese su labor, que, en muchas ocasiones, podríamos calificar de salvavidas.

Puede que te parezca un cuento que un grupo de personas se integren y se coordinen voluntariamente para tener mayor impacto y mayor fuerza con la que llegar a todos los hogares donde se lucha contra la enfermedad y llevar su incansable sonrisa, algo de alimento, medicinas o para acondicionar una casa o, sencillamente, ayudar a los familiares rotos por el dolor... Pero te aseguro que no es ningún cuento. Esas personas existen y sus acciones trascienden y dejan huella en una sociedad que siempre está demasiado atenta a su ombligo.

Quiero mostrar mi agradecimiento a Ofir, Mirus, David, Adriana, Mónica, Carlos, Lili, Carlos R., Anaid, Tanya, Cristy, Sandra, Daniel, Heidi, Roberto, César, Leticia, Carmen, Alfredo, Erick, Emilio, Jonathan, Carlitos, Toño, Rubén, Sr. Memo, Karime, Flor, Esaú, Andrea, Ángeles, Lety, Yendy, Martín, José, Cirila, Eleodora, D. Costo, Gallito, Elizabeth, Inés, Laura, Hermelando, Marcial, Marcela, Gian, Laura, Martina, Luz Clarita, Diana, Abigail, Teté, Elda y a otras muchas personas que colaboraron para que regresara de aquel bello país un Nuko diferente.

14
La mano de un ángel

En muchas ocasiones vi a mi madre llorar y a mi padre furioso, rabioso. Me dice mi padre que cuando se junta con los amigos, en ocasiones se siente desplazado porque no le sale ninguna anécdota divertida que contar mientras el resto sí las tienen. A mí me ocurre lo mismo, ¿será que no tenemos?

Diario de Nuko

Si te preguntaran quién necesita un ángel a su lado, seguramente te responderías que todo el mundo, que a nadie le viene mal tener uno a mano, ya que nunca se sabe cuándo puede necesitarlo. Piensa ahora en un enfermo de SCA7. Piensa ahora en cuatro enfermos de SCA7. Eso es para adjudicar una plaza fija de ángel.

Quiero hablarte ahora de un ángel que tuvo que enfrentarse a la increíble tarea de ayudar a nada menos que cuatro enfermos de SCA7. Quiero hablarte de mi padre.

Sí, lo sé, dirás, claro, qué va a decir un hijo de su padre sino que es un ángel con su familia. Lo entiendo, entiendo que pienses eso, pero déjame que te cuente algo más, pues no es la primera vez que te hablo de él.

Ya te conté lo de Santander. Durante casi treinta años se guardó para él y para nadie más el diagnóstico de lo que haría la dichosa enfermedad con su familia. ¿Puedes hacerte una idea de la fortaleza que se necesita para soportar todos y cada uno de los días el peso de semejante información? Yo aún no he podido asumirlo por completo. Mi padre dice que lo hizo, que se guardó para sí el diagnóstico después de pensarlo mucho. Incluso hoy tiene muy claro que volvería a proceder del mismo modo. Yo aún intento asumir la primera vez que lo hizo, como para asumir que tenga tan claro que haría lo mismo en la misma situación. Difícil de entender. Creo que es difícil de entender, porque las personas normales no tenemos nada fácil entender las cosas de los ángeles.

Pero no te he contado lo suficiente las mil y una veces que mi padre, siempre él, ha estado ahí cuando mi tío Nano empeoraba, y cuando no. Ha estado ahí cada segundo de la muerte en vida de mi querida Ana Mari. Ha estado ahí cada minuto que mi madre perdía facultades y capacidades. Ha estado ahí cuando mi hermana Noe ha pasado por sus peores momentos. Ha estado ahí cuando mi hermano Ángel se ha visto avasallado por la SCA7. Él ha sido el motor de todas las sillas de ruedas, él ha sido el motor y el pegamento de la familia, él ha limado nuestras asperezas, tanto las de quienes han sufrido la enfermedad desde dentro como las de quienes la hemos sufrido desde fuera.

He visto a mi padre sometido a presiones que derrotarían a personas que se consideran fuertes y resistentes. No es la creencia en la fuerza lo que da la fuerza. Un día te levantas y la tormenta ha llegado a tu vida de buenas a primeras. No hay nada que hacer, salvo aguantar y seguir adelante. A la vida de mi padre llegó la tormenta perfecta, la que hunde los barcos mejor diseñados, la que levanta las olas más grandes, la que azota y anega islas enteras, pero la que no pudo hundir a mi padre.

He visto a mi padre hacer cosas que pocos pueden imaginar y menos aún creerían si pudieran verlas. Una cosa es verlas, otra, contarlas y otra muy distinta es creer lo contado. Mi padre, desde demasiado joven, siempre ha estado rodeado de muerte, de muerte lenta pero segura. Y ni siquiera ese conocimiento aterrador lo aterrorizó, simplemente le hizo frente. Pero ¿¡cómo!? Después de haberlo visto por mí mismo, aún no sé cómo ni espero ya saberlo nunca. Solo lo creo porque lo vi, pero no necesito entenderlo, tan solo sentirlo y, por supuesto, agradecerlo.

Mi padre no intenta, resuelve. Mi padre no habla, hace. Mi padre parece no sentir, pero siente por todos. Mi padre no aparenta cariño, pero es porque no le cabe más amor en el corazón. Mi padre parece no estar, pero nunca se va. Nunca un nombre propio, Ángel, fue tan acertado.

Siempre se mostró reacio a todo intento de encontrar ayuda fuera de los límites de la familia. Luchó con el cuchillo entre los dientes, recorrió España intentando todo lo que estaba a su alcance mientras pensaba que Ana Mari podría sanar. Después, cuando comprendió que eso no sería posible, se dejó llevar. Tal vez sospechaba que no sería tarea fácil y que todo tiempo robado a los familiares enfermos para encontrar ayuda fuera de la familia era solo eso: tiempo robado a los familiares enfermos. La vida le demostró que aquella actitud, por fortuna ya lejana, no era sino un exceso de celo. No es que uno salga a la calle y todo sean apoyos —me refiero a apoyos reales y efectivos que trascienden las palabras y los gestos de apoyo más o menos públicos, generosos o plurales—, pero sí es cierto que, con tesón y aguante, uno puede encontrar ayuda cuando escampan las tempestades de Júpiter y cuando cesa el eco de la última negativa de Administraciones y entidades de todo tipo. Más allá de todo eso, mucho más allá, hay personas en las que habita un corazón, como el del ángel que da título a este capítulo. Esas son las personas que uno puede encontrar cuando busca y busca y busca sin descanso y sin perder la esperanza. Esas son las personas *más*, las personas que siempre dan más de lo que uno puede llegar a imaginar. Más, más, más…

No alcanzo a comprender cómo un tipo como él nunca fuera acompañado por algún amigo a dar un paseo a Ana Mari, a mi madre o a Noe. Sé que es una persona muy admirada, ¿quizás nadie se atreve a pedírselo? ¿Quizás exista gente con corazón que no sepa cómo ayudarle? Pues ya te estoy dando pistas.

Un día que había quedado con mi padre, me contó muy excitado que el día anterior, mientras paseaba a mi madre empujando su silla de ruedas, unos chavales le habían parado por la calle y… No le dejé terminar, enseguida pensé que le habían quitado la cartera o algo así. Que no, que no, que le dejara terminar, que no era eso. Me dijo que los muchachos le preguntaron si le podían dar un abrazo, y si le podían dar otro a mi madre. Mi padre no entendía nada, pero yo sí.

Un día, en una entrevista que me hicieron para una radio, salió mi padre en la conversación, como no podía ser de otra manera. A través de los micrófonos de aquel medio, dije a todos y a nadie, sino a todo aquel que pudiera escucharme, que cuando vieran a mi padre por la calle, le pararan y le dieran un abrazo porque era y es el tipo más fuerte que he conocido y él nunca ha contado con el apoyo de nadie cuando lo ha merecido más que ninguna persona en tantas y tantas ocasiones. Por si no escuchaste aquella entrevista, te lo digo a ti también. En aquella misma entrevista dije que el Ayuntamiento de la ciudad debía ponerle a mi padre una estatua en alguna plaza importante y que ni con eso quedaría reconocido todo el trabajo y todo el sufrimiento que ha tenido que acarrear en las últimas tres décadas.

Espero de un momento a otro la llamada de Marvel para llevar al cine la vida de mi padre, la vida perra que le ha tocado vivir y a la que, para sorpresa de no pocos, ha sobrevivido. Ese sí que es un superpoder, él sí que es un superhéroe. Y no necesita un traje especial ni llamativos colores. Quien sepa mirar verá en él al superhéroe más capaz de todos.

Como todo superhéroe, trabaja en soledad, desde la oscuridad, sin que nadie lo vea y sin recibir abrazos, unos abrazos que pide a gritos porque ya los necesita. Aunque todo el mundo le admire, son muy pocos los que se lo dicen, no sé a qué esperan los demás, la verdad.

Yo he sido testigo de sus hazañas y puedo decirte que nunca he sentido tan cercano y tan real el concepto de superhéroe como cada vez que pienso en el enorme peso que ha acarreado desde que tenía cincuenta años y, si nada lo remedia, hasta que fallezca por culpa de la SCA7.

Si alguna vez te ves en una situación como las que has conocido en este libro, ya sea directa o indirectamente, espero que tengas cerca la mano de un ángel, porque hay quienes saben ser sol, aunque la vida esté nublada. Y ese sol es uno de los que más calientan.

Te dejo con estas palabras de mi padre que siempre tengo presentes: «Hijo, es imposible que nadie nos pueda entender a ti y a mí, porque solo nosotros sabemos lo que es vivir esto».

15
¿Y ahora qué?

Gracias a todo el que me ha escuchado una vez, no estaré solo.

Diario de Nuko

Llegados a este punto, puede que te preguntes si te he contado todo esto para, ahora, al final, hacer un llamamiento a tu caridad y... a tu bolsillo. De hecho, ya ha sido tremendamente generoso tu acercamiento a esta historia leyendo estas páginas. Nada más lejos de mi intención, no pretendo que te rasques el bolsillo, acaso que te rasques la conciencia como individuo de una sociedad que padece sordera aguda ante el sufrimiento extremo de los afectados por esta enfermedad y otras igualmente extrañas, infrecuentes y crueles.

Durante muchos años he buscado ayuda de especialistas, de instituciones públicas, de empresas privadas, de asociaciones de enfermedades raras, de medios de comunicación..., en fin, de todo tipo de intermediarios entre el problema que tenía mi familia y el grueso de la sociedad para quien pasaba desapercibido ese problema.

Sí, la SCA7 es, como otras muchas, una enfermedad rara que tiene muy poca presencia y menos proyección aún en la sociedad. Su nombre es un perfecto desconocido para la inmensa mayoría de los ciudadanos. Pero ¿te has preguntado por un momento qué pasaría si esta enfermedad pone su mira en tu familia? ¿Cuál sería tu reacción? Estoy convencido de que, en algún grado, te encontrarías reflejado en muchos pasajes de la historia que te he contado en estas páginas. Ya tendrías parte del trabajo hecho porque fui yo el primero en desnudar esta realidad y en llevarme los palos por hacerlo. Por supuesto que no te deseo que pases por lo mismo, solo que lo pienses por un instante, solo que por unos segundos te imagines al borde de ese precipicio del que solo quisieras saltar y acabar con todo cuanto antes.

Hago una llamada desesperada desde el borde de ese precipicio a tu corazón para que, si lo sientes así, contribuyas a darle volumen a nuestra voz. Con tu ayuda, conseguiremos más visibilidad y una vida más digna para quienes ya la tienen en manos del asesino del SCA7.

¿Cómo? Busca en internet palabras claves como: «La ataxia de Ana», «La rara enfermedad de los Chicharro que se lleva todo por delante», «familia Romero Chicharro»; «ciega y en silla de ruedas»; «la lucha de Nuko contra la ataxia»; «conociendo la ataxia»... Lee y curiosea en los resultados, compártelos con tus amigos y conocidos, pero, sobre todo, con tus desconocidos, ya que, por mucha gente que conozcas, serán muchos más. Pocas personas encontrarás que hayan oído hablar antes de esta enfermedad.

Si consideras que este relato de vida merece leerse y escucharse, hazte una foto con el libro y cuélgalo en tus redes sociales alentando a su lectura para que nos colemos en miles y hasta en millones de hogares. Con la lectura de este libro podremos estar salvando vidas o regalando una calidad de vida merecida por enfermos y familiares y haciendo trabajar a quien cobra por ello.

Todos hemos visto la facilidad con la que se moviliza el corazón de la gente cuando se muestran imágenes duras y crudas de una guerra, de un incidente con heridos y muertos, con sangre y sufrimiento, con dolor y tragedia. Pero casi nadie ha visto imágenes de un enfermo de SCA7. Claro, lo entiendo, son imágenes desagradables, de esas que mucha gente —que jamás lo reconocería— prefiere evitar mirar, aunque sea ofreciendo un donativo para *huir* de ellas. Además, si solo afectan a unos pocos ciudadanos, a quién le va a importar, ¿verdad?

Cuando el caso de mi familia ha salido en medios de comunicación, nos han invadido los mensajes de apoyo. Pero el efecto de ese tipo de mensajes solo dura lo que tardas en leerlos. Después desaparecen sin más. Se diría que la ayuda que prestan esos mensajes es más para la conciencia de quien los envía que para sus destinatarios. Las palabras feas hieren, pero las bonitas que acaban en el olvido, matan.

Ahora tengo un mensaje para ti: soy el próximo enfermo de SCA7, pero no soy un desconocido más que no te conmoverá si no lo ves en televisión a todas horas, soy tu padre, soy tu hija, soy tu hermana, soy tu pareja, soy tu mejor amigo... La SCA7 me ha cazado y me ha adelantado la fecha de caducidad. Pero antes vas a ver cómo me deterioro, cómo pierdo la visión, la motricidad fina, el control de mis movimientos, el control de mis esfínteres, la capacidad de hablar —y cómo este deterioro hace que, poco a poco, dejes de entender lo que intento decir y eso nos saca de nuestras casillas, a ti por no entenderme y a mí por no hacerme entender—, la capacidad para deglutir alimentos... Perderé todo, incluida la posibilidad más pequeña de una vida digna. Pero tú no vas a perderte nada, puesto que tienes un asiento en primera fila para ver y disfrutar el espectáculo de mi lenta, dolorosa y dramática muerte. Pero tenemos tiempo, no dejaré de verte de un día para otro, ya sabes cómo les fue con eso a mi tío Nano o a mi querida Ana Mari. Tampoco perderé el oído, podré seguir oyendo cómo huyen de mí todos menos tú, porque a ti te ha tocado cuidarme, ya sea porque no te queda más remedio o porque de verdad me quieres y lo harás hasta el final y con todas las consecuencias. Tendrás la oportunidad de cambiarme los pañales cuando todo lo que a ti te funciona a mí ya no me funcione. Tendrás la oportunidad de ver cómo me meten a un quirófano del que, con suerte, saldré igual o peor de lo que entré. Tendrás la ocasión de ver cómo alguien puede comer y *descomer* sin utilizar ninguno de los dos orificios con los que tú lo haces casi sin darte cuenta. Como tú no perderás el oído, podrás escuchar perfectamente mis lamentos, mis miedos, mis frustraciones. En un día bueno no te librarás de alguna mala contestación. En un día malo te caerá algún que otro insulto. Y si padeces de insomnio, no sufras, así podrás acompañar a mis fantasmas, esos que no me dejan dormir y que tampoco me explican por qué me ha pasado esto o cómo puede uno salir de este túnel que está cada vez más oscuro.

No te hagas ilusiones; esto no será rápido. Dispondrás de tiempo suficiente para ver a cámara lenta cada día de una eternidad en el infierno. Estaremos juntos hasta el final, hasta que la muerte me arranque de una bendita vez de un mundo que un día dejó de quererme, de los brazos de una sociedad que nunca prestó atención a los gritos desesperados que proferías ante micrófonos de medios de comunicación, ante la puerta de instituciones frías como tumbas, ante la puerta de empresas farmacéuticas frígidas e impasibles si no llevas bajo el brazo una tarta de la que puedan llevarse una buena ración.

Deseo de todo corazón que nadie más tenga que pasar por lo que hemos pasado en mi familia. Pero deseo aún con más fuerza que si alguien más tiene que pasarlo —y, créeme, así sucederá—, pueda sobrellevarlo mejor si la sociedad en la que nos creemos que vivimos, solidaria y compasiva, abrazara su causa y tomara de la mano al enfermo y a sus familiares. Un poco de ayuda podrá allanarles el duro camino que la vida les ha puesto por delante con esta macabra lotería cuyo premio gordo puede tocarle a cualquiera porque todo el mundo lleva un número en el sorteo, aunque crea que no es así.

La cura para esta enfermedad se acerca a pasos agigantados con cada voz que se hace eco de una historia como esta, con cada voz que reclama, para quienes sufren, una ayuda, una mano amiga en la que apoyarse para seguir adelante.

He organizado no pocos eventos y acciones de todo tipo para compartir con la sociedad lo que un enfermo de SCA7 puede llegar a sentir. Incluso he tenido audiencia y he conseguido cierta proyección entre esa audiencia, pero…, ahí quedó todo, como algo pasajero de lo que quizás alguien se haya formado en la cabeza la idea de que ya pasó el mal que aquejaba a aquel tipo simpático que hablaba del mal que corroía a su familia. No, no pasó, solo pasó la muerte, que se quedó a vivir entre nosotros, como uno más de la familia. ¿Ves ahora a qué me refiero? Si no seguimos haciendo ruido, todo el ruido que hemos hecho antes solo significará que ya pasó el drama, que ya se curó lo que fuera que nos aquejaba.

Estoy convencido de que, con tu ayuda, sumando tu voz a otras muchas que ya se levantan, conseguiremos atraer la mirada y el poder de quienes verdaderamente pueden hacer algo para que el infierno que es vivir en el universo de esta enfermedad llegue a su fin lo antes posible.

Muchas gracias por haber llegado hasta aquí. Sé que no habrá sido fácil en algunos momentos, y precisamente por eso te lo agradezco más todavía. A pesar de lo que pueda parecer, durante la narración de estas experiencias de mi vida he preferido ahorrarte los episodios más duros y sórdidos porque sé que tienes una buena imaginación y que, si lo deseas, podrás acercarte un poco siquiera a ellos con solo imaginarte en lo que para ti sea la peor de las pesadillas, y que para nosotros, para mi familia, ha sido nuestro día a día durante décadas.

Me gustaría que un día en tu vida fuese como cualquiera de los míos, solo un día, no quiero hacerte sufrir más, y que al día siguiente volvieras a la tuya, a tu vida normal. Tampoco serviría para que crecieras como ser humano, porque pronto olvidarías la experiencia, pero, posiblemente, comprenderías mucho mejor la vida que nos tocó vivir.

Gracias por acercarte a nuestro infierno.

Epílogo I

Cuánto nos queremos, hijo mío.

Ana Mari, madre de Nuko

Como si estuviera escrito desde antes de comenzar a escribir este libro y justo antes de terminarlo, ha llegado el capítulo que no podía faltar en este relato familiar.

Ya sabrás, y has podido comprobarlo una vez más en las páginas de este libro, que la muerte siempre está presente en nuestra vida, a veces, acelerada, a veces muy lenta para quien sufre más y más cada día y llega un momento en el que solo piensa en el fin, en el descanso.

Pero la muerte me ha demostrado que también estará presente en nuestra vida. El tiempo y una cantidad ingente de esfuerzo me han enseñado que hay cosas en la vida sobre las que las personas no tenemos capacidad de influencia alguna. La vida, al igual que la muerte, fluye por entre nosotros sin que seamos del todo conscientes de lo que eso supone, de cuánto y cómo eso nos afecta. Nos despertamos cada día y apenas si reparamos en que seguimos vivos, en que disponemos de un día más por delante para vivir.

El miércoles 10 de agosto de 2022, cuando ya me acerco al final de la creación de este libro, sucedió algo que me cambiará para siempre.

A eso de las ocho de la mañana, noté unos golpecitos en el hombro que me hicieron despertar. Los padres, y más aún los que todavía somos primerizos, desarrollamos un sistema, hasta entonces latente, que nos motiva a despertarnos ante cualquier pequeño cambio a nuestro alrededor. Cuando abrí un ojo, encontré a mi hija Zoe sentada a mi lado en la cama, ya que la cuna que nos ofrecieron en el hotel no estaba a la altura. Estaba mirándome y riéndose con sus ocho meses y dándome manotazos con sus diez dedos. Recuerdo que en esa semana Zoe consiguió comenzar a sentarse y mantenerse erguida por sí misma. Es, sin duda, el despertar más dulce y hermoso que un padre pueda soñar. Más aún si tenemos en cuenta que no suele dormir a mi lado.

El lunes anterior, Nuria, Zoe y yo habíamos comenzado unas minivacaciones. En ocasiones es bueno y muy necesario desconectar un poco del día a día. El destino: Suiza. La aglomeración de turistas en la zona hizo que nos pensáramos una visita a la ciudad italiana de Milán, de donde nos encontrábamos a menos de dos horas.

Cuando llegamos a Milán conecté el teléfono, ya que, en Suiza, al no formar parte de la UE solo funciona si activas el *roaming*. Había tenido un tiempo de desconexión suficiente, así que en Italia lo conecté porque nunca se sabe cuándo puede hacer falta estar conectado.

Fue conectarlo y comenzar a vibrar reiteradamente. No podía ser que solo en un par de horas —lo había conectado con la wifi del hotel antes de salir— tuviera tantos mensajes y llamadas. Había muchas llamadas de mi padre, otras cuantas de la residencia de mi madre, varias de un teléfono desconocido que resultó ser de Isa, la trabajadora social de la residencia de mi madre. Todo aquel torrente de comunicaciones formó en mi cabeza, antes incluso de abrir mensajes o de devolver llamadas, una idea terrible, profunda e insondable: «Mi madre ha muerto», le dije a Nuria.

Mi padre me lo confirmó solo un minuto después. Todas las lágrimas se me fueron detrás de mi madre sin que pudiera evitarlo. Ni mi padre ni yo podíamos mantener una conversación normal. Pero ¿qué era normal en ese momento y en esas circunstancias? Al finalizar la llamada, Nuria, Zoe y yo nos fundimos en un abrazo larguísimo y un mar de lágrimas en aquel *parking* de Milán. En cuanto respiré y mi mente comenzó a asimilar lo que había ocurrido, volví a llamar a mi padre para que peinasen a mi madre y le pintaran las uñas. Ella, aunque era ciega, se veía guapísima después de que la peinara su amiga Paqui. Solo las restricciones por COVID consiguieron despeinarla.

Mi padre, una de las personas más resistentes y contenidas que puedan existir y que en toda su vida habría llorado una vez y media, rompió a llorar mientras intentaba contarme cómo había sido la marcha de mi madre. Llegó a la residencia a las 11:00, como cada día. Al llegar le dijeron que mi madre se encontraba pachuchilla. No era algo habitual, pero tampoco suponía una sorpresa para mi padre, curtido ya en mil malas noticias y desaires con los que la vida lo ha tratado. Una hora después de su llegada a la residencia, mi madre dejaba de respirar mientras mi padre le sostenía la mano. Con el tiempo se verá como si mi madre hubiera estado haciendo esperar a la muerte hasta que llegara mi padre, el amor de su vida. No se me ocurre mejor forma de dejar este mundo que junto a quien te ha querido desde siempre y para siempre.

La noticia me descolocó la cabeza. Gracias a Nuria, que estaba más centrada, y a Zoe, que se portó como una campeona, pudimos volver al hotel en Suiza para recoger las maletas y retornar a Milán para embarcarnos hacia España en el primer vuelo que pudimos encontrar.

El domingo anterior, solo tres días antes, como de costumbre, había pasado la mañana con mi madre y, también como de costumbre, hablamos de muchas y variadas cosas. Su cabeza, como era habitual, funcionaba con la precisión de la juventud y con la experiencia de su edad. Dentro de su estado, se encontraba en buenas condiciones, nada me podía hacer sospechar que eso fuera a cambiar tan radicalmente en tan poco tiempo.

Cuando me despedí de ella, entre *te quieros* y una tonelada de besos, y me alejaba, me pidió que le diera otro beso. Nunca sabré si ella sabía o intuía ya algo de lo que iba a ocurrir.

Nos recogieron en el aeropuerto y nos llevaron directamente al tanatorio. Ya era de noche, la misma noche que se había plantado en mi corazón desde que recibí la noticia. Cuando llegué fui directo a abrazar a mi padre. Lloré con todo el desconsuelo de un niño huérfano que acaba de perder a su madre, pues así me hacía sentir la marcha de la mía, a quien tanto necesitaba en mi vida, a pesar de que, por su estado, alguien pudiera pensar justo lo contrario, que sería ella quien me necesitara más a mí. Nada de eso. Te aseguro que no.

Por fin entré en la sala donde me esperaba mi madre para que pudiera despedirme de ella. Me derrumbé. Tantas cosas se arremolinaban sobre mi cabeza que me sentí confuso, paralizado. Tantos años juntos, tanta complicidad entre nosotros y, sobre todo, tanto amor… Como despedida le entregué todas las lágrimas que fui capaz de reunir.

Poco después entró mi padre, quiso dejarme esos minutos a solas antes de reunirse conmigo y abrazarme de nuevo. Aquella estampa quedará en mí de por vida, los dos abrazados, derrumbados, llorando y mirando a nuestro amor tras aquel cristal que nos separaba de ella. Entre lloros e hipidos, le dije a mi padre que había sido un marido excepcional, ejemplar, inigualable. Él alcanzó a decirme que mi comportamiento como hijo fue intachable. Nunca olvidaré aquellos minutos y estoy seguro de que él tampoco lo hará.

En la misma sala, más tarde, mirando a mi madre y con la compañía de no menos de quince amigos cercanos, mi padre y yo contamos algunas de las anécdotas que mejor podrían definir a mi madre y su forma de ver y de vivir la vida. No me sorprende que en ocasiones habláramos de ella entre sonrisas, seguramente tiernas y de agradecimiento, porque en cada asunto en el que ella intervenía siempre conseguía darnos una lección de vida.

Mi padre se retiró a descansar y, poco a poco, la sala se fue vaciando. Agradecí la situación porque estaba loco por quedarme con ella a solas para tener una última charla de esas tan bonitas que habíamos mantenido en los últimos años.

Allí, a solas con ella, me quedé mirándola durante no sé cuánto tiempo. No hacían falta palabras, ese tipo de conversaciones no se dan con palabras, a ese nivel solo pueden hablar los corazones. Pero, aun así, quise decir en voz alta lo que a ella le gustaba decir como despedida de mis visitas y que ya no podía: «¡Cuánto nos queremos, mamá!».

Si ya tenía claro la falta que me hacía mi madre, en aquel momento fui consciente con absoluta claridad de cuánto la necesitaba en mi vida. Había sido y era, y debía seguir siendo, mi pilar, mi apoyo, la persona que siempre me defendía porque creía en mí y tenía fe ciega en todo lo que me proponía. ¿¡Cómo iba yo a fallar teniendo semejante apoyo!? Ella siempre me animaba a luchar por aquello que un día ideara y no mucho después convertía en una realidad. Recuerdo sus palabras como si me las hubiera dicho una última vez desde el féretro: «Hijo, tú, ni caso, lo haces fenomenal. Sigue dando voz a esta maldita enfermedad, la gente tiene que saber por lo que estamos pasando. Da gusto contigo, eres irrepetible».

No podré volver a oírlas de su boca, pero las tengo grabadas en la memoria de manera tal que puedo repetirlas en mi mente con su voz. Y cuando esa memoria flaquee y no sea capaz de reproducir fielmente la esencia de mi madre, miraré los vídeos que con frecuencia grababa durante mis visitas a la residencia.

Yo también me retiré a descansar ya de madrugada. Como era de esperar, cuando quise volver al día siguiente, mi padre ya estaba allí. Después llegó mi hermano Sergio, a quien abracé con todas mis fuerzas.

También vi acompañar a mi madre en su último viaje a personas a las que no veíamos desde hacía mucho tiempo, personas que habían empezado a desdibujarse en nuestra memoria. Y es que este tipo de acontecimientos en el ámbito de una familia y de los amigos más cercanos mueven a la acción a personas que creías casi desaparecidas. Se hacen visibles dolores y aflicciones que no creías posibles en personas que llevaban años sin ver a la persona que acaba de marcharse.

Como pude, guardé la compostura, incluso delante de personas a quien mi madre no querría ver ni en pintura. Saludé con educación y guardándome para mí los epítetos que más se merecían todas aquellas personas que habían ido al tanatorio más que para ver a la difunta, para que los vieran allí despidiéndola como si realmente les hubiera importado tanto como querían hacer ver.

Mientras, completamente absorto, observaba a mi madre tras el cristal para despedirme de ella una y otra vez, me pareció escuchar a mi hermano mayor, Ángel, de quien ya te he hablado un poco hace algunas páginas. En ese momento, las circunstancias se impusieron a la fría relación que mantenemos desde hace años, y nos fundimos en un abrazo que no compensó todo el tiempo en que nuestra relación estuvo deteriorada.

Poco después, llegó mi hermana Noe. Debido a lo que la enfermedad ha hecho con ella y a mi empeño, a veces excesivo e invasivo, por facilitarles la vida a los enfermos de SCA7, mi hermana y yo habíamos tenido diferencias en los últimos tiempos. Me ha costado mucho tiempo y no pocos disgustos comprender que, aunque te pelees con toda el alma por alguien o por su bienestar, eso no quiere decir que estés haciendo lo correcto ni mucho menos que estés haciendo lo que la persona a quien quieres ayudar quiere que hagas.

Una vez más, las circunstancias se impusieron a nuestras diferencias y Noe y yo nos unimos en un abrazo interminable bordado con sonoros besos. Me incliné sobre ella, sentada en su silla de ruedas. Las lágrimas de ambos chocaban sobre sus mallas de color fucsia donde se apreciaban esos luceros tan bonitos que daban forma a un corazón como símbolo de unión.

El cura que oficiaría el responso nos sacó de esa nube de amor fraternal en la que nos habíamos sumergido mi hermana y yo. Ante mi resistencia a perder de vista a mi madre, el cura me dijo que después del oficio, que se celebraría en la misma iglesia del tanatorio, tendría oportunidad de despedirme de ella como deseara.

Escuché el responso con mi hija abrazada, como un último regalo para mi madre, para que iniciara su viaje con su eterna sonrisa. Solo mi madre sabe cuán débil soy sin su apoyo, por muy diferente que parezca para quien no me conoce tan bien como ella.

Mientras el cura hablaba y hablaba pude sentir cómo la abuela pasaba el testigo a su nieta Zoe. Me dejaba en buenas manos, podía seguir su camino tranquila y en paz. Yo le daré todos los abrazos que a ella le hubiera gustado poder darle; además, me dejaré cuidar por ella como mi madre hubiera querido hacer.

Al finalizar la misa, mi padre y yo quisimos despedirnos una vez más de mi madre, queríamos sentir su tacto una vez más. Mi padre se lanzó a abrazarla. Ningún abrazo puede resumir el amor inmenso del mejor marido del mundo. Noe, debido a su movilidad restringida, me pidió en la sala que diera un beso a mi madre de su parte. La iglesia quedó vacía, a excepción de los trabajadores de la funeraria, mi padre, mi hermana, la persona que la ayudaba y yo. En voz alta y llorando le dije a mi madre que ese beso era de parte de Noe y después yo me la comí a besos y le dije cuánto la quería.

Recorrí el camino desde el tanatorio hasta el cementerio en mi coche. Lo hice solo porque era como quería estar en aquel momento, y escuchando una canción que un día mi madre me dijo que le parecía bonita y siempre que la escuchaba me recordaba a ella. Sabía que le hubiera gustado. Se trataba de la canción *It must be love* de la banda británica Madness.

Pero nada de lo que había hecho hasta ese momento y nada de lo que había pensado que pasaría puede preparar a una persona para despedir a un ser querido tan próximo, tan íntimo como una madre. Por muy previsora o por muy racional que sea una persona y su forma de ver las cosas, uno nunca está preparado lo suficiente para afrontar una despedida de ese calibre.

En ese momento yo tenía dos misiones que cumplir; una de ellas aplazada desde el 21 de agosto de 2004. Cuando enterramos a mi hermana Ana Mari quise lanzar unas zapatillas de *ballet* para que, allá donde fuera, siguiese practicando ese bello arte, pero no me atreví a hacerlo en su día. La otra consistía en lanzar al aire algo para que mi madre, en su nueva vida, siguiera siendo ella, siguiera expresándose como a ella le gustaba. Y así lo hice.

Pedí a mi amigo Raúl que me consiguiera urgentemente unas zapatillas de *ballet*. Cuando las tuve en mis manos las junté con el pincel que había llevado para mi madre. Lancé ambas cosas al aire antes de que la tierra cayera sobre ellas. De ese modo, mi hermana podrá danzar mientras mi madre pinta un cuadro más. Las dos Ana Maris volverían a estar juntas y pensar en que las dos estarían sonriendo me daba mucha paz.

Tal y como ya hiciera en el entierro de mi hermana, fui a casa, me cambié el pantalón por uno corto y volví al cementerio: quería tener una última conversación con ellas. Sí, esta vez sería en plural. No hubo palabras, no hacían falta. Lo que mi madre y yo teníamos que decirnos ya nos lo dijimos en vida. No quedó ningún secreto por desvelar, ninguna verdad por sacar a relucir, ningún sentimiento oculto o peligroso, ninguna duda por aclarar. Nada. Todo quedó dicho, todo quedó demostrado, y si faltó algo tan solo sería una pequeña eternidad para seguir repitiéndonos cuánto nos queremos.

Ella me enseñó cómo ser la mejor madre del mundo y yo intentaré humildemente ser el mejor padre del mundo. Intentaré estar a su altura.

Te agradezco el tiempo que has dedicado a leer estas páginas que mi madre ya no podrá escuchar y a conocer algo más sobre nosotros y esta maldita enfermedad.

Epílogo II

He convivido con mi futuro
y no quiero eso para mí.

Noe, hermana de Nuko

Si, como yo, creías que este libro ya se había terminado, resulta que la vida tenía otros planes para mi familia.

Cuando todo estaba preparado para que este libro que tienes delante iniciara su camino a la imprenta, sucedió algo que cambió todos los planes, algo que, si hubiera sido un terremoto, habría sacudido los cimientos de todos los países del planeta.

Después de unos días enfadados porque había sido diana de sus iras, recibí una llamada de mi hermana Noe. Quería verme. Me extrañó y, al mismo tiempo, no me extrañó. Los dos hemos sido siempre bastante tozudos, y en ese momento no supe discernir quién de los dos lo era más, pero el caso es que no atendí la llamada. ¿No estarías pensando que yo iba a tener una reacción madura? No. Siempre que ha necesitado algo, he salido corriendo para ayudarla en lo que fuera, pero ese día, al parecer, estaba un poco saturado de discutir con ella.

Tardé aún algunos días en encontrarme con Noe, y lo hice gracias a la intervención de Mario, su expareja, una víctima colateral más de esta enfermedad de destrucción masiva que es la SCA7.

Mario me llamó y me dijo que Noe quería contarme *unas cosillas*. La forma en la que hablaba me dio mucho que pensar. Con el estómago del revés, llamé corriendo a Mario para que me explicara algo más. Aunque no lo hizo con absoluta claridad —tampoco hizo falta—, mi cuerpo reaccionó inmediatamente. Eché de menos que mi estómago estuviera del revés, porque desde ese momento sentí que ya no tenía ni estómago: un poderoso vacío me dejó sin fuerzas y desordenó todos mis pensamientos. Levantó la alfombra debajo de la que, con tanto esfuerzo, había conseguido barrer los peores momentos de mi vida y los puso todos delante de mis ojos como si los estuviera viendo y viviendo de nuevo en ese preciso instante.

Finalmente, se produjo el encuentro.

—¡Rubita!

Así es como empecé a llamarla cuando comenzó a perder la vista. Ella disimulaba diciendo que veía bien, pero yo ya me daba cuenta de que todo se le empezaba a nublar. Cada vez que me acercaba la llamaba así, porque nadie lo hacía de esa manera y así le resultaba más fácil reconocerme sin recurrir a disimular su creciente problema con la vista.

Nos fundimos en un abrazo infinito que estuvo lleno de lágrimas, besos y caricias. Ninguna palabra podía mejorar el momento, así que guardamos silencio.

Después de no sabría decir cuánto tiempo, nos separamos un poco, pero sin soltarnos la mano. El cuidador nos regaló un poco más de intimidad y nos dejó solos a Mario y a mí con Noe. Unos minutos más tarde, fue Mario quien se marchó y Noe y yo nos quedamos a solas: teníamos que hablar.

Me podían los nervios por la espera de escuchar lo que Noe tenía que decirme, pero, al mismo tiempo, porque veía que ese momento, quisiera o no, llegaría de inmediato. Me moría de ganas por escuchar a mi hermana, pero me moriría de verdad si se confirmaba lo que tanto sospechaba que iba a decirme.

Noe dejó pasar aún un tiempo que se me hizo eterno, en un silencio que se me hizo perturbador, pero al fin comenzó a hablar. No sabía cómo decírmelo, pero estaba deseosa de sacárselo de dentro como quien quiere sacarse a toda costa una aguja que se hubiera clavado en mal sitio. Ella no sabía cómo decírmelo. Cuando lo hizo, yo no sabía cómo encajarlo. Mis sentidos reaccionaron en desbandada, cada uno quería huir de ese momento en direcciones muy distintas. Después de unos segundos paralizado, solo pude hacer dos cosas: llorar como si fuera la primera vez que lo hacía y abrazarme a ella como si fuera la última vez que iba a hacerlo.

Qué fuerte me creía. Y qué sabio. Pensaba que ya lo había vivido todo, al menos todo lo peor, todo lo malo que la vida me tenía reservado como una especie de cuenta que no hubiera pagado durante varias vidas y que, de repente, quería cobrarse en una sola vida. Creía yo que conocía el futuro de cada uno de mis enfermos..., pero no podía estar más equivocado.

Si lo que has leído hasta aquí te ha parecido, de alguna forma, posible o asumible, también tú estabas equivocado. La vida nos estaba guardando un nuevo episodio para poner a prueba una vez más la resistencia de nuestros corazones.

Por si todavía no has puesto en tu imaginación palabras a lo que Noe me dijo, ya te lo digo yo. Noe había sido tan valiente de echarle un pulso a la maldita enfermedad y vencerla por la vía más infalible, una vía inapelable y definitiva. Ya no podía soportar por más tiempo la maldita vida que le había tocado en un sorteo en el que ni siquiera había querido participar. No quería vivir más, no quería seguir infraviviendo. Solo deseaba poner punto final a una situación que se alargaba ya por demasiado tiempo. Solo quería cerrar los ojos y descansar para siempre, iniciar su último viaje.

Esta es la breve crónica de un viaje anunciado.

El viaje de Noe

El viaje de Noe no comenzaba en ese momento, sino mucho antes, casi veinte años antes cuando se enteró por mi padre de que padecía la enfermedad. Desde entonces, la SCA7 fue tomando el mando de los sentidos y hasta de las palabras de mi hermana, como ya sucediera con el tío Nano, convertido el pobre en un manojo de impotencia que lo hacía parecer lo que no era.

Si Noe no pudo controlar cuándo comenzaba su relación con la enfermedad, sí que pudo controlar cuándo debía terminar y le pondría fin con un viaje infinito, solo con billete de ida. Un viaje cuyo destino era la memoria y el recuerdo de todos los que la quisimos cuanto se puede querer a una persona valiente y luchadora: todo, siempre.

Noe puso el 16 de marzo de 2023 en ese billete de ida. Eligió esa fecha para dejar pasar las fechas de su cumpleaños (44) y el de mi padre, ambos en marzo, los días 6 y 1.

Desde que tomó la decisión, unos tres meses antes, se transformó en otra persona o, más bien, en la persona que siempre había sido. ¿Magia? Tal vez, pero lo único que hizo fue quitarse de la espalda la mochila más grande que uno pueda llevar, la de saber que la muerte tiene prisa con uno, que se lo quiere llevar ya de aquí como sea. Cuando puso fecha a su viaje, en realidad, le estaba poniendo la fecha de caducidad a la enfermedad que se la había puesto a ella. Ese día, el 16 de marzo, mi hermana Noe mataría a la enfermedad mortal.

Su decisión no ha sido la más comprendida de la historia. Pero eso puede deberse a que su enfermedad es una de las más desconocidas e incomprendidas de la historia. Quien no lo ha tenido cerca no puede entenderlo. Imagínate, si es casi imposible de entender para quienes sí hemos tenido la desgracia de convivir con la maldita enfermedad, como para pretender que lo entiendan las personas que no han tenido la desgracia de ver de cerca sus efectos.

En esos tres meses, Noe recibió muy pocas visitas. Algunas esperadas, muy esperadas, otras inesperadas y hasta alguna que otra que no llegaba nunca y ya, a última hora, ni se esperaban ni se deseaban. Hay gente para todo, sí. Cada uno que entienda sus actos, sus miedos y su capacidad de mirar a la vida y a la muerte cara a cara. Que cada uno cargue con su mochila.

Pero, sea como fuere, la sucesión de visitas despertó en Noe dudas más que razonables sobre el paso que iba a dar. ¿Iniciaría su viaje ahora que la vida le concedía lo que tanto pidió y deseó durante los últimos años: compañía?

No era para menos, ¿es que no era posible que su vida se pareciera más a esos días, con la visita de amigos llegados de todas partes, que a la silente oscuridad a la que la enfermedad la sometía a diario? Noe pasó mucho tiempo —demasiado, siempre es demasiado— prácticamente en soledad. Únicamente unos pocos familiares, los más cercanos, estábamos en su vida, pero fue dar a conocer su intención de vencer a la enfermedad matándola y reaparecieron en su vida personas que, por distintas circunstancias, hacía tiempo que no coincidían con ella. Cosas así hacen que uno se pregunte qué tiene la muerte que no tenga una enfermedad mortal y terrorífica como la SCA7.

Ese primer fin de semana después de dar a conocer sus intenciones estuvo lleno de emociones para Noe, pero en contra de lo que pudiera haber imaginado en un principio, comprobé que estaba más hundida y rota de lo que solía estar. Sabía que necesitaba hablar con quien mejor la comprendiera. Y hablamos, hablamos mucho. Todos expusimos las alternativas que la vida le ofrecía a su decisión. Como es lógico, no quería ninguna de esas, ninguna de esas alternativas le parecía un hogar en el que pasar su futuro. Todas y cada una le ofrecían condiciones de vida que no deseaba, que ya conocía a través de nuestra querida Ana Mari y de ninguna manera deseaba vivir en primera persona. Como decía Noe: «Yo quiero vivir, no sobrevivir».

A pesar de que, por desgracia, conocía bien la enfermedad y todos los males que puede poner en el camino de los afectados y de sus familiares, la situación en que Noe se había colocado frente a la vida y a la muerte, la situación en la que esa decisión nos había colocado a los demás era completamente nueva y aterradora. ¿Era posible que la enfermedad aún guardara para nosotros nuevos e interminables sufrimientos? Por lo que ya conoces de esta enfermedad a través de mi testimonio, no debería sorprenderte el nivel de crueldad que puede alcanzar la condenada SCA7.

Intenté sentirme en su cuerpo, en su mente, encerrarme en sus limitaciones físicas. Me resultó insoportable siquiera pensarlo, aunque yo ya lo había hecho millones de veces. No soportaría ni un minuto dejar de ver el rostro de mis seres queridos. Dejar de verlos, dejar de ver el día nacer, dejar de ver la lluvia caer, dejar de ver sonreír a mi hija… Y, como ya sabes, dejar de ver es solo una de las terribles consecuencias de la enfermedad. ¡Cuánto comprendía a Noe!

Noe, poco a poco, el mundo se fue cerrando para ti; lentamente te dejaba fuera de lo que los demás sí podíamos vivir y disfrutar. Te quitaba la capacidad de ver, luego la de caminar —aunque fuera torpemente— y, más tarde, la de mantenerte en pie, después la de levantarte por ti misma, la de moverte sin la ayuda de otra persona, la de comer por ti misma sin atragantarte, la de llevarte a la boca un vaso de agua, la de ir al baño sola y en intimidad, la de mantenerte erguida sentada en el sofá sin caerte hacia un lado, la de descolgar el teléfono y llamar a una amiga… Te impidió conducir ese bonito coche que te compraste y que se iba llenando de polvo en el garaje. Te borró de la mente el sueño de tener una pareja y formar una familia. Te dijeron que la rehabilitación frenaría el proceso de tu enfermedad y no paraste de hacer ejercicio, lo hacías con los terapeutas, pero también sola en tu casa, hasta convertiste una habitación en gimnasio, y en verano, en la piscina. ¿Qué te quedaba? Te quedaba la lucidez de una mente sana que puede pensar, que, de hecho, tiene todo el tiempo del mundo para pensar. Un tiempo que siempre resulta insuficiente para un enfermo de SCA7 para comprender y asimilar su situación. Sabías, además, que en poco tiempo ya no podrías hablar... Imposible, esa es una vida imposible, nadie querría eso. Te comprendía, Noe. Comprendía tu decisión, tu valiente decisión. No sabes cuánto te comprendía en aquellos días. Solo había una cosa más grande que mi comprensión de tu decisión: mi amor por ti.

No podía imaginar lo que podía pasar por tu cabeza, ni mucho menos lo que podía estar pasando en esos difíciles días por tu corazón. Eso no está al alcance de nadie que no esté en la misma situación en que estabas tú. Ni siquiera para quienes hemos tenido que vivir situaciones parecidas en la carne de otros seres queridos que ya nos dejaron.

Con lo que a ti te gustaba viajar y conocer mundo... Llegaste a conocer Escocia, Brasil, EE. UU., Jamaica, República Dominicana, Bélgica, Francia, Italia..., y tu mundo se vio reducido en poco tiempo a tu casa, una casa que siempre te pareció diminuta y que ya solo te parecía gigante, inmensa, inabarcable, como lo es todo para quien no puede moverse ni valerse por sí mismo. Hasta saltaste en paracaídas desde cuatro mil metros de altura y sin miedo, y años después la enfermedad te postró en una silla que solo está a medio metro del suelo desde la que te da miedo caer. De verdad que no me lo puedo imaginar por mucho que lo intente.

El pasado te abandonó, incluso voló ya de tus fotografías porque no puedes mirarlas para encontrarte ahí con la Noe del pasado. Y tu presente..., tu presente era siempre un poco mejor que tu futuro. ¡Cómo te comprendo, Noe!

Pero después de hablar de ello, esa extraordinaria fortaleza con la que naciste hizo resurgir ese humor ácido que siempre te mantuvo a flote. Recuerdo que volvía a tu mente la idea de que la enfermedad es la que más te quiere… porque nunca te abandona, porque permanece a tu lado las 24 h del día. La que más odiabas es la que nunca te dejaba sola. Pero estabas dispuesta a vencerla de una vez para siempre. ¿Quién iba a poder más, ella o tú? Tú, querida Noe, tú, sin duda.

Solo faltaba un poco más de un mes para la fecha que había elegido Noe y el tiempo se estiraba cruel y a la vez dulcemente. Cruel porque se acercaba ese día en el que Noe iniciaría su último viaje. Dulce porque cada día, cada hora, cada minuto con ella era un regalo que la vida me hacía. Noe había cambiado radicalmente porque con su decisión se deshizo de la pesadísima mochila en la que arrastraba la enfermedad. Una vez que supo con certeza que iniciaría el viaje en el que acabaría para siempre con la enfermedad, escapó de su vil influjo. Ya ninguna restricción o incapacidad tenía importancia para ella, solo importaba la vida, solo importaban las personas, los amigos, las risas…

Desde que unos meses atrás mi hermana salió del CAMF, nadie de Bienestar Social o de Trabajos Sociales contactó con ella o con alguno de sus familiares para interesarse por su situación. Por supuesto, tampoco tuvimos noticia de ningún tipo de ayuda del Ayuntamiento en forma de cuidador, por ejemplo. Aunque, como es obvio y nos confirmaron una vez más en la última reunión que mantuve con ellos, a mi hermana le correspondía la asistencia de un trabajador social. Solo puedo decir que daba la sensación de que entre unos y otros se lo estaban poniendo fácil para tomar la decisión que tomó.

Desde que Noe nos hizo saber su intención he procurado visitarla todos los días. Supongo que quería llevarme conmigo algo de su sufrimiento, como si intentara descargarla del increíble peso que debía estar acarreando.

Pero un mes después de dar a conocer su plan, aún no había recibido la visita, ni la más breve de todas, de todos los amigos y familiares que, de una manera u otra, se lo debían, aunque solo fuera porque ya conocían la decisión de Noe. Qué menos que un abrazo y unos minutos con ella. Las desgracias siempre dejan en cueros a las miserias del ser humano.

A esas alturas ya ni siquiera me sorprendía que muchos de los que se decían amigos de Noe llevaran un mes buscando excusas para no visitarla ni siquiera en las circunstancias en las que se encontraba. No me sorprendía, pero me enfadaba, claro. Busqué, pero no encontré palabras con las que definir un comportamiento como ese, de todo menos humano. En esos momentos, a falta de un mes para el último viaje de Noe, ya veía con claridad que todas esas excusas se desvanecerían cuando llegara el funeral. Estaba seguro de que todos acudirían para que, al menos, se los viera en público preocupados por la pérdida de una *amiga querida*. No me equivoqué. Cuánto me jode acertar en estas cosas…

Aunque la vida continuaba, a mí, de nuevo, se me había parado el reloj de vivir. Tal vez solo intentaba comprender y asimilar su decisión o lo que eso implicaba. El vacío que nos dejaría.

Qué iluso era cuando pensaba que la vida ya me había atizado todo lo que tenía que atizarme. Qué preparado me creía para afrontar cualquier cosa después de lo que había tenido que vivir en el pasado. La vida nunca deja de sorprenderme, generalmente, para mal, para mucho peor. Qué pocas ganas de vivir le quedan a uno en momentos así.

Noe me pidió que transmitiera la noticia a mi padre. Uno jamás está preparado para dar una noticia así y tampoco conoce el método para hacer que ese mensaje sea lo menos hiriente posible. Mi padre quedó en *shock*, descolocado, de la misma manera que me quedé yo al conocer la noticia.

Solo faltaba un mes para la fecha y yo ya llevaba casi otro mes escondiéndome de mis amigos. No tenía licencia para hablar de ello. Yo necesitaba hablar de ello, pero no quería cometer ningún fallo que perturbara la maravillosa cercanía que mantenía con Noe. Si ella no me decía que podía hablar de ello, yo tampoco le pedía permiso para hacerlo. A esa situación contribuía el tradicional y angustiante miedo cerval de la familia a airear las penas. ¿Por qué no podíamos hablar con la gente, por qué la gente no podía saber que Noe había tomado la decisión más valiente que he visto nunca? Según esa lamentable tradición familiar, todo debía quedar en casa. Pero nadie se tomó nunca el tiempo para calcular que tanto mal repartido entre muy pocos hacía que tocáramos a mucho mal y mucho sufrimiento por cabeza.

Pero llegó un momento en que ya no pude más y me salté la norma familiar de no dar a conocer lo que estábamos pasando. Tenía que contárselo a alguien. Era eso o reventar. Y lo conté. Se lo conté a Bea, una compañera del instituto en el que doy clases. La casualidad quiso que me encontrara llorando en la biblioteca y no pude reprimir más el dolor. Hablé.

Ella es de Toledo y no tenemos amigos en común, eso facilitó que me abriera con ella. Fue más fácil todavía gracias a su reacción. Ella sí que estuvo a la altura, me dijo: «Ojalá contagiases tu rebeldía a todos los enfermos y familiares de SCA7 que siguen encerrados en su silencio».

Sus palabras hicieron que volvieran a mi mente todas aquellas ocasiones en las que viví momentos tan duros como los que estaba viviendo en aquellos días. Entonces intentaba ahogar los problemas en cerveza, con la compañía de Jul y en silencio. Un silencio espeso que también me ahogaba a mí. Pero esta no era la misma situación que entonces, ya podía hablar con los demás de los males de mi familia y, además, Zoe llegó a mi vida para poner un poco de orden, hacerme levantar la cabeza y mirar al futuro de otro modo.

No te voy a mentir, Nuria quiso distraerme de todos los males que se acumulaban en mi cabeza y organizó una comida en casa con amigos. No pude aguantarme y conté a una de las invitadas ese secreto que me destrozaba por dentro. Necesitaba apoyo y comprensión. Tardó dieciséis días en enviarme un wasap para preguntarme cómo me encontraba. Otra nueva maldita lección, supe que me habría ido mejor si me hubiese callado.

16 de febrero de 2023

«Me agrada mucho que vengas y estés a mi lado. Además, sé que dejas de hacer muchas cosas importantes por pasar tiempo conmigo, sobre todo, dejas de pasar tiempo con Zoe».

Después de decirme esas cosas, Noe me pide que busque un sobre en un cajón de su baño. En su interior debe haber dinero, hoy todavía no lo sé. Me pide que llevemos a Zoe a Escocia.

17 de febrero de 2023

Hoy he tenido una señal sobre la paternidad y mi cumplimiento como padre. Mientras bañaba a mi pequeña Zoe, se ha escurrido y se ha golpeado en la boca con el borde de la bañera. De inmediato ha comenzado a sangrar y a llorar. La he recostado sobre mi hombro y he llorado también.

Sangre y diente roto. Y llanto. Recuerdo con nitidez aquella confesión de mi madre, que aseguraba que lloró cuando de pequeño me caí y me rompí un diente. Verme ahora como ella, en una situación tan parecida, me hace verme como ella, parecerme a ella. Eso me reconforta, porque es señal de que estoy siendo un buen padre. No podría describir lo que he sentido, solo que ha sido terrible, angustioso. Verte responsable y sin respaldo…, supongo que ser padre es justo eso, que detrás de ti no haya nadie que responda de lo que haces y de lo que no, y, al mismo tiempo, responder ante los demás.

No puedo imaginarme lo que mis padres tuvieron que soportar al ver tanto dolor en sus hijos. Lo que ha pasado hoy en el baño de Zoe me ha renovado los ánimos para hablar de nuevo con mi padre. Es necesario que comprenda y acepte la decisión de Noe. Cada vez que hablamos del tema, el combate no dura más de quince minutos, simplemente no aguanta hablar de ello por más tiempo. Sé que con otras personas encuentra mayor desahogo y no se lo reprocho.

Noe vuelve a sugerirme títulos para este libro: *Vivencias de una familia maltratada*, *Sentimientos y pensamientos al desnudo*, *Vivencias muy jodidas para mi familia*... Siempre suele utilizar la palabra *vivencia*.

19 de febrero

Todos los empeños de Noe por recibir en su último mes la visita de personas con las que ha tenido más o menos contacto a lo largo de su vida resultan infructuosos. Me pide que envíe wasaps a su grupo de conocidos, pero nadie va a visitarla, solo vamos los que vamos siempre.

Me viene a la mente una conversación con mi abuela cuando yo solo era un chaval: «Ay, Nukillo, ojalá que el resto de tu vida fuera tan bonita como lo que me cuentas ahora, pero todos esos amigos de los que me hablas algún día te decepcionarán. Solo deseo que no te hagan daño, porque tienes un corazón muy sensible y grande. Protégete, amor mío». En aquel momento no lo entendí muy bien, pero la vida no deja de ofrecerme ocasiones para entenderlo y, además, sufrirlo aunque sea indirectamente.

Me sorprende, me indigna, me duele que habiendo tantos centros de atención para toxicómanos, alcohólicos, sintecho; casas de acogida, cárceles con dotaciones especiales..., no haya lugares para tratar como a seres humanos a los enfermos de SCA7.

Noe me pide que dé recuerdos a Nuria y a Zoe, aunque pone cara de pena cuando me dice que la pequeña no se va a enterar. Me pide que la grabe para que Zoe escuche y vea su mensaje en el futuro. Me pregunta por mi estado anímico e intento camuflarlo para no darle más preocupaciones, pero no es tonta y me dice que me nota que no estoy bien.

Cuando llego a casa después de salir de la suya, ya de noche, recibo un mensaje de audio de Noe desde el móvil de su cuidador que dice: «Chati, que te animes. Me joroba verte así. Te quiero mucho. Todo va a ir bien, ¿vale? Que estés bien».

24 de febrero

Noe me dijo uno de estos días que estaba convencida de que la reuniría con cualquiera de los dos componentes del grupo musical Pereza. Lo intenté con todos los argumentos que tenía en mi poder. Logré llegar hasta ellos, pero ellos no quisieron llegar hasta nosotros.

El día 19 conseguí el teléfono de la pareja de Rubén, uno de los integrantes de la banda. Se mostró muy atenta, comprensiva y empática. Me dijo que lo hablaría con él para ver la posibilidad de visitar a Noe. La bonita charla telefónica que tuve con ella me dejó una sensación de victoria: por fin lograría que mi hermana disfrutara de uno de sus ídolos en persona.

Estuve días esperando la llamada de vuelta para confirmar cuándo sería la visita. Me ocuparía de todos los detalles, me volcaría en ello. Pero la llamada nunca llegó. Pienso que debió bloquearme en el teléfono, nunca volví a ver un doble tic azul en WhatsApp y hasta desapareció para mí su foto de perfil. Aun así, hice un último intento, en lugar de enviar un nuevo mensaje, llamé directamente. Nada.

Quizás se los considere grandes músicos, pero veo muy difícil que los consideren buenas personas.

Qué iluso he sido de pensar que tendría suerte y conseguiría que sus ídolos la visitaran. Pero si ni siquiera la visitan sus amigos… Nunca deja de sorprenderme el ser humano, nunca aprenderé.

Como medida de consuelo, accedí finalmente a algo que Noe me había pedido en varias ocasiones, pero que yo había desatendido porque esperaba ofrecerle algo mejor. La medida consistía en llevarla a la Alameda de Osuna, cuna de esta banda, para hacerse unas fotos junto a un cartel en el que figurase el nombre de aquel barrio. Hicimos ese pequeño viaje con Sara, de Santander, gran amiga de Noe y con los mismos gustos musicales. Se unieron a nosotros Nuria y Zoe. Quería que mi hija tuviera una excursión con su tía. Después llevamos a Noe al campo de su Atlético.

No he escuchado mucha música de Pereza, y no creo que eso vaya a cambiar, por lo que desconozco si las letras de sus canciones hablan de sentimientos, de amor, de dolor… Si es así, no me explico de dónde sacan las letras, supongo que las tomarán de alguna película o algo parecido, porque veo muy difícil que les salgan del corazón.

25 de febrero

Cuánto daño ha sufrido mi familia por culpa de las instituciones. Cuánto mequetrefe gestionando organismos que, se supone, están pensados para ayudar al ciudadano cuando lo necesita.

Al final, hemos dejado de acudir a las instituciones por dignidad y por salud mental. Incluso cuando Noe salió del CAMF ya no solicitamos la atención de un trabajador social, ¿para qué?

El CAMF es un centro estatal que no tiene en cuenta las circunstancias personales del paciente a la hora de asignar las plazas en los centros. Aunque nunca lo confirmaron por escrito, por los medios de comunicación nos enteramos de que a mi hermana le ofrecían la posibilidad de tener una plaza en un centro, sí, pero tendría que ser en Extremadura o en Córdoba. ¿Por qué no tienen en cuenta que su familia, sus amistades y la gente que la quiere y la cuida está en Guadalajara? ¿Por qué para sus empleados sí toma en cuenta que estén cerca del centro donde van a trabajar?

Hay días en que me siento muy identificado con aquellas épocas de mi vida en las que me quedaba paralizado esperando a que ocurriera algo que nunca quieres que pase, pero que sabes que, tarde o temprano, llegará.

Hace muchos años que mi familia debió ser declarada zona catastrófica y la Administración debió actuar en consecuencia. Pero aquí estamos...

27 de febrero

Sigo tirando por tierra mi relación con mis amistades. Se me acaban las excusas para no verlos y... tener que hablar de la situación. La mordaza familiar es fuerte y supone un grandísimo esfuerzo quitársela y hablar libremente. Me pasó lo mismo en su día durante el padecimiento de Ana Mari.

Solo necesito evadirme por un rato de lo que está pasando, de lo que va a pasar. Necesito salir a correr o a jugar al pádel con personas que no hacen preguntas. Llego, juego y me vuelvo a casa. Esas son mis vías de escape. Me temo que ha vuelto la versión más fea de Nuko, esa que Zoe desalojó de mi vida cuando nació.

Hoy noto a Noe derrumbada, no tiene ganas de hablar, quiere quedarse sola y que apaguemos todas las luces.

Noe, no puedo dejar de pensar en tus palabras: «He convivido con mi futuro y no lo quiero para mí». Sé cuánto sufriste durante la enfermedad de Ana Mari. No me extraña. Así que, cómo no voy a comprender tu decisión, cómo no voy a apoyarte si yo mismo te pedí hace más de veinte años que hicieras por mí lo que me pides ahora que haga por ti...

Además, si hasta el nacimiento de Zoe yo tampoco tenía ganas de seguir en este mundo, y eso que la enfermedad no se fijó en mí.

1 de marzo

Es el cumpleaños de mi padre. Aunque este año lo necesitaba más que nunca, tampoco esta vez ha sido posible que lo pasemos juntos, como viene siendo costumbre en la última década. Ni cumpleaños ni día del padre ni fechas navideñas... Para esas fechas señaladas prefiere otra compañía.

Él siempre dice a sus amigos que está orgulloso de mí o, al menos, eso dicen ellos, pero echo en falta oírselo directamente a él.

Es curioso, le considero el mejor padre del mundo, pero llevo echándole en falta media vida, a pesar de ser el único que siempre ha estado a su lado en los terribles momentos que nos tocó vivir.

Sea como fuere, mis experiencias personales son muy valiosas para los alumnos a los que me dirijo cada día. Me sirven para pedirles encarecidamente que expresen sus sentimientos a todos aquellos a quienes aman.

Hoy Noe no está para visitas, quiere estar tumbada en el sillón sin que nadie la moleste. Me da la sensación de que necesita pensar y estar en paz. Le cuesta hablar.

5 de marzo

Noe se reafirma, su decisión es tajante.

Siento una olla de presión en el estómago. Cualquier día va a estallar.

Desde hace dos meses, todas las canciones que escucho me recuerdan a Noe.

He desempolvado un viejo disco de Soul Shake para escuchar una canción que hace muchos años, cuando Ana Mari estaba muy malita, escuchaba en bucle. Su título daba nombre al sentimiento que tenía en aquellos momentos: *Lonely*.

Así es precisamente como me encuentro en estos momentos. Hay una conexión entre aquella época y estos días. Siento que mis hermanas se acercan poco a poco hasta que por fin puedan abrazarse a mi madre.

No poder hablar con nadie, salvo con Nuria, de lo que estamos viviendo es terrible. Me duele el corazón cuando intento procesar todo. Creo que enfermaré, lo noto, el estómago no deja de avisarme. Creo que estoy tocando fondo.

6 de marzo

Hoy es el cumple de Noe. El último. Hemos pasado una bonita tarde con ella y hemos atrapado el momento en unas fotos preciosas con Noe, Zoe, Nuria y yo. Delante de nosotros, unas letras luminosas que dicen: NOE.

Noto cómo a mi hermana le luce una gran sonrisa cada vez que siente a Zoe. Sé que la ama desde que nació.

Desde que Noe tomó su decisión y con ello se quitó la pesadísima mochila con la que cargaba, es otra Noe. Vuelve a ser la Noe sana. Está más cariñosa, más receptiva, encantadora, dialogante y sonriente. Incluso, contra lo que la enfermedad haría pensar, habla con más claridad, no del todo claro, pero sí más que antes. Es curioso.

Con una naturalidad que me sobrecoge, hablamos de su muerte, del tanatorio, de todo lo que rodea su viaje... Cuando hablamos de su inminente reencuentro con las Ana Maris, su preciosa e inmensa sonrisa baña con un fogonazo de luz toda la casa. Tiene ganas. Me atrevería a decir que hasta tiene ilusión por dejar esta vida aunque su corazón sufra por dejarnos aquí. Seguro que las Ana Maris también la esperan deseosas de fundirse con ella en un abrazo. No se olvida de sus tíos, Carmeli y Nano, con quien también celebrará reunirse.

Me da las gracias por inspirarle el gusto por la música y me dice los muchos parecidos que ambos tenemos en nuestra forma de disfrutar la vida.

8 de marzo

Después de más de un mes de espera, por fin, hoy nos ha llegado la confirmación de que Noe tiene ese billete asegurado para el día 16 de marzo. La maldita burocracia se lo confirma con tan solo ocho días de antelación. Pensé que la demora de la noticia haría cambiar de opinión a Noe o que, como poco, le haría buscar otra fecha posterior, pero mi sorpresa ha sido su reacción, ella no quiere aplazar su viaje y se ha alegrado de tener ya en su poder el billete.

Los que toman estas decisiones han estado muy torpes, han decidido con un mes de retraso según los plazos señalados. Otros que no se dan cuenta de la agonía que puede llegar a estar sufriendo una persona que no sabe cuándo se detendrá ese reloj que ya marca una cuenta atrás y se detiene por un tribunal que no cumple los plazos que prometieron por escrito.

No dejan de asombrarme la fortaleza y la decisión de Noe.

Al rato de conocer la noticia, me dice con una sonrisa que quiere ser recordada como una luchadora con mucho coraje, pero cansada ya de sufrir.

Viene a verla desde Madrid nuestro primo segundo Nacho, esa persona que llegó tarde a nuestras vidas y por casualidad, pero que cautivó el corazón de mi hermana; también viene Margari, su madre. Disfruta con ellos.

9 de marzo

La relación entre mi padre y yo está sufriendo estos días. Sufre la relación y sufrimos nosotros. A él le cuesta entender la decisión de su hija, a mí me cuesta comprender que no lo entienda. Para mí es algo tan evidente... Él ha convivido con los peores escenarios, pero es el único de la familia que nunca tuvo el riesgo de contraer la SCA7 y, por lo tanto, jamás pensó que se pudiera instalar en su cuerpo. Quizás, por ese motivo, le cueste más trabajo que a los que hemos vivido durante años con esa angustia e incertidumbre de qué podría ser de nosotros y hemos intentado anticiparnos en busca de soluciones.

Esto hace que Noe intente tener el mínimo contacto con él y que hasta llegue a rechazarle.

En estos días tan largos que estamos pasando juntos Noe y yo, hemos comenzado a sacar a flote lindos recuerdos de un pasado que nos trataba mejor. Cada uno ha contado lo que permanecía vivo en su memoria. Tras varios días viviendo esta experiencia, me he dado cuenta de que ninguno, o casi ninguno, es cercano a la actualidad. Prácticamente, todos se remontan a antes de que la enfermedad apareciera en Ana Mari. Hablamos de hace más de veinte años. Esos recuerdos nos hacen viajar a la que un día fue una vida feliz, una felicidad que, de repente, quedó congelada en el tiempo para siempre.

He hablado con quienes gestionan el tanatorio para que cuando llegue el día esté todo bien organizado. Hemos hablado de la altura máxima que puede tener la furgoneta para poder acceder al garaje. También he preguntado si podremos vestirla como ella quisiera, obviamente, sí, podremos. Pero tenía que preguntarlo. Uno nunca sabe. Mi intención es hacer una ceremonia como ella se merece y como es ella, diferente. La idea es que se hable de ella y que haya música, así es como creo que a ella le gustaría. Si estos días sale el tema se lo consultaré para ver si le parece bien.

11 de marzo

Incluso antes de su decisión, Noe ya sabía que le quedaban pocos buenos momentos que disfrutar, pero su forma de ser la llevaba a exprimir hasta el último suspiro, aunque eso le supusiera un esfuerzo agotador física y mentalmente.

Hace unos días, me dejó caer que había oído que un amigo mío cocinaba bien y, susurrando, dijo algo de mi jardín de Ciruelas. Enseguida capté lo que quería decirme: por su cabecita corría la idea de juntarse con personas que ella eligiese para tener una última fiesta. Me sentí privilegiado por ser yo quien recibiera ese mensaje. Me estaba confiando ese último día que saldría de su casa para disfrutar de las pequeñas cosas que los demás no valoramos lo suficiente porque siempre están a nuestro alcance; simplemente, elegimos no hacerlas o no disfrutarlas. Noe ya no puede elegir como lo hacía antes.

* * *

Entre el día de su decisión y el día señalado, Noe tuvo frecuentes visitas de la doctora que estaba al cargo de tramitar y gestionar el proceso. Por fin Noe tenía la fortuna de cruzarse en su vida con un profesional de la medicina que la comprendía y le daba todo el amor, el apoyo y el respaldo que ella necesitaba en cada momento. Me recordaba a aquellos médicos de pueblo —médicos del y para el pueblo— que conocí en mi visita a México. Me alegró saber que aquí también había alguien así, aunque solo fuera una persona. Siempre será nuestra amiga, la de Noe, la de Mario y, por supuesto, la mía.

En una de las reuniones con la doctora la finalidad era explicar cómo iría el proceso. La fecha se acercaba y la doctora intentaba normalizar la situación para tranquilizar a mi hermana ante el trance.

Noe hablaba de todo con una naturalidad que paralizó por un instante a la doctora por su entereza y por ser capaz, incluso, de arrancar carcajadas a los presentes en unos momentos en los que las lágrimas inundaban nuestros ojos.

Mientras se hablaba del momento, de cómo sería, de la forma de hacerlo, del lugar donde se podría hacer, de las personas que la acompañaríamos, de las vías que le tendrían que poner en las muñecas…; ella hablaba de sus viajes, de los White Label con Coca-Cola que tomaba antaño, de las anécdotas de sus viajes con Mario —alguna para mearte de risa—, del salto en paracaídas… Nos dejó a todos riendo y llorando al mismo tiempo.

Aquel día coincidí con Aída, la doctora, en el portal de la casa de Noe y subimos juntos. Antes de entrar charlamos durante unos minutos. Le expliqué que mi hermana quería hacer una fiesta íntima, pienso yo, a modo de despedida.

El caso es que a ratos, Noe no se mostraba muy convencida de celebrar la fiesta. Aparecían excusas y miedos en ella que ya me resultaban un poco extraños. Pero finalmente encontré la clave, la fiesta la celebraríamos en mi casa de Guadalajara. Eso aclaró todas sus preocupaciones, salvo la de salir de casa, aunque fuera para acudir a una fiesta que, además, había convocado ella misma.

Incluso el mismo día de la fiesta, los invitados tuvimos la incertidumbre hasta unas horas antes. El miedo de Noe se centraba en todas las necesidades que todos tenemos normalmente y para las que los demás somos autónomos e independientes, pero ella no. Mario se aseguró de cubrir todas sus necesidades de modo que eso no supusiera una preocupación para Noe. Ella debía disfrutar al máximo de una fiesta como aquella.

Como no podía ser de otra manera, en la fiesta de Noe no podía faltar la música en directo, así que me di a la tarea de disponer lo necesario para que ese ingrediente no faltara en la receta. Debía ser un día inolvidable para todos.

A pesar de que nunca tuve éxito intentando contactar con sus músicos preferidos, volví a intentarlo. Si lo conseguía, para Noe sería un sueño cumplido. Pero todos los esfuerzos resultaron inútiles. La verdad, no sé por qué llegué a esperar otro resultado de ese nuevo intento.

Sin embargo, aquel resultado no fue un fracaso, sino el preludio de un éxito, de un nuevo regalo que la vida nos hizo. Al continuar la búsqueda de músicos para regalarle a mi hermana un directo inolvidable, tuve la gran fortuna de dar con tres verdaderos profesionales. Es justo que deje aquí consignados sus nombres, aunque se merecen mucho más que una simple mención y mi eterna gratitud. Ellos son mi gran amigo Ismael Sánchez-Seco, ese que nunca falla, Marta Yebra y Felipe Prieto.

En cuanto recibieron mi mensaje, dieron una respuesta afirmativa, a pesar de que eso suponía posponer otros compromisos y de que mi propuesta les llegó solo con un día de margen.

Jamás habían tocado juntos, pero fue el concierto más bonito y emotivo al que he asistido jamás. Noe quiso rodearse de personas que había elegido con el corazón, quería algo íntimo en un escenario único, en una azotea, al igual que el último concierto oficial de The Beatles, con la fortuna añadida de tener un día espléndido, como ella merecía. Sin ese concierto privado, Noe se habría marchado sin disfrutar de una de sus grandes pasiones: los conciertos. Fue el último concierto de Noe y el primero de Zoe. Aquel día fue un regalo para todos los que asistimos. Sin duda, tendremos presente su recuerdo cuando las cosas nos vayan mal. Para cuando se nos comience a borrar de la mente, nos pondremos los preciosos vídeos de aquel último concierto. Algún día te enseñaré alguno, estoy seguro.

* * *

12 de marzo

Noe lleva evitando a mi padre muchos días porque siente que no la apoya. Tras una emotiva conversación, le hago ver que él está sufriendo mucho y nunca fue su mayor virtud expresar sus sentimientos, pero yo se los transmito por mi boca. Eso le hace recapacitar y me dice que vaya un día con él a solas para que hablemos los tres.

Después del día de ayer, hoy Noe se encuentra muy cansada y quiere pasar tiempo sola.

13 de marzo

Me llevo el libro que tienes frente a ti y tengo el atrevimiento de preguntar a Noe si quiere que le lea parte de él. Ella accede encantada y deseosa.

Llámame loco, pero de entre más de trescientas páginas, elijo el capítulo de Ana Mari, concretamente la parte en la que hablo del día de su entierro. No lo hago sin miedo, pero creo que mi hermana no se podía marchar sin ser la primera persona a quien leyera parte de mi libro. Escogí ese fragmento adrede porque sabía que le daría mucha paz. Comencé a hacerlo y no tardó en abrazarse fuerte a mí y los dos detuvimos la lectura para disfrutar de ese abrazo y llorar, llorar sin vergüenzas y con muchas ganas. Me pidió que continuara con la lectura, pero sin romper ese abrazo. Fue una experiencia única; Noe y yo nos habíamos unido de por vida, y esos lazos se fortalecían cada momento que pasaba con ella. Al finalizar la lectura volvimos a unirnos en uno y no pararon las lágrimas. Me dio las gracias y le encantó vivir a mi lado el estreno y la presentación de mi libro.

14 de marzo

Voy en picado y sin frenos, y eso que voy cuesta arriba, porque esto es más difícil de lo que uno podía imaginarse. El día señalado se acerca y no sé cómo afrontarlo.

En estos días estoy visitando a Noe mañana, tarde y noche. Hoy he llegado a casa y Nuria, nada más verme, me ha abrazado. Yo, nada más sentir su abrazo, he roto a llorar. Le he dicho que no puedo explicarlo, pero que me encuentro en paz. Nuria dice que Noe nos lo está haciendo muy fácil a los que nos quedaremos aquí sin ella.

Así lo veo yo, nos está ayudando y preparando para que asimilemos lo mejor posible su marcha.

Noe y yo hemos hablado de la experiencia única que supone esta situación tan extraña. Los dos hemos reído y hemos llorado hablando de su viaje, de su ceremonia, de su recordatorio…

Disculpad mis rarezas, pero tened en cuenta que la vida no me trató como al resto. Soy como todos los demás, solo que he pasado una y mil veces por el filtro más estrecho y asfixiante de las desgracias de la vida.

Nada más llegar a casa de Noe, me ha pedido que le volviese a leer la parte del libro que leímos ayer. Me ha encantado escuchar eso. He aprovechado y hemos leído otros fragmentos que he seleccionado, como el del día que le dije que necesitaría de su apoyo si la enfermedad se manifestaba en mí, puesto que llevaba años con la absoluta determinación de no dejar que se apoderase de mí, no le permitiría que me hiciese lo mismo que Ana Mari o a Nano.

Noe se había apoyado mucho en mí porque sabía que yo pensaba como ella y estaría a su lado en todo momento. También le gustaba escuchar temas de conversación fuera del alcance de cualquiera porque yo también había pensado mucho en la muerte y me hubiera gustado que me hablaran de ese modo.

Cuando finalizamos la lectura, ha querido dejar unos vídeos a su gente más querida para que los envíe cuando haya llegado a su destino.

Se mea de risa con Zoe porque escucha que va empujando por la casa su silla de ruedas vacía. Zoe no deja de mandarle sus preciosos muas. Noe es la única dueña de esos maravillosos besos.

Zoe recibe como regalo el tesoro más valioso de Noe, su muñeco de la abeja Maya, que siempre tenía a mano como si fuera su gran protectora. Al mismo tiempo, quiere dejarle un mensaje en el que le dice que la quiere mucho y que sea muy buena con papá y mamá y, lo más importante, que tenga mucha salud.

15 de marzo

Tan solo un día nos separa, tan solo un día nos une. Tan solo un día y Noe partirá para siempre.

Hoy me ha dicho que, cuando salió del CAMF y volvió a casa, pensó que con todo el revuelo que se ocasionó en los medios de comunicación y la infinidad de apoyos recibidos en redes sociales, eso que yo pedía en el vídeo La ataxia de Ana, de alguna manera encontraría respuesta, que la humanidad, por fin, se manifestaría.

Luego vio que nada más lejos de la realidad que esa idea. En estos días, sus últimos días, por su casa solo han venido los muy pocos de antes y diría que incluso alguno menos. Noe me ha dicho: «Nuko, tenías razón, la humanidad no existe».

A pesar de que ha estado durante años madurando esta decisión, Noe siempre ha buscado alternativas para ser feliz. Una de ellas fue ingresar en el CAMF, pero el trato que le dieron allí no fue profesional y, desde luego, no se lo merecía, lo mires como lo mires. Creo que ese centro cuenta con trabajadores que no están a la altura de las funciones que les asignan y de lo peculiares que son las circunstancias de las personas que deben tratar. Además, allí no tenían hueco para una persona que suplicaba ayuda y que la necesitaba tanto como el que más. Después de eso, se dio una última oportunidad: volver a casa. Esperaba estar más arropada, sentirse mejor, pero tampoco funcionó como esperaba.

Zoe da a su tía sus últimos *muas* y Noe hace el vídeo que veremos todos el día de su ceremonia.

Y me repite una pregunta que ha hecho reiteradamente durante esta cuenta atrás: «Nuko, ¿tú estás bien?». Diría que lo que en realidad me está preguntando es si yo tengo la maldita enfermedad.

Este día me hace el mejor regalo que jamás podré tener de mi hermana. Me pide que deje mi móvil en modo vídeo, que le dé al *start* y que me marche del salón a un lugar donde no pueda escucharla; me quiere dejar un vídeo para que vea cuando ya no esté aquí.

Hermana, me llevé tu herencia más preciada: tu abeja Maya para Zoe y este vídeo de ocho minutos que vi dos días después de marcharte de viaje. Es imposible poder hacerme más feliz.

16 de marzo

Creo que anoche no he dormido nada. En mi cabeza siempre estaba presente mi Noe y el acontecimiento que tendrá lugar en unas pocas horas. Desde que conocía la noticia, siempre pensé en pasar las noches que fueran necesarias junto a ella, pero Noe no ha querido cambiar nada de su rutina y ha preferido continuar como un día más. Aunque hoy no ha sido un día más...

Me he levantado temprano sin necesidad de despertador. Ayer le pregunté a mi hermana la hora a la que le gustaría que estuviese en su casa. Me dijo que un poco antes de las 10:30 de la mañana. Así que he estado haciendo tiempo en casa. Estaba muy nervioso, contrariado. La médica y las otras dos personas encargadas de hacer cerrar los ojos a Noe llegarían sobre las 11:20.

He recibido una llamada de Mario; ya estaba en casa de Noe. Me ha dicho que estaba contenta y tranquila, y me ha animado a ir antes de tiempo. Algo que yo ya estaba deseando.

Cuando he llegado me he encontrado a una Noe resplandeciente, llena de vida porque sabía que en cuestión de horas ya abandonaría esa vida y dejaría de sufrir. Estaba sentada sobre su taza del baño hablando con Mario, con su mantita sobre las piernas para guardar su intimidad. Nada más verla me he arrimado a ella y la he abrazado con todas mis fuerzas. En ese momento, todavía no daba crédito al motivo por el que estábamos allí reunidos. Creo que siempre he pensado que existía la posibilidad de que todo frenase en algún momento, aunque jamás se lo he dicho a Noe.

Ella no ha parado de gastar bromas, y eso me ha animado a pedir a Mario que me acompañara a entonar una canción dedicada a ella: «La Noe, la Noe, la Noe es cojonuda; como la Noe no hay ninguna». No puedes imaginar la forma de reír al escuchar nuestra canción, y eso que en menos de una hora, llamarían a la puerta para que entregara ese billete de ida que con tantas ganas y lucha había conseguido.

Poco después de ese delicioso momento ha llegado mi padre.

Unos minutos después he recibido la llamada de la médica. Ha sido mejor así, porque la alternativa es que llamaran al telefonillo, y no me imagino cómo podría sonar esa llamada en la mente de Noe.

He bajado al portal para acompañar a la médica y a las dos asistentes a casa de Noe. Cuando las ha escuchado no ha tenido ninguna reacción, no se ha asustado ni ha reaccionado con rechazo, simplemente ha preguntado si ya habían llegado y no ha puesto ninguna expresión diferente a la que ponía cuando se trataba de otra visita cualquiera.

Mientras ella seguía en el baño, los profesionales han ido preparando todo lo necesario: jeringuillas y un montón de cosas que he preferido no mirar.

En aquellos precisos instantes, mientras Noe seguía en el baño, quise despedirme de ella. Sería la última vez que podría estar a solas con ella. Quería tener otro de esos momentos en los que nos decíamos las cosas más bonitas que entre dos hermanos se pueden decir y llorábamos desconsoladamente. Y eso que ella nos había prohibido llorar. Tampoco han faltado las bromas y las risas. Esta Noe es increíble. Una de las cosas que le he dicho con su cabeza pegada a la mía mientras nos dábamos un abrazo que durará para siempre ha sido que la quiero infinito y ella me ha contestado «Y hasta el más allá». No le falta razón. Nada más acabar yo, ha entrado mi padre y ha hecho lo propio. Lo he visto totalmente derrumbado.

Ambos hemos abandonado el baño y hemos dejado que la cuidadora preparase a Noe. Mientras, mi padre, Mario, el equipo médico y yo hemos esperado en el salón.

¿Puedes imaginarte la cara que llevaba Noe al entrar en el salón en su silla de ruedas empujada por la cuidadora? Seguro que te equivocas: entró sonriente.

La hemos sentado en el sofá y hemos comenzado una conversación natural, como si esa fuera una visita más de esas a las que no estaba muy acostumbrada. No recuerdo bien cuánto tiempo ha pasado desde que se ha sentado en el sofá hasta que ha llegado el momento, pero sí recuerdo que se han escuchado muchas risas en casa de Noe. No es fácil de explicar esa sensación. Aunque tuviera el don de hacerlo, tampoco sería fácil de comprender para quien no ha estado allí, viviéndolo de cerca. Ha sido una experiencia al alcance de muy pocas personas.

Si existe algo divino, celestial, sobrenatural, Mario y yo tenemos el convencimiento de haberlo palpado con los dedos.

La enfermera ha puesto un paréntesis en las charlas para poner a Noe una vía en cada muñeca. Por ahí entraría en su cuerpo lo que le haría cerrar sus ojitos para siempre. Ni siquiera ese momento ha perturbado la conversación ni las anécdotas graciosas que han salido a relucir. Entre ellas, una en la playa de Tavernes, cuando, de chiquilla tuvo que meterse un socorrista a por ella porque el mar se puso bravo. También ha tenido tiempo, diría que cinco minutos antes del momento, para acordarse de todas esas personas que llevaba en el corazón y que han pasado por su vida. Nos ha pedido que les diéramos recuerdos.

Del resto poco te voy a contar. El trayecto de su viaje lo ha hecho con su carita entre mis manos mientras la cubría de besos por toda la cabeza y le decía las cosas más preciosas que soy capaz de decir.

Ha realizado el viaje deseado, pero, como ella quería, no llegó a cerrar los ojos. El derecho se lo ha cerrado la médica, el izquierdo, yo. No porque ya estuviera en el destino esperado he dejado de hablar con ella e intentar sacar de mi boca palabras que jamás habría creído posibles.

Una vez tumbada en el sofá, daba la apariencia de una chica sana, guapísima, que no era discapacitada y no tenía ningún problema de salud.

Tal vez en otro momento sea capaz de hablarte un poco más de este instante.

He llamado a la funeraria y han hecho su trabajo.

Ya por la tarde se ha abierto la sala del tanatorio. He sido el primero en verla. Estaba preciosa, como ella quería.

Ha llegado gente que llevaba años sin verla y que se asombraba por lo ocurrido: «¿Tan mal estaba?». No entienden nada.

17 de marzo

Nos hemos reunido muchas personas para despedir a Noe. Han asistido incluso personas que no la frecuentaron mucho, o directamente nada, desde que tomara la decisión de marcharse para siempre. Ya sabes, el qué dirán es un poder superior que es capaz de movilizar a las personas más ruines.

Entre los asistentes no han faltado los más viejos del lugar, que no han perdido ni un segundo en regalarme un torrente de consejos. Pobres, siguen pensando que cumplir años lo dota a uno de una sabiduría singular que debe compartir cuanto antes y en tromba, como si les fuera a caducar. Qué sabrán ellos de lo que es pasar por lo que ha pasado mi familia... Qué atrevida es la ignorancia. ¿Dónde estaba tanta sabiduría cuando Noe sufría a solas y a oscuras en su casa?

Cerré a toda prisa el párpado izquierdo de Noe para que no tuviera que ver a aquella turba de buitres sabios enseñándome a vivir tras su marcha para ganarse algunos puntos entre quienes nos miraban.

Por la tarde he sentido la imperiosa necesidad de aislarme. Necesitaba pensar, estar a solas y pensar. Eso he hecho. Mi forma de pensar en todo esto es escribirlo. No quiero olvidar nunca cómo me he sentido hoy. Se lo debo a Noe y me lo debo a mí mismo.

El mejor lugar para cumplir este propósito es, como ha sido tantas otras veces, mi roca, la roca que tengo en mi jardín de Ciruelas. El estado en el que me encontraba no me ha permitido escribir nada, pero no me ha impedido grabar un audio para dejar el testimonio de lo que oscurece y hace temblar mi corazón. Te dejo con lo que he grabado:

> No sé ni por dónde empezar. Siento paz, paz, paz. Siento una paz interna que no sé ni cómo describirla. Vengo ahora mismo del cementerio, he querido volver al rato de dejar a Noe en aquel lugar. He hecho lo mismo que hice con las Ana Maris. No, no creas que iba en busca de alguna señal como la que me hizo Ana Mari después de partir. A pesar de que lo pedí expresamente a Noe, en realidad, no lo esperaba, porque ella, tal vez sin darse cuenta, me ofreció esas señales antes de emprender su viaje.
>
> Bromeaba diciéndole que cuando se juntase con las Ana Maris me pegase un pisotón en el pie. Unos días antes del viaje de Noe, fui al cementerio a ver a las Ana Maris y me dijeron que estaban deseosas de abrazar a Noe. Así se lo hice saber y sus ojos y su sonrisa se agrandaron y ocuparon toda su cara al escuchar el mensaje. Su reacción fue de estar deseosa de reencontrarse con ellas.
>
> Es curioso, visto ahora con la distancia de solo unos días, pero hablamos de todo ello sin miedos, sin tapujos. Y ella me decía, de tanto en tanto, «ojalá», y yo respondía «seguro». Ella aprovechaba la enorme sonrisa que se le dibujaba para recordar

que también se encontraría con Carmeli y con Nano. Estaba contenta de encontrarse con todos ellos.

El sentimiento que ahora me embarga se lo debo a ella, porque ha sabido llevarme hasta este momento sin dolor, solo paz. Noe ha conducido la situación con gran sabiduría. Ahora mismo siento como si la tuviese a mi lado, como si no hubiera pasado nada, como si no hubiera sufrido todo lo que sufrió. La veo a mi lado sana y feliz, caminando de acá para allá, corriendo, saltando, yendo a conciertos, poniendo el disco que más le gusta y parándolo o pasándolo hasta la canción que más le apetece en cada momento, pegando saltos en su casa mientras escucha todos esos músicos que le encantan. Así me siento, porque, con su marcha, se ha llevado el dolor y el silencio impuesto por las costumbres familiares. Siento alivio en el estómago, que es por donde se me manifestó la tremenda presión psicológica de los últimos meses.

En un principio, pensé que Noe podía cambiar de idea, pero más tarde comprendí que su decisión era firme y que, lejos de ayudarla, le molestaban todos esos consejos que no había pedido y que la gente se empeñaba en darle sobre resistir, sobre renunciar a su idea de matar a la enfermedad. Todos esos consejos de personas que desconocían por completo lo que ella estaba sufriendo la enervaban, la enfurecían. Qué sabrán ellos, ¿verdad, Noe?

Lo dijo bien claro en alguna ocasión. No quería visitas de personas que no fueran allí a apoyarla, a acompañarla, a hacerla sentirse bien.

Me dejó perplejo la lección de vida, la demostración de guerrera y luchadora hasta el último suspiro. Aunque, como digo, los primeros días tuve dudas de que la decisión fuera firme, de lo que no tenía dudas era de que en mí solo encontraría apoyo y cariño. Encontramos juntos una complicidad difícil de explicar que nos hizo unirnos y enamorarnos el uno del otro más de lo que ya podían estar dos hermanos que habían compartido tantas vivencias. Me gustaba decirle: «Noe, me tienes enamoradito». Le gustaba escucharlo y me lo demostraba luciendo esa preciosa sonrisa que se me grabó en el corazón y en la memoria para siempre. Más bonita que nunca.

Me resultó maravilloso, por ejemplo, poder hablar del día de su viaje, del día de su entierro. Eso sí, con lágrimas, muchas lágrimas, de por medio; pero también muchas sonrisas. Si te paras a pensar, esto no está al alcance de muchas personas. Hablar sin miedos, sin ataduras, sin vergüenzas. Hablar de todo intentando no dejarme nada de lo que más tarde pudiera arrepentirme por olvidarlo o por preferir no hablarlo. Ese era el momento y esos eran los temas que debíamos tratar. Y lo hicimos. No nos dejamos nada sin hablar. Hablamos incluso de los detalles de su viaje, de quién la acompañaría en el trance, de si en la cama o en la silla, de la postura, de los tiempos, de las sensaciones. ¡Qué valiente eres, Noe! ¡Qué lección nos has enseñado a todos! ¡Qué enamoradito me has dejado!

Sé que ahora estáis todos juntos, Noe, las Ana Maris, Carmeli, Nano, la abuela y el aboli. Noe está sentada con ellos y les cuenta cómo está la cosa por aquí. Les habla del torbellino de sobrina que tiene, esa pequeñaja que se da carreras por su casa, que empuja su silla de ruedas, que se sube en ella, que es la única que recibe de la pequeña una retahíla de besos seguidos de sonoros «muuuaaa» que nos hacen reír a todos. No le lanza besos de uno en uno, sino de tres en tres. Ni siquiera sus papis tenemos la fortuna de recibir un solo beso de Zoe.

Tanto debió marcar ese comportamiento de Zoe a mi hermana que cerró su vídeo de despedida con un «muuuaaa» como el de Zoe, esa fue su última palabra para el mundo. Mi hija siempre lo sabrá. Noe, sé que te preocupaba que Zoe no se acordara de ti cuando fuera mayor, pero no te preocupes de eso, porque te aseguro que se acordará.

Zoe es una niña afortunada porque su tía le hizo el regalo más valioso que poseía: su muñeco de la abeja Maya. Noe se identificó siempre con ese muñeco. Yo apenas recordaba esos dibujos, pero cuando volvimos del cementerio busqué esa serie para ponérsela a Zoe. Enseguida, la peque se quedó embelesada y yo me quedé embelesado mirándola a ella.

Cuando vi algunos minutos de esos dibujos comprendí mucho más y mucho mejor que nunca por qué Noe se sentía identificada con Maya. Pido a cualquiera que la haya conocido que mire esos dibujos durante unos minutos. Pronto aflorará en su rostro una sonrisa, tan pronto como se den cuenta de que Maya era Noe y Noe era Maya.

En los últimos días le he confesado un secreto a Noe. Se trataba de un pequeño engaño que le hice poco antes de nacer Zoe. Me dio dinero para comprarle el carrito, pero no lo hice porque mi peque dejaría de utilizarlo pronto y no se acordaría de él. En su lugar compré un escritorio para Zoe, algo que utilizará durante años. Además, me encargaré de decirle quién se lo regaló. Desde que lo colocamos en su habitación, puse encima una foto de Zoe recién nacida en brazos de Noe. No hay día que Zoe no lance esos muas a la foto.

En esos días llegamos a hablar de todo. Comprendo que esto pueda asustar a más de uno, pero, por desgracia, la vida me regaló una infinidad de terribles lecciones en forma de palos y algunas de ellas las he llevado a mi vida y a mi aprendizaje personal. Una de ellas ha sido preguntar todo aquello que, en caso de no preguntarlo a tiempo, puede llevarme al arrepentimiento en el futuro.

Con esa premisa decidí hablar con Noe sobre su entierro, la ceremonia, la ropa con la que se iría… Cuando estaba en el tanatorio, con la ropa que ella eligió para estar guapísima (sus vaqueros, su jersey de rayas y sus botas Camper azul marino), daba la sensación de ser una chica sin enfermedad, alguien que podría levantarse y estar en pie, mirarnos al rostro y hablar sin problema para que todos la entendieran. Sí, todos esos que no solemos valorar y mucho menos apreciar la fortuna que tenemos de poder conseguir algo tan sencillo como hablar con claridad. En ese momento, gracias a su apariencia de mujer sin enfermedad, supe que Noe había conseguido su objetivo de matar a la SCA7.

Como decía, hablamos de su despedida y puso toda su confianza en mí porque sabía que, con las preferencias que me dio a conocer, le prepararía algo muy especial, justo lo que ella merecía. Tuvo confianza plena en mí, lo intuí, lo vi, lo noté y, finalmente, así me lo hizo saber.

Noe nos necesitaba y allí estuvimos. Solo un detalle. Oxana, su cuidadora, nos dijo que Noe quería despedirse calzando sus botas Camper, pero no las azules, sino las rojas. Mario fue corriendo a su casa para recoger las botas rojas. Y aún tuvo que volver una vez más porque había olvidado las plantillas que Noe necesita. No podía faltarle de nada. Nos necesitaba y allí estuvimos para ella.

Quienes asistieron coincidieron en que el ambiente que envolvía a Noe era especial, y no se debía sino a la increíble madurez que mostró ante algo que, tradicionalmente, en España siempre es un drama o una tragedia. Noe nos enseñó a mirar a la muerte de otra manera más profunda y, sin duda, más madura.

A su alrededor había unas bonitas letras con luces que representaban nuestro amor por ella. También había un trípode que sujetaba una preciosa foto suya.

Con mi hermana llegué a hablar sobre cómo prefería que fuera la ceremonia. Con una convicción fuera de toda duda, me animó a que lo hiciera como me saliese del corazón. Y eso fue lo que hice. Me atrevo a decir que quienes nos acompañaron no habían visto nada igual en su vida. El texto que leyeron en la ceremonia caló entre la gente; fueron momentos realmente emotivos, pero lo más impactante fue poder ver y escuchar a la propia Noe en un vídeo en el que nos enviaba un mensaje de despedida. Creo que ni ella esperaría que hiciéramos algo así. En el primer banco de la iglesia, a escasos metros de mi hermana, nos sentamos Nuria, mi padre y yo. Ese vídeo hizo unirnos a los tres en un abrazo que solo pudo romper el fin de la ceremonia. Para finalizar la ceremonia, tal y como ella quería, pusimos su canción preferida. Fue estremecedor y fascinante ver a su amiga del alma, Cristina, y a Merce levantarse del banco y echar el último baile con Noe, cerquita de ella mientras, de fondo, se escuchaba su canción. Gracias, chicas. Hubo un sonoro y largo aplauso al finalizar la ceremonia.

Cuando terminó, todo el mundo abandonó la capilla y nos quedamos quienes queríamos dar un último adiós a Noe: mi padre, Mario, Nuria y yo. Vi que Mario depositaba entre sus piernas un bonito obsequio junto a una pegatina con un dibujo (creo que venía de Brighton), el mismo que ambos lucían en sus muñecas en forma de tatuaje y con el que se dedicaban amor eterno, en forma de alianza. Cumplieron su promesa; soy testigo de ello.

Ya es casi de noche y me ha llegado un mensaje de Tito. Actuaba esta noche como telonero de Rubén del Pozo (uno de los componentes de la extinta banda Pereza) en el concierto que daba aquí, en Guadalajara. Tan cerquita de Noe... Me dice que ha hablado con el músico y le ha explicado que hoy ha asistido al funeral de su mayor fan y que en la ceremonia han puesto su canción *Por mi tripa*. Según parece, al músico se le ha debido revolver algo por dentro: ha debido ver enseguida la conexión. Unos días antes, un tipo muy pesado intentaba hablarle de su hermana enferma, su mayor fan, de que le haría el favor de su vida si le dedicara unos minutos para saludarla. Y ahora le dicen que su mayor fan ha fallecido y él, bueno, él no le ha dedicado unos míseros minutos de su vida a quien le dedicó tantas horas a sus canciones. El tipo se ha dado cuenta, bien empleado le está. Si Noe no pudo llevarse su recuerdo, que él se quede aquí con el de ella.

Creo que sería arrogante y falto de sentimientos decir que estoy en paz, pero os aseguro que es todo lo contrario. Los últimos meses han sido fabulosos, especialmente a medida que se acercaba el día de la partida. Puedo decir plenamente convencido que en los últimos meses Noe ya no padecía la enfermedad. Era como si la maldita SCA7 se hubiera dado cuenta de repente que en su cuerpo ya no tenía nada más que hacer y hubiera salido corriendo. Desde su decisión, Noe se mostró más sana, más tierna, más amorosa; tenía ganas de reír, cantar, soñar, contar anécdotas y aventuras… Pero, por encima de todas las cosas, en esos días, Noe dejó salir a la luchadora que siempre fue; quiso seguir siendo guerrera y plantando cara a la vida hasta el último suspiro.

Yo iba de visita a su casa encantado y sonriente porque allí me esperaba mi encantadora Noe. Mira que no por ello hemos dejado de llorar, de hablar de cosas durísimas, temas que, muy probablemente, tú que me lees, no hayas frecuentado mucho ni, desde luego, con la misma entereza con la que Noe y yo hablamos de ello.

En esos días encontramos el valor y el momento para reconocer que en alguna ocasión nos habíamos enfadado por no saber afrontar la enfermedad; la una por estar sometida a la enfermedad y el otro por no comprenderla desde su salud. Pero todos los momentos que vivimos juntos, tanto los buenos como los menos buenos, vinieron a sumarse para conformar el amor fraternal más grande que pueda concebirse.

La decisión de Noe le quitó la palabra para siempre a la enfermedad. A partir de ese momento ya solo habló ella, la Noe dulce, cachonda, juerguista, viajera, musical; la Noe que lloraba; la Noe que decía gracias y perdón con una sonrisa, la Noe que no paró de repetir en los últimos días: «Nuko, te quiero».

En los últimos días grabé unos vídeos en los que le leo a Noe algunas páginas de este mismo libro que ahora estás leyendo tú. Esas páginas nos fundieron en abrazos y nos ahogaron en lágrimas. Ella fue la primera persona a quien le he leído parte del libro. Sus reacciones me han dejado ver que he hecho lo que debía hacer. Al principio no estaba seguro de si un libro sería lo mejor, incluso de si sería procedente, pero Noe desterró cualquier atisbo de duda que pudiera quedarme al respecto. Yo, que llegué a pedirle permiso para hablar de ella en el libro, me vi sorprendido por su reacción: «Pues claro». Me dijo que debía publicar el libro, que debía hablar del sufrimiento por el que viene pasando nuestra familia desde hace décadas. También me dio permiso para hablar de la situación que estaba viviendo en ese momento y hacerlo sin esconder nada. Llegó incluso, ya lo he contado, a proponerme títulos para el libro. Ella siempre soñó con escribir su propio libro; así que, Noe, aquí tienes un pedacito de él.

Durante los últimos meses Noe estuvo enviando mensajes solicitando compañía, mensajes para pedir una visita de aquellas personas a las que quería. Su intención era contarles en persona la decisión que había tomado. A algunos se lo comunicó por Whatsapp, pero nunca se acercaron a visitarla. Llegamos a pensar que dos días antes del viaje su casa se convertiría en el camarote de los hermanos Marx, pero Noe fue más inteligente y supo con quién quería pasar sus últimos días. No dejó ir a nadie que no lo mereciera. Nos daría una clase magistral de vida y no todo el mundo está capacitado para entenderla y asumirla.

Esa decisión la mantuvo hasta el mismo día de su marcha. Tenía ya las vías puestas en las muñecas y nos recitó los nombres de todas las personas que en ese momento poblaban su mente: personas que habían hecho algún bien en la vida de mi hermana. Algunas habían desaparecido hacía ya mucho tiempo, pero eso no la frenó. A todas esas personas, incluidas las que no tuvieron la ocasión o la valentía de visitarla antes de su viaje, les envió un mensaje desde el corazón, sin rencor. Quienes no fueron a visitarla desperdiciaron una oportunidad única de vivir un sentimiento maravilloso, una fantasía que no todo el mundo puede disfrutar.

Noe nos lo puso muy fácil. Demostraba una paz interior difícil de comprender en alguien cuya muerte se acercaba con un ritmo ya marcado, con una fecha ya tachada en el calendario. Nos hizo sentirnos muy afortunados con su compañía y, sobre todo, con la lección de vida que nos regaló. Qué afortunados fuimos todos de disfrutar de su generosidad: mi padre y yo; Nuria, mi pilar, y Mario, el pilar de Noe.

Mario se merece una mención especial porque es uno de los héroes de esta película. Siempre estuvo a su lado. Siempre fue compañero de viaje, incluso en el último de todos. Su silencio, su prudencia y el no alardear de todo lo que hacía por ella le hace aún más grande, aunque su labor fuera desconocida para todos. Me alegro de haberle tenido a mi lado en este trance en el que para mí ha sido como uno más de la familia. Siempre le estaré agradecido. Es una de esas personas que resultan difíciles de encontrar. Mario y yo vivimos una experiencia que nadie jamás podrá comprender, ojalá que nunca nos cansemos de rememorarla. Desde lo más hondo, le deseo mucha felicidad, tanta como él dejó en el corazón de Noe.

Pero ese no fue el único regalo que nos dejó mi hermana. Aún había algo más. Un día después de su marcha, casi sin fuerzas ni ánimo para nada, visualicé un vídeo de más de ocho minutos en el que me quiso dejar un precioso mensaje. En el vídeo me da las gracias por haber estado siempre a su lado, me dice que le hacía mucha ilusión que la llamaran Nukilla, me pide que no estemos mucho tiempo de duelo y no deja de decirme *te quieros*, ya sin miedo, ya sin reparos, ya sin vergüenza alguna, entre otros muchos bellos mensajes que quedan para nosotros.

Una vez más, me pidió que llevemos a Zoe a Escocia. Noe, no tardaremos en ir, te lo prometo. Es más, he tomado la decisión de buscar un bonito lugar para plantar un árbol y visitarlo todos los años.

¡Noe, me tienes enamoradito!

Extractos del diario de Nuko: solo para valientes

Si has aterrizado en esta página y no ha sido por error, debes saber que lo que leerás a continuación es solo para valientes, pues se trata de unas pocas notas que encontré en un viejo diario que consiguió sobrevivir todos estos años. Puede que tomara todas estas anotaciones para no olvidarlas nunca o simplemente para sacarlas de dentro y que no dolieran tanto. Quién puede saberlo. Lo que sí es seguro es que valió la pena guardarlas hasta hoy para ofrecértelas, y lo hago con la confianza de que sembrarán en ti una semilla que un día florecerá en un apoyo contra las enfermedades raras y a favor de las personas, enfermos y familiares, que son quienes las sufren más de cerca.

Aquí vas a leer algunas de las ideas más crudas que me pasaron por la cabeza, por la cabeza de alguien que se ha encontrado muchas más veces de lo normal y de lo saludable al borde del precipicio más sobrecogedor que nadie pueda imaginar, pon atención a las fechas y a las horas, muchos días se hacen eternos. Las otras he preferido ahorrártelas porque, al fin y al cabo, tú no tienes por qué sufrir lo mismo que yo sufrí y porque todavía duelen demasiado. Con que conozcas estas pocas que aquí resumo me doy por satisfecho, desde el convencimiento de que te dejarán ver un poco mejor, un poco más de cerca y un poco más vivamente el escalofrío que se siente cuando la muerte te ronda, pero no te lleva, cuando la muerte te persigue, pero no para atraparte, sino para adelantarte por ambos lados y colocarse de ti en un gesto de burla grotesco e infinito. Ahora soy yo quien se burla de ella, pues aquí estoy, de una pieza y con ganas de plantar cara hasta que uno de los dos se rinda.

Habrás podido leer la palabra depresión en alguna parte del libro. Es la palabra que utilizan los doctores para poner un nombre genérico a una situación muy personal. Por lo que a mí respecta, no lo comparto, puesto que juraría que jamás he estado depresivo. Quizás puedas comprenderme cuando leas los textos que vienen a continuación, que fueron fruto de situaciones que aún hoy vivimos a diario. Más bien, yo utilizaría palabras como tristeza, desolación, desamparo, desasosiego… Cuando los tuyos se encuentran en una situación como esta por un larguísimo periodo de tiempo, es algo que no podría arreglar ni el gran David Copperfield por arte de magia. Para aliviar este mal necesitas que algo bonito ocurra a tu alrededor. Pero lo cierto es que la familia se queda muy sola y a los míos, créeme, pocas situaciones agradables les ocurren, por lo que es difícil que se dé esa circunstancia. El caso es que cuando a mí me ocurre algo bonito me resulta complicado contárselo a los enfermos por miedo a hacerles daño, ya que ellos no pueden disfrutar de las mismas oportunidades de que disfrutamos los demás.

Te dejo ya con apuntes sueltos de mi diario más íntimo y más descarnado tal y como en su día los escribí. No puedo indicar con precisión la fecha de algunos de los comentarios porque mi cabeza en aquella época era un auténtico caos. Cuando la muerte está tan presente en tu vida, el tiempo se deforma hasta verse como algo irreal, voluble y carente de significado.

Una vez más. 04.11.03. 23:55 h (edad: 32 años)

Un día más en el calvario. Después de pasar el día en el hospital volvemos a bajar a casa tras recibir noticias de los médicos diciéndonos que todo va bien, como siempre...

Aquí nos encontramos de nuevo, en nuestro hogar, con los pelos de punta escuchando cómo Ana Mari no para de sufrir tumbada sobre su cama (mucho tiempo ya en la misma condición).

Da la sensación de tener menos fuerza que un polluelo de gorrión, sin poder ver, hablar, comer, mover una mano, casi sin fuerza para respirar... De ahí la sensación de tener el estómago encogido.

Estoy en el salón, su habitación es la contigua, y no paro de escuchar su sufrimiento. Ella no puede hablar, solo gemir. Está continuamente tosiendo, es una tos mezclada con flemas que te hace percibir sus dificultades respiratorias. Esta situación sería un rasgo leve para cualquier persona, pero esta anomalía en ella es una continua lucha entre la vida y la muerte.

Siendo sincero conmigo mismo, al escucharla no soy capaz de marcharme de casa de mis padreso*. Me da miedo no volver a escuchar su tos jamás.

Viviendo esta situación me doy cuenta del comportamiento que tengo en muchas ocasiones. Creo que la gente (no lo creo, estoy seguro) no tiene idea del calvario continuo por el que paso diariamente (como el resto de mi familia, por supuesto). No solo es esta tarde, sino un día detrás de otro.

Escribo este texto en estos momentos para defenderme a mí mismo, para recordar el martirio que sufro viendo a mi hermana en esas circunstancias, ya que parece que el mundo se ha puesto en mi contra y nadie comprende mis reacciones puntuales.

* En esa época yo ya vivía en otra casa.

De unos años a esta parte, ya estoy cansado de que me tachen de tantísimas cosas que cada vez me comporto más violento dialécticamente cuando lo escucho. Vivo en una situación insostenible.

Me acaba de echar mi padre de la habitación de Ana Mari a gritos diciéndome que nos vayamos todos, que no es necesario que sufra toda la familia, que con uno que lo haga es suficiente.

¿Quién cojones conoce esta situación? ¿Quién está en mi pellejo? ¿Quién tiene derecho a decirme que no hay un dios que me entienda? Hablando de Dios, ¡¡me cago en su puta madre!!

Mientras escribo estas líneas tengo el sonido de la tos y la respiración de mi hermana de fondo mientras lucha por su vida. ¿Alguien me podría explicar para qué?

Creo que todos somos conscientes de su futuro, aunque jamás nos saquemos de la cabeza esa pequeña esperanza, ese rayito de luz…

Esto no se puede aguantar… ¡¡Ojo!!, lo digo por la situación en la cual convivimos.

Yo me encuentro escribiendo estas estupideces mientras mi hermana sigue y sigue luchando por seguir entre nosotros, ¿hasta cuándo?

Ninguno, absolutamente ninguno de los que me critican sería capaz de aguantar, subsistir y soportar este estado ni tres minutos. Muchas veces me gustaría que algún amigo se acercara a ver a mi hermana; ¡¡es un ser humano, coño!! Quizás así podrían comprender mi comportamiento en ciertas circunstancias. Pero ¿quiénes son los cobardes, ellos o yo?

Nadie puede imaginar lo que te corre por dentro cuando te sientas al lado de la cama de tu hermana y acercas el rostro al suyo solo para escucharla respirar y así cerciorarte de que sigue respirando y continúa viva.

* * *

Vengo de estar con ella. Casi no puede respirar, las flemas se lo impiden y, para colmo, no tiene fuerza para hacer lo que haría cualquier persona: toser con fuerza y aliviarse esas vías respiratorias. Hay que estar a su lado permanentemente limpiándole los mocos y las flemas…; no para de toser.

Su tos es estremecedora al mezclarse con esa cantidad de flemas agarradas a su garganta, pero, a su vez, es potente, no porque tenga fuerza, sino porque es directamente proporcional a la fuerza que posee: lo hace con toda la potencia de su cuerpo.

Que alguien me explique cómo se puede sobrellevar esto. Yo, desde luego, no puedo.

Ya no me quedan ni fuerzas para seguir escribiendo. Mi cabeza se derrite, me siento agotado, muy cansado de esta vida que no me hace nada más que daño. ¡Qué ganas tengo de terminarla!

Quiero demostrarme a mí mismo que mi comportamiento no está a la altura de esta familia. El de los demás deja mucho que desear, pero el mío no es tampoco el más correcto.

También quiero darme cuenta de que quizás esté loco, pero creo que motivos tengo para estarlo. De lo que sí que estoy seguro es de que nunca jamás volveré a ser el de antes, y esto sí que me produce un dolor extremo porque me gustaba cómo era. Sé que era buena gente y no me gustaría cambiar esa virtud, sobre todo, porque perderé a personas que han creído en mí y me han ayudado. Lo mejor en estos momentos es quedarme solo, así, por lo menos, sufro yo solo, y no hago sufrir a nadie más. Es doloroso tener constancia de lastimar a gente querida, porque soy apoderado de mi otro yo, ese que me gustaría expulsar de mis adentros para siempre; pero la coyuntura actual me lo impide por las circunstancias. El sufrimiento que hago pasar a los de mi entorno se suma al que sufro yo, con lo cual, se multiplica y se me hace un mundo. Entonces, ¿qué?…

Ahora son las 00:25 y llevo tres minutos sin escuchar toses. ¿Se habrá calmado el dichoso calvario por hoy? Tranquilo, mañana tendremos otro.

¿Con qué ánimos voy mañana a trabajar?

Me encantaría hablar de esto ahora mismo con alguien empático que me comprendiera y poder desahogarme y llorar a lágrima viva, pero la vida me ha hecho reservado y callado con los problemas familiares.

Son las 00:29 y lo del parón de la tos era una falsa alarma, eso sí, ahora con menor potencia e intensidad.

Mi cabeza y mi memoria andan divagando. Fatal. De ahí que escriba estas líneas para poder recordarlas en un futuro y saber cómo se desarrollaron etapas de mi pasado.

Parece que, de momento, se le pasó levemente. Me marcho a mi casa…, pero ¿con qué brío?

¿Hasta cuándo…? 05.11.03. 11:59 h (edad: 32 años)

Hasta cuándo, decía ayer, ¿verdad? ¡¡Pues hasta hoy!!

Anoche no pegué ojo. Nada más llegar esta mañana al trabajo he llamado a casa de mis padres para conocer cómo había pasado la noche Ana Mari. He hablado con mi padre y me ha dicho que no pasó mala noche, cosa que me ha tranquilizado.

Trabajo en una agencia de viajes que está a unos doscientos metros de casa de mis padres. En cuanto he tenido un poco de respiro he salido corriendo a su casa para comprobar el estado de mi hermana. ¿Cuál ha sido mi sorpresa? Ella está igual o incluso un poco peor que ayer. Escuchar su tos da pánico.

Para mayor frustración, cuando he llegado a verla a su habitación me he encontrado a mi madre sentada en una silla pegada a su cama, recostada sobre mi hermana y llorando abrazada a ella.

Parece que es otra ocasión en la que se me tuerce el día.

Hoy tenía un día duro de trabajo, con muchos asuntos que tratar y solucionar. Casi no me quedan fuerzas ni para coger el boli que estoy utilizando para escribir estas líneas. Tengo un sonido de fondo que ya le gustaría tener a la película más cotizada de terror.

¿Cómo se puede soportar esto? De acuerdo, tengo que seguir con mi vida, pero cualquier persona a la que le palpite un poquito el corazón sería incapaz de hacerlo.

Me dan ganas de coger carrerilla y saltar por el balcón; y no estoy en condiciones de bromear ahora mismo.

Tengo que volver de nuevo al trabajo, hice una parada para ver a mi hermana, pero mi obligación me espera... ¿De dónde saco el valor, la fuerza, las ganas, la valentía para actuar como si no hubiera pasado nada y proseguir mi tarea?

Estoy escuchando cómo habla mi madre con ella y el estómago se me estremece, la cabeza me explota, el cuerpo entero me tiembla y me derrumbo... Podría seguir describiendo esta situación hasta acabar con todas las palabras negativas del diccionario.

Le digo a mi madre que abandone un rato la habitación y descanse, que me voy a quedar yo un poco con ella. Estoy estirando ese pequeño tiempo de descanso del trabajo que he utilizado para ver a Ana Mari.

Está muy débil, las piernas le tiritan, no tiene ni fuerza para agarrarme la mano, casi no puede respirar por la abundancia de flemas, su estómago se encoge y se estira con una brusquedad asombrosa por la terrible dificultad que tiene para respirar.

Acaba de llegar mi padre (cuando llegué, él se encontraba en la farmacia Gamo). Cuando pasa a la habitación le pregunto si mi hermana ha estado así toda la noche y me contesta, con su típica forma de quitar hierro al asunto, que algo parecido. Esta mañana me volvió a engañar, una vez más.

Le he preguntado si no estaría mejor observada en el hospital que en casa. Me dice que ahora va a subir a hablar con los médicos...

Tengo la sensación de que en unas horas volveremos a su segunda casa, el hospital. Esto sí que me da miedo, cada vez que sube suele empeorar. Nuevamente, nos tocará sufrir aún más.

Me he escapado del trabajo para hacer una visita de cinco minutos y continuar con mis obligaciones, pero creo que por hoy ya terminé mi tarea. Ahora mismo me encuentro con menos fuerza que el que termina un maratón. Por suerte, tengo la gran fortuna de poseer el privilegio de contar con una maravillosa compañera (mi gran amiga Sofía, esa persona especial que es capaz de escuchar y comprender) que me ayuda siempre en momentos así. Solo con verme la cara conoce mi estado de ánimo, soy un privilegiado.

* * *

12:53

He salido de casa para continuar con mi actividad laboral. Tenía que ir a una empresa a entregar una documentación. En la puerta de la empresa he llamado a mis tíos de Madrid (hermanos de mi padre) para que aporten mucho ánimo y fuerza a mi padre en estos momentos, ya que está derrumbado y necesita hablar con alguien. Desconozco si lo habrán hecho, ya su comportamiento no está siendo digno de halagar. Entre nosotros prácticamente nunca hablamos de esto, es como si nada ocurriese en el interior de esa casa. Me ha tocado llorar por teléfono.

Ahora mismo me encuentro dentro del coche, en un parque y con pocas intenciones de moverme de aquí. Acabo de recibir una llamada de mi jefe y me deja un mensaje de voz en el contestador diciéndome que le llame con urgencia… ¡¡No puedo!! ¡¡Soy incapaz de hablar de trabajo en este momento!!

Estos días no son algo excepcional en la vida de los Romero Chicharro, así transcurren nuestros días habitualmente de unos años a esta parte.

Con estas líneas he querido plasmarlos, desconozco el motivo. Quizás, a partir de ahora lo haga asiduamente (no fui capaz de hacerlo antes) para que, cuando la memoria no me alcance, pueda conocer nuestra precaria forma de vivir.

Lo cierto es que me encantaría tener a alguien a mi lado ahora mismo, lo necesito, me hace mucha falta, pero conozco mi comportamiento y sé que acabaría decepcionándole y algún día me echaría en cara que un día me ayudó y me hará sentir aún peor.

Ahora, aunque es contraproducente para mí, estoy solo, mirando al infinito, pensando en qué sé yo... y llorando. No puedo hacer otra cosa.

* * *

14:10

Me comentó mi padre, antes de salir de su casa, que había llamado al médico especialista y que antes de subir a urgencias iba a ir a casa de otro doctor para contar con otra opinión.

He hablado con mi padre hace cinco minutos. No recuerdo cuándo fue la última vez que me llamó por mi nombre de pila: Fernando. En mi casa jamás se utiliza, para los míos siempre soy Nuko. Lo considero un detonante que no me da buenas vibraciones, todo lo contrario. Me ha dicho que me olvide de médicos y, además, algo que me ha llegado dentro, aunque soy consciente de ello: «Fernando, este es el proceso, hay que estar preparados».

Estoy componiendo este texto con lágrimas que caen sobre el papel.

También me ha dicho que ha hablado con los médicos de Santander y Madrid y le han comentado que la medicación es la correcta, pero... Lo que todos sabemos, aunque no queremos que llegue nunca ese día.

¿Es el fin? Viéndola sufrir de esa manera (es muy fuerte lo que voy a decir, pero…), quizás fuese lo mejor.

También me ha dicho mi padre que deje de sufrir y de pensar en ello. Como si se tratase de un muñeco roto que se puede sustituir por otro (vuelven a caer lágrimas por doquier y resbalan por mis mejillas).

Si no fuese porque incrementaría aún más el sufrimiento de mi familia, me colgaba ahora mismo. Lo siento, pero escribo lo que siento en este preciso momento.

Recordando… 18.10.07… 00:05 (edad: 36 años)

¡¡Ufff!! ¡Cuánto tiempo hacía que no escribía!

Llegué hoy a casa cabizbajo, desolado, con ganas de pensar y recordar, sollozando, y me dio por leer esos textos que escribía cuando mi querida Ana Mari estaba entre nosotros.

Repasando esas anotaciones, veo que la última vez que me enfrenté al boli y al papel fue el 24.11.03. Todo el tiempo que ha pasado, ¿verdad?

¡Joder! Veo que mi vida no ha cambiado mucho. Ana Mari marchó y nosotros nos quedamos aquí. Muchas veces pienso que me hubiera gustado que se hubiera ido de otra forma más rápida y menos sufrida.

Me suele venir al recuerdo una ocasión, cuando ella era pequeñita. Íbamos al mismo colegio y yo la llevaba y la recogía para volver a casa. A escasos dos metros de la puerta del cole atravesaba una de las carreteras más concurridas en aquellos momentos, la que atravesaba el paseo de Las Cruces. Os podéis imaginar la cantidad de tránsito de niños poco después de tocar el timbre de salida, la aglomeración que se juntaba en una puerta de unos tres metros de ancho era similar a la que se organiza en un tren de cercanías en la estación de Atocha en plena hora punta. Siempre iba algún policía a coordinar la salida porque se formaba una marabunta, como en cualquier salida de cualquier colegio. En una de esas ocasiones en las que nos disponíamos a salir del cole unidos de la mano Ana Mari y yo, ella, de repente, echó a correr sin venir a cuento justo cuando en aquel momento se acercaba a nuestra altura un coche a una velocidad considerable. Me acuerdo de que me lancé a por ella y pude evitar su atropello por poquísimos milímetros, recuerdo que mi codo llegó a impactar con aquel vehículo. Mientras estuve contemplando su sufrimiento tantos años, me preguntaba si aquel momento de la infancia no había sido una llamada para evitar todo ese calvario y yo, por salvarla, di con él al traste. Perdóname, Ana Mari, sabes que solo pienso en lo que hubiera sido mejor para ti.

Cuando he vuelto a leer estos folios me he alegrado de haber escrito estos relatos de mi vida en tiempo real, me ayuda a llorar pensando en ella y mantenerla cerquita de mí y acordarme mucho de ella, en ocasiones con una sonrisa en el rostro.

Muchas veces sueño con una reunión familiar en mi jardín de Ciruelas en la que los abuelos hacen una de esas comidas que tanto nos gustaban, rodeados de un montón de nietos de sus cinco hijos, y nosotros, cada uno con sus cosas, pero unidos como grandes hermanos.

La vida debe ser maravillosa sin SCA7. Pero yo nunca lo sabré, ya que esta maldita enfermedad nunca nos abandonará. Ese asesino, que aún anda suelto, ha sentenciado a cinco de mis familiares más queridos y eso es algo que nunca podré olvidar.

Pero tú, por favor, no te lamentes por mí; la vida es para vivirla: ¡exprímela y disfrútala!

Made in the USA
Monee, IL
04 November 2026

67385339R00206